MARK LAUREN

FIT OHNE GERÄTE ANATOMIE

MARK LAUREN

FIT OHNE GERÄTE ANATOMIE

BODYWEIGHT-TRAINING LERNEN UND VERSTEHEN

riva

Bibliografische Information der Deutschen Nationalbibliothek
Die Deutsche Nationalbibliothek verzeichnet diese Publikation in der Deutschen Nationalbibliografie; detaillierte bibliografische Daten sind im Internet über https://dnb.de abrufbar.

Wichtige Hinweise
Dieses Buch ist für Lernzwecke gedacht. Es stellt keinen Ersatz für eine individuelle medizinische Beratung dar und sollte auch nicht als solcher benutzt werden. Wenn Sie medizinischen Rat einholen wollen, konsultieren Sie bitte einen qualifizierten Arzt. Der Verlag und die Autorin haften für keine nachteiligen Auswirkungen, die in einem direkten oder indirekten Zusammenhang mit den Informationen stehen, die in diesem Buch enthalten sind.

Ausschließlich zum Zweck der besseren Lesbarkeit wurde auf eine genderspezifische Schreibweise sowie eine Mehrfachbezeichnung verzichtet. Alle personenbezogenen Bezeichnungen sind somit geschlechtsneutral zu verstehen.

Für Fragen und Anregungen
info@m-vg.de

Originalausgabe
7. Auflage 2026

Türkenstraße 89
80799 München
Tel.: 089 651285-0

Projektbegleitung, Redaktion und fachliche Prüfung: Imke Brodersen und Cornelia Felsch-Husemann
Umschlaggestaltung: Maria Verdorfer
Illustrationen: Medical Art Service
Satz: EDV-Fotosatz Huber/Verlagsservice G. Pfeifer, Germering
Druck: Florjancic Tisk d.o.o., Slowenien
Printed in the EU

ISBN Print 978-3-86883-404-8
ISBN E-Book (PDF) 978-3-86413-721-1
ISBN E-Book (EPUB, Mobi) 978-3-86413-722-8

Inhalt

Vorwort

Mein Fitnesskonzept, das Training mit dem eigenen Körpergewicht, hatte ursprünglich genau einen Zweck: Es sollte Leben retten – das Leben amerikanischer Elitesoldaten, die ich auf extrem anspruchsvolle Einsätze vorbereitet habe. Diese Kameraden wollte ich lebend wiedersehen.

Den von mir trainierten Soldaten ging es ganz existenziell um ihr Überleben unter gefährlichsten Bedingungen. Für sie habe ich an diesem Programm gefeilt: damit sie sich jederzeit und überall in Topform halten konnten. Und da ich den entsprechenden Drill zuvor selbst durchgestanden hatte, wusste ich genau, worauf es dabei ankommt.

Seit dem Erscheinen des ersten Buchs der Reihe »Fit ohne Geräte« zeigt die weltweite Resonanz, dass auch Profis und Amateure der verschiedensten Sportarten und letztlich alle, die auf einen fitten, starken Körper Wert legen, von meinem Konzept erheblich profitieren. Gleichzeitig wuchs das Interesse an den theoretischen Hintergründen: Wieso bewahrt dieses Trainingskonzept vor Verletzungen? Wo setzt man an, um bestimmte Muskelgruppen zu kräftigen? Warum sind die Gegenspieler mindestens genauso wichtig wie die Muskeln, die für eine Bewegung vordergründig sind, und wie kann man sie gezielt trainieren?

Zusammen mit meinem deutschen Herausgeber, dem riva Verlag, entwickelte ich eine neue Herangehensweise an diese Fragen, die einen Blick in den Körper ermöglicht. In diesem Buch mit seinen phänomenalen Darstellungen finden Sie die Antworten auf die oben genannten Fragestellungen, und ich erläutere mein Trainingskonzept im Hinblick auf die menschliche Anatomie.

Ausgehend von der Frage, welcher Körper Ihnen vorschwebt, klären wir die Bedeutung von Fitness in unterschiedlichen Lebensbereichen, beschäftigen uns mit persönlichen Trainingszielen und der Frage der Motivation. Sie erfahren, wie man die Gelenke anatomisch korrekt einbezieht und vor Verletzungen bewahrt und welche Ernährung Muskeln, Knochen und Gelenke unterstützt.

Ich erläutere die Grundzüge des Aufwärmens, Abwärmens und Dehnens, ehe Sie sich in den Kapiteln 7 bis 12 ansehen können, welche meiner Übungen welche Muskelgruppen besonders beanspruchen. Zur besseren Übersichtlichkeit habe ich eine Gliederung nach Körperbereichen vorgenommen, die bei bestimmten Übungen *vorrangig* trainiert werden. Für ein Ganzkörpertraining, wie es in meinen Workouts vorgestellt wird, sollten Übungen aus allen fünf Gruppen in ausgewogenem Verhältnis gewählt werden. Wer mit Drucküsbungen Brust und Schultergürtel kräftigt, braucht auch Zugübungen für Bizeps und Unterarme. Starke Beine können über Muskelketten die Gesäßmuskulatur und den unteren Rücken überbeanspruchen, und ohne eine stabilisierende Rumpfmuskulatur steigt ohnehin bei jeglichem Sport – also bei realen Belastungen, auf die mein Training vorbereitet – das Verletzungsrisiko.

Bleiben Sie fit und gesund! Das perfekte Trainingsgerät haben Sie bereits: Ihren menschlichen Körper.

1 Welchen Körper hätten Sie denn gern?

Unabhängig von sonstigen körperlichen Merkmalen wirkt ein fitter Körper auf andere Menschen attraktiv. Frauen schielen nach dem Mann mit dem Sixpack, weil dieser ihnen und ihren Kindern seit Jahrtausenden die besten Überlebenschancen sichert, ob bei der Nahrungsbeschaffung, beim Hausbau oder beim Schutz vor Säbelzahntiger und Co. Und die meisten Männer fühlen sich aus vergleichbaren Gründen von schlanken Frauen mit guter Körperbeherrschung angezogen.

Wir bewundern definierte Muskeln bei unserem Gegenüber, und diese Bewunderung beruht nicht nur auf gängigen Schönheitsidealen, sondern auf Instinkten, die so alt sind wie die Menschheit: Wer körperlich fit ist, überlebt. Wie meine Elitesoldaten.

Gerätetraining als Sackgasse

Schon darin liegt der Unterschied zum Training im Fitnessstudio. Dort vollziehen Sie vordefinierte Bewegungen an Geräten, bei denen Einstellung und Belastung zunächst exakt auf den eigenen Körper abgestimmt werden. Bestimmte Muskelgruppen werden damit tatsächlich trainiert, doch sobald man sich um die ergänzenden Übungen zum Training der Antagonisten drückt, führt das Training in die Sackgasse. Verletzungen bei tatsächlicher Beanspruchung werden so wahrscheinlicher, nicht seltener.

Gerätetraining bedarf stets geschulter Anleitung. Zumindest muss man sich gründlich informieren und die Übungen regelmäßig an die eigenen Fortschritte anpassen. Man muss die Öffnungszeiten beachten und Zeit für die Anfahrt einplanen. Zu Hause braucht man für die großen Geräte meist einen separaten Trainingsraum, oder man nimmt einen eingeschränkten

Übungsumfang in Kauf. All diese Punkte entfallen beim Training mit dem eigenen Körpergewicht.

Eigenverantwortung

Mit meinem Programm entscheiden Sie selbst, wie, wo und wann Sie trainieren. Die Mehrzahl der Übungen beanspruchen zahlreiche Muskelgruppen im Wechsel und erlauben keine kräftesparenden Schonhaltungen. So werden Sie fit für die wechselnden Anforderungen im Alltag, im Sport und im Beruf (mehr dazu in Kapitel 2).

Trainingsfaktoren

Entscheidenden Einfluss auf die körperliche Fitness insgesamt haben folgende eng miteinander verknüpfte Faktoren:

- Muskelkraft
- Leistungsfähigkeit
- muskuläre Ausdauer
- Ausdauer von Herz und Kreislauf
- Schnelligkeit
- Koordination
- Balance
- Beweglichkeit

Die **Muskelkraft** *aller* beteiligten Muskeln entscheidet darüber, welchen Schwierigkeitsgrad Sie sich bei einer Übung zutrauen können.

Die **Leistungsfähigkeit** bemisst sich daran, wie schnell Sie diese Übung schaffen beziehungsweise wie viele Übungen Ihnen in einer bestimmten Zeit gelingen.

Wie es um Ihre **muskuläre Ausdauer** bestellt ist, erkennen Sie daran, wie lange Ihre Muskelkraft ausreicht – wie lange können Sie sich bei einem Klimmzug oben halten?

Die **Ausdauer von Herz und Kreislauf** zeigt sich, wenn Sie viele Wiederholungen (zum Beispiel 200 Kniebeugen) machen und dabei kräftig ins Schwitzen kommen – geht Ihnen zuerst die Muskelkraft aus oder doch eher die Puste (Herz/Lunge)?

Unter **Schnelligkeit** verstehe ich die Frage, wie viele Wiederholungen Sie in einer gegebenen Zeit absolvieren können, was nicht nur von der Leistungsfähigkeit abhängt, sondern auch von Koordination, Balance und Beweglichkeit.

Die **Koordination** entscheidet darüber, wie gut die Muskeln zusammenwirken, um eine Übung korrekt auszuführen. Sie wird beim Training mit dem eigenen Körpergewicht besonders gut geschult.

Dasselbe gilt für die **Balance**, die eine Kontrolle des Körperschwerpunkts gestattet.

Die **Beweglichkeit** ist teilweise genetisch bedingt, teilweise aber auch davon abhängig, wie gut Muskeln auf ihre Gegenspieler reagieren und wie geschmeidig sie sich dehnen lassen. Auch sie profitiert von meinem Konzept. Die Fähigkeit, den Spielraum der Gelenke während eine beliebigen Bewegung optimal zu nutzen, spielt für die Leistungsfähigkeit eine große Rolle.

Insbesondere die letzten vier Faktoren werden beim Training an Geräten in der Regel vernachlässigt. Beim Training mit dem eigenen Körpergewicht werden Sie ebenfalls ausdauernd und kräftig, können diese Muskeln aber zudem in Sport und Alltag jederzeit einsetzen. Wir trainieren für das wahre Leben, nicht fürs Studio.

Gezielter Fettabbau

Einen Zahn möchte ich Ihnen vorab ziehen: Wenn Sie vom gezielten Fettabbau an Ihren Problemzonen träumen, wird auch dieses Buch Ihnen nicht weiterhelfen. Sie können zwar bei den einzelnen Übungen sehr schön sehen, welche Muskeln aktiv beansprucht werden – hier bauen Sie bei regelmäßigem Training gezielt Muskelmasse auf. Das bedeutet jedoch nicht, dass genau dort automatisch Fett verschwindet. Wo der Körper Fett speichert und welche Fettreserven er zuerst angreift, wenn es ans Eingemachte geht, ist individuell genetisch festgelegt.

Mit meinem Trainingskonzept programmieren Sie Ihren Körper insgesamt auf erhöhte Fettverbrennung, weil aktive Muskeln den Grundumsatz erhöhen. Mit meinem Ernährungskonzept bekommt Ihr Körper außerdem alle wichtigen Nährstoffe für Aufbau und Erhaltung von Muskelmasse.

Abnehmen werden Sie damit nur, wenn Sie weniger Kalorien aufnehmen, als Ihr Körper verbraucht. Solange Sie zu viel Energie zuführen, nehmen Sie zu. So einfach ist das. Der effektivste Weg zu einem athletischen Körper führt über Ganzkörpertraining und eine Ernährung, die den eigenen Trainingszielen entspricht. Wer Fett abbauen will, sollte schlichtweg keine überflüssigen Kalorien zu sich nehmen. Das ist tausendmal einfacher, als das Training immer weiter zu intensivieren. Sobald der Körperfettanteil insgesamt sinkt, treten überall am Körper die Muskeln hervor, die zuvor unter dem Fett verborgen waren. Das ist – wie oben besprochen – auf jeden Fall attraktiv und ein echter Trainingsanreiz.

2

Fitness in Alltag, Sport und Beruf

Fitnessziele sind unterschiedlich. Manch einer will eigentlich nur eine strandtaugliche Figur, andere trainieren wie ich gezielt auf sportliche Höchstleistung hin. Wieder andere – wie meine Soldaten, aber auch Profisportler, Polizisten oder Hochseilartisten – wollen sich auf ihren Körper in jeder Lebenslage hundertprozentig verlassen können.

Genau das ist unser Ziel. Ein durchtrainierter Körper, der Sie nie im Stich lässt. Vertrauen Sie mir.

Fit für den Alltag

Wer nach meinem Konzept trainiert, profitiert bereits bei zahllosen Alltagsverrichtungen. Um den Getränkekasten in den dritten Stock zu schleppen, brauchen Sie nicht nur eine belastbare Arm-, Oberschenkel- und Wadenmuskulatur, sondern auch gut trainierte Gesäßmuskeln (als Bindeglied zwischen Bein- und Rückenmuskulatur) und insbesondere einen starken Rumpf (siehe auch Kapitel 12, Seite 172–173), der Wirbelsäule und Bandscheiben vor Überlastung schützt.

Kennen Sie den Griff ins Kreuz nach längerer Gartenarbeit? Einseitige Belastungen sind auch für trainierte Menschen anstrengend und verlangen entsprechende Gegenbewegungen und Dehnübungen. Der Überlastung der Rückenmuskulatur beim Bücken wirken Sie mit einer straffen Bauch- und Schultergürtelmuskulatur entgegen. Auch starke Beinmuskeln, die das rückenfreundliche Heben erleichtern, schützen Rücken und Bandscheiben. Orthopäden warnen vor dem Hexenschuss, der Untrainierte im Frühjahr heimsucht, wenn sie plötzlich wieder Säcke mit Blumenerde, Pflanzen und Gießkannen herumwuchten oder die Gartenmöbel aus dem Keller räumen. Beugen Sie durch gezieltes Training vor – das ganze Jahr hindurch.

Sie wollen Haus oder Wohnung renovieren? Oder gar umziehen? Möbel rücken, Schränke ausräumen, Farbeimer schleppen und Wände streichen? Ein trainierter Körper macht all Ihre Pläne mit. Zum Schieben oder Verrücken schwerer Gegenstände brauchen Sie insbesondere Druck- und Zugübungen, zum Heben eine feste Körpermitte, kräftige Beine und einsatzfähige Bizepse und Unterarme, und beim Streichen wird Ihnen rasch auffallen, ob Schultern, Arme und Rücken fit genug für den Alltag sind. Sehen Sie sich bei den einzelnen Körperregionen an, welche Muskelgruppen gerade beteiligt sind.

Fit als Sportler

Gerade wenn bestimmte Schwachstellen immer wieder Probleme bereiten, brauchen Sie Übungsfolgen, welche nicht nur die vordergründig beteiligten Muskeln trainieren, sondern auch deren Gegenspieler. Mit meinen Workouts bekommen Sie stets ein Ganzkörperprogramm, das Sie für Ihre persönlichen Bedürfnisse ausbauen können. Jede Übung lässt sich leichter, aber auch schwerer gestalten, besonders wenn man die Hebelwirkung einbezieht (siehe auch Seite 20).

Die Hebelwirkung

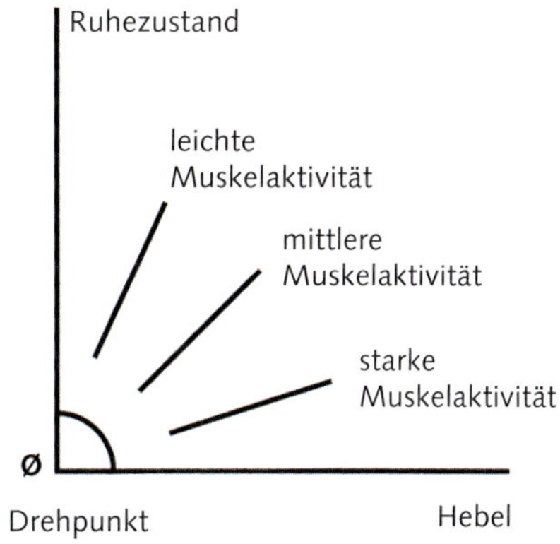

HOOYA!

Kennen Sie den Musculus piriformis? Das ist ein relativ kleiner birnenförmiger Muskel, der zu den Außenrotatoren im Bereich des Hüftgelenks zählt. In diesem Buch ist er nicht gesondert dargestellt, weil dieser Winzling mit schöner Regelmäßigkeit für die weitaus größere, mehrschichtige gerade und schräge Bauchmuskulatur (M. rectus abdominis, M. obliqui) einspringt und somit keines gesonderten Trainings bedarf. Für diese Zumutung rächt er sich gern mit Gesäßschmerzen, die vom Kreuzbein bis in die Waden ausstrahlen können. Bei extremer Überlastung kann der M. piriformis sogar anschwellen, auf den Ischiasnerv drücken und entsprechende Symptome auslösen. Das ist dann kein klassischer »Hexenschuss«, sondern schlichtweg schlappe Bauchmuskulatur, wie Ihnen der erfahrene Sportmediziner oder Physiotherapeut in einem solchen Fall glaubwürdig versichern wird. Beugen Sie derartigen Problemen mit Crunches (siehe Kapitel 12, Rumpf) und insbesondere mit Dehnübungen beim Cool-down (siehe Kapitel 6) vor!

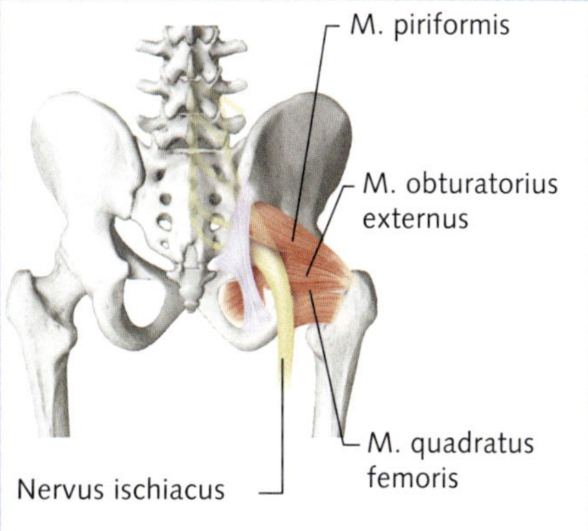

Für Trainer ist dies nichts Neues: Beim Fußball oder auch im Tennis unterstützen gut trainierte Bauchmuskeln die Wendigkeit für den schnellen Richtungswechsel und helfen so, Verletzungen zu vermeiden. Ist die Bauchmuskulatur zu schwach, springen automatisch die Muskeln an Gesäß und Oberschenkelrückseite ein, um punktuelle Überlastungen abzufedern. Diese Muskeln benötigt ein Fußballer jedoch für präzise Beinarbeit und sollte sie daher für ihre eigentliche Aufgabe entlasten.

Ausdauer für Sportler

Und was ist mit der Ausdauer? Ausdauertraining ohne Krafttraining ist in meinen Augen sinnlos und somit Zeitverschwendung. Als Triathlet, erfolgreicher Kampfsportler und militärischer Ausbilder weiß ich, wovon ich spreche

Ein gesundes, leistungsfähiges Herz – der wohl wichtigste Muskel im menschlichen Körper – ist zweifellos erstrebenswert. Herz und Lunge gewöhnen sich jedoch rasch an ein bestimmtes Maß an Belastung und schalten bei den beteiligten Bewegungsabläufen sehr effizient auf höchstmögliche Sparsamkeit zurück. Diesem Gewöhnungseffekt wirken wir in meinem Konzept mit wechselnden Belastungen über Intervall- und Zirkeltraining entgegen. Beim Krafttraining mit dem eigenen Körpergewicht ist das Herz ebenfalls gefordert, zugleich aber werden alle beteiligten Muskeln so auf Höchstleistung getrimmt, dass sie optimal einsatzfähig sind.

Wenn es Sie glücklich macht, in Ihrer Freizeit durch die Landschaft zu laufen, den nächsten See zu durchschwimmen oder sich aufs Rad zu schwingen – nur zu! Aber vernachlässigen Sie beim Training niemals den Kraftaspekt und bilden Sie sich nicht ein, die tägliche Runde um den Park würde Ihre Ausdauer stärken.

Zur Bewältigung eines Triathlons brauchen Sie in erster Linie Muskelkraft – wie jeder weiß, der sich nach der Schwimm- und Radetappe zum Laufen anschickt. Hier geht es ans Eingemachte, und dazu sollten alle Muskelgruppen perfekt aufeinander eingespielt sein. Beim Kraftaufbau sollten Sie sich auf die Grundbewegungen des Menschen konzentrieren: Drücken, Ziehen, Hocken, Ausfallschritte und das Bücken (Hüftbeugung). Wer diese Kategorien mit einseitigen und doppelseitigen Bewegungen mit dem eigenen Körpergewicht ausbaut, schafft damit ein solides Grundgerüst an allgemeiner Fitness. Auf dieser Basis bauen Sie dann Ihre Fähigkeiten so aus, wie Sie es für Sport, Hobby oder Job benötigen. Wer ein guter Fußballer, Ringer oder was auch immer sein will, braucht zusätzlich natürlich ausreichend Training für seine spezielle Sportart. Training mit dem eigenen Körpergewicht ist so effektiv und zeitsparend, dass es für jeden Sportler die richtige Basis darstellt.

Liegestütze (siehe Kapitel 8) nehmen in meinem Konzept einen so großen Raum ein, weil sie keineswegs nur Brust und Schultern trainieren, sondern je nach Variante auch diverse unterschiedliche Anteile der Körpermitte sowie Gesäß- und Beinmuskulatur. Nicht von ungefähr gehören sie zu den zentralen Indikatoren für die allgemeine Fitness. Mein persönlicher Rekord liegt bei 133 Liegestütze in zwei Minuten. Elitesoldaten müssen mindestens 65 bis 70 perfekte Liegestütze in zwei

Minuten absolvieren können, dazu 70 Sit-ups, einen 15-Meilen-Marsch mit 40 Kilo Marschgepäck in unter vier Stunden sowie 3000 Meter Schwimmen durch offenes Wasser in voller Uniform in unter 60 Minuten. Alles darunter ist indiskutabel, denn mangelnde Fitness würde ihr Leben und das ihrer Kameraden in Gefahr bringen.

Schließlich wird ein drahtiger Langstreckenläufer, der in 15 Minuten seine 5000 Meter läuft, kaum die Kraft haben, mit schwerem Gepäck in Afghanistan über unwegsames Gelände zu laufen und zusätzlich noch aus dem Hubschrauber heraus- oder wieder hineinzuklettern.

Fit im Beruf

Wer im Beruf körperlich gefordert ist und kurzfristig Spitzenleistungen erbringen muss, ob als Soldat, Polizist, Feuerwehrmann, Rettungsschwimmer, bei der Bergrettung oder beim Auf- und Abbau großer Veranstaltungen, kann sich durch Training mit dem eigenen Körpergewicht gezielt fit halten. Die dabei aufgebauten Muskeln sind jederzeit einsatzbereit und geschmeidig aufeinander abgestimmt. Wenn Sie Ihr eigenes Körpergewicht stemmen können und rundum starke Muskeln besitzen, können Sie auch mit schwerem Gerät hantieren, einem Verbrecher nachsetzen oder Verletzte bergen.

Fit als Mutter

Ein Tipp für Frauen, die Kinder geboren haben und in der Folge an Rückenschmerzen leiden: Auch hier liegt der Schlüssel in der gezielten Wiederaktivierung der Bauchmuskulatur. Machen Sie neben Crunches auch Liegestütze! Die trainieren nicht nur die Körpermitte, sondern als Druckübung auch Trizeps und Schultern. Das ist eine hervorragende Ausgleichsübung für die vom vielen Tragen überforderten Arm- und Rückenmuskeln. Mit meinem Konzept können Sie überall trainieren, wo Sie 30 Minuten Zeit für sich selbst finden. Wer sich mit dem Bärengang warm macht, trägt zugleich zur Unterhaltung des Nachwuchses bei! Ältere Kinder machen sicher gern mit. Fangen Sie mit den einfachen Versionen an (Stufe 1) und bauen Sie Ihre Leistungsfähigkeit schrittweise bis zu den höchsten Anforderungen (Stufe 4 und höher) aus.

Fit als Mann

Ein Tipp für die Herren der Schöpfung: Je stärker die Rumpfmuskulatur und je straffer der Bauch, desto leichter lassen sich Ihre Vorstellungen von genussvollem Sex verwirklichen. Starke Bauchmuskeln wirken nicht nur attraktiv, sondern verbessern die Stoßkraft, können die Dauer des Aktes verlängern (besonders relativ kurz nach dem Training, wenn der Körper noch unter Endorphinausschüttung steht) und erleichtern den Positionswechsel. Das ist doch mal ein konkretes Trainingsziel.

HOOYA!

Eine gut trainierte Rumpfmuskulatur ist in Alltag, Sport und Beruf unerlässlich. Starke Bauch- und Rückenmuskeln schützen vor Verletzungen, weil der Körper sich bei spontanen Bewegungen oder sportlichem Einsatz nicht lange ausbalancieren muss. So fließt die aktive Kraft ohne Reibungsverluste in die gewünschte Bewegung.

3

Ich will, ich muss – ich kann das!

Motivation ist ein zweischneidiges Schwert. Solange sie stimmt, können wir Berge versetzen. Aber der Mensch ist nicht nur ein motiviertes Kraftpaket, das seine Leistungsfähigkeit genießt, sondern auch ein fauler Knochen, der lieber kräftesparend auf seinem Bärenfell liegen bleibt, anstatt auf die Jagd zu gehen, solange der Kühlschrank noch voll ist.

Manch einem Bärenfellfreund rettete seine Faulheit in der Vergangenheit das Leben: Er wagte sich nicht in die Höhle des Löwen, erlitt keinen Jagdunfall und brach nicht bei Tauwetter im See ein. Er hat überlebt und in der Zwischenzeit vermutlich an neuen Werkzeugen oder Waffen getüftelt, um sich nicht die Finger zu verbrennen, wenn er die Kastanien aus dem Feuer holte. Darum trägt jeder heutige Mensch auch Bärenfellgene in sich.

Risikofaktor Bewegungsmangel

Heutzutage haben wir jedoch so wenig Anlass, uns körperlich zu betätigen, dass unser Körper und damit unser Wohlbefinden und unsere Gesundheit leiden. Bewegungsmangel ist der Hauptgrund für die meisten Zivilisationskrankheiten, von Herz-Kreislauf-Erkrankungen bis hin zu Übergewicht, Gelenkproblemen und Osteoporose. Aber Achtung: Bei »Bewegungsmangel« geht es in erster Linie um den Mangel an echter Anstrengung mit muskulärer Belastung.

Graben Sie lieber Ihren Garten um oder steigen Sie regelmäßig im Büro alle Treppen bis in den siebten Stock, als eine Stunde joggen zu gehen. Der Trainingseffekt für Herz und Kreislauf ist weitaus höher, wie Sie spätestens merken, wenn der Schweiß in Strömen rinnt! Achten Sie auf wechselnde Belastungen im Alltag.

Die täglich gleiche Jogging- oder Fahrradrunde, an die sich der Körper mit der

Zeit perfekt anpasst, hat nicht nur keinerlei Trainingseffekt, sondern unterstützt insbesondere bei unzureichender Eiweiß- und Kalorienzufuhr langfristig den Abbau anderer Muskeln, die dabei nicht gefordert werden. Was nützt Ihnen ein fittes Herz, wenn Ihr Körper bei einer realen Belastung den Dienst versagt? Wann mussten Sie im Alltag das letzte Mal einen Kilometer rennen – und wie oft pro Woche heben Sie schwere Dinge?

Außerdem werden Gelenke, Sehnen und Bänder beim Ausdauertraining häufig überlastet und langfristig geschädigt. Insbesondere Läufer müssen auf ein angemessenes Ganzkörpertraining achten, um Verletzungen der großen Gelenke (Knie, Hüfte) vorzubeugen. Diese Gelenke müssen von allen Seiten sauber stabilisiert sein, damit sie der Dauerbelastung standhalten. Ich empfehle insbesondere Walking und Wandern. Das ist eine Bewegungsform, die jeder Mensch für ein langes, gesundes Leben braucht.

Und was ist mit der Cardiozone?

In der gern propagierten Cardiozone (der angeblichen »Fettverbrennungszone« mit 120 bis 140 Herzschlägen pro Minute) sollten Sie sich nur unter drei Umständen bewegen:

- zum Aufwärmen
- zur aktiven Regenerierung und Entspannung zwischen zwei Krafttrainingstagen
- wenn Sie als Ausdauer- oder Mannschaftssportler an Ihrer Bewegungseffizienz und Technik feilen wollen

Spielen Sie mit Ihren Freunden Basketball oder Beachvolleyball. Gehen Sie zum Fußballtraining, zum Schwimmen, auf die Skipiste oder auf den Tennisplatz. Powern Sie sich gemeinsam aus und genießen Sie den Wettstreit – an den Tagen zwischen Ihren persönlichen Trainingseinheiten. Je fitter Sie sich durch Ihr Ganzkörperkrafttraining halten, desto sicherer werden Ihre Bewegungsabläufe, und desto besser sind Sie vor Verletzungen geschützt.

Für mich persönlich hat Körpertraining in erster Linie den Sinn, dass wir spontan zu allem in der Lage sind, worauf wir gerade Lust haben. Dann liegt die entsprechende Grundfitness vor, auf der ich meine Leistungsfähigkeit zügig gezielt ausbauen kann. Ziehen Sie los und stellen Sie etwas an, wovon Sie später Ihren Enkeln erzählen können – oder nehmen Sie Ihre Kinder und Enkel gleich mit!

Keine Ausreden

Meine Übungen können Sie überall durchführen, zu Hause und im Hotel, im Freien und in geschlossenen Räumen, auf eigene Faust, zum für Sie optimalen Zeitpunkt und größtenteils ohne Hilfsmittel. Damit entfallen bereits diverse Ausreden wie »zu weite Anfahrt«, »kein Platz«, »zu langweilig«, »keine Zeit«, »zu umständlich« oder »zu teuer«.

Sie müssen sich nur aufraffen. Definieren Sie vorab ein oder zwei ganz persönliche Ziele, zum Beispiel: »Ich will den Getränkekasten in den dritten Stock tragen können, ohne zwischendurch abzusetzen«, »Ich will im Skiurlaub topfit sein, damit ich die neue Piste fahren kann« oder schlichtweg »Ich habe keine Lust auf den nächsten Hexenschuss«.

Der erste Schritt

Legen Sie JETZT Trainingszeiten für die kommende Woche (nicht für den Rest Ihres Lebens!) fest, die Sie ebenso genau einhalten wie einen Termin beim Chef, beim Arzt oder beim Friseur (je nachdem, was für Sie am wichtigsten ist). Schreiben Sie diese Zeiten in den Kalender und sprechen Sie Ihr Vorhaben laut aus: »Ich trainiere diese Woche Montag, Mittwoch und Samstag, und zwar immer um 17 Uhr.« Wählen Sie einen festen Ort für Ihr Training, an dem Sie zu diesen Zeiten ungestört sind.

Und dann ziehen Sie bequeme Kleidung und Sportschuhe an und wärmen sich für Ihr erstes Workout auf. Notieren Sie zu Beginn unbedingt Ihren Leistungsstand in den unterschiedlichen Kategorien und bewahren Sie diesen Zettel gut auf. Nichts ist so motivierend wie der Erfolg!

Ein neues Selbstkonzept

Das Schöne an meinem Konzept ist: Sie lassen sich auf Ihren Körper ein und lernen sich von einer ganz neuen, erstaunlich leistungsfähigen Seite kennen. Wenn Sie einen Trainingspartner haben – nur zu! Das kann anspornen und die Motivation erhöhen, aber Sie müssen auch weitermachen können, wenn der andere mal ausfällt oder schneller oder langsamer vorankommt als Sie. Nehmen Sie keine falsche Rücksicht, entwickeln Sie aber auch keinen falschen Ehrgeiz.

Ich will, dass Sie Eigenverantwortung übernehmen und möglichst viel Kontrolle über Ihren Körper und Ihr Leben haben. Denn ein leistungsfähiger Körper eröffnet im Leben zahllose Möglichkeiten, trägt entscheidend zur Gesundheit von Stoffwechsel, Herz, Kreislauf, Knochen und Gelenken bei und hebt nebenbei Laune und Selbstbewusstsein.

Die Kraft und Fähigkeit, unabhängig von äußeren Umständen alles tun zu können, was einem selbst wichtig ist – gibt es eine bessere Motivation?

4

Anatomische Grundlagen: Das sollten Sie wissen

Im Optimalfall funktioniert der menschliche Körper wie eine gut geölte Maschine. Um dauerhaft leistungsfähig zu bleiben, braucht er als Schmier- und Treibstoff zahlreiche Nährstoffe in der richtigen Zusammensetzung (siehe Kapitel 5), regelmäßige Bewegung aller Gelenke, gezielte Beanspruchung und Dehnung bestimmter Muskeln und zwischendurch ausreichend Ruhepausen und einen gesunden Schlaf zur Regeneration. Gelenke, Sehnen und Bänder bedürfen dabei übrigens keines besonderen Schutzes: Der beste Gelenkschutz liegt in gut trainierten, starken und geschmeidigen Muskeln, die in ihren Bindegewebshüllen, den Faszien, locker übereinandergleiten, ohne miteinander zu verkleben.

Die Knochen

Die rund 200 Knochen im menschlichen Körper erfüllen unterschiedliche Funktionen. Die langen Röhrenknochen an den Extremitäten ermöglichen uns die Benutzung von Armen und Beinen, Händen und Füßen, also Bewegungsfreiheit. Die platten Knochen von Becken, Schulterblatt oder Schädel schützen lebenswichtige Organe, außerdem enthalten sie blutbildendes Knochenmark. Hand- und Fußwurzelknochen müssen bei verschiedensten Bewegungsabläufen starken Druck- und Stauchkräften widerstehen und sind daher besonders verletzungs- und arthrosegefährdet. Die Wirbel dienen der Aufrichtung und Beweglichkeit sowie dem Schutz des Rückenmarks mit seinen Nervensträngen, und die Rippen schützen mit Lunge und Herz lebenswichtige Organe.

Knochenaufbau und Knochenabbau

Unsere Knochen sind auch nach Abschluss des Wachstums keineswegs etwas Statisches. Bis zum Alter von etwa 30 Jahren bauen wir mehr Knochenmasse auf als ab, wobei Knochen, die beim Sport oder im Beruf besonders viel beansprucht werden, vom Körper auch besonders beharrlich gefestigt werden. Es ist also keineswegs ein Mythos, dass beispielsweise ein Schmied durch das Führen seines Hammers nicht nur dicke Muskeln entwickelt, sondern auch über besonders dicke und stabile Knochen verfügt. Die Einlagerung von Mineralien, insbesondere Kalzium, macht den Knochen hart, die Einlagerung organischer Verbindungen (Bindegewebsfasern) sorgt für eine gewisse Elastizität gegenüber Zugkräften.

Dieser Aufbau wird durch sportliche Belastung unterstützt, denn die Zug- und Druckkräfte, die sich über die Sehnen auf die Knochen übertragen, regen die Aktivität der knochenbildenden Zellen (Osteoblasten) an. Ihre Gegenspieler sind die knochenabbauenden Zellen (Osteoklasten). Sie werden mit zunehmendem Alter aktiver, woran insbesondere bei Frauen auch der Hormonstatus beteiligt ist.

Osteoporose

Wenn der Knochenabbau deutlich rascher fortschreitet als der Knochenaufbau, kommt es zu Osteoporose: Die Knochendichte nimmt ab, die Knochensubstanz wird brüchig, und irgendwann können bei kleinsten Fehlbelastungen oder auch spontan Frakturen auftreten. Häufig betroffen sind hiervon die Wirbelkörper sowie der Hüftkopf.

Stressfraktur

Eine Sonderform der Skelettüberlastung ist der Ermüdungsbruch (Stressfraktur) durch übermäßige Beanspruchung, beispielsweise bei Läufern, die über 100 Kilometer pro Woche laufen und Fußfehlstellungen aufweisen oder sich falsch ernähren. Besonders häufig betroffen sind Mittelfußknochen (»Marschfraktur« bei mangelhaft trainierten Rekruten) und Schienbein (bei Joggern). Frauen haben aus hormonellen Gründen insgesamt mehr mit Stressfrakturen zu kämpfen als Männer. Anfänglich kommt es zu Schmerzen unter Belastung und Entzündungserscheinungen, später zu einer Schwellung im Bruchbereich und zu dumpfen Schmerzen auch in Ruhe. Ermüdungsbrüche treten bei normaler Belastung mit hoher Wiederholungszahl oder aber bei hoher Belastung mit hoher Wiederholungszahl auf. Mein Trainingsansatz – hohe Belastung, niedrige Wiederholungszahl – beugt derartigen Phänomenen vor.

Die Gelenke

Echte Gelenke verfügen über einen Gelenkspalt mit Gelenkflüssigkeit innerhalb einer Gelenkhöhle bzw. Gelenkkapsel. Die Knochenenden sind von Knorpel überzogen. Die Knorpelzellen erzeugen ein Gewebe aus Bindegewebsfasern (Kollagen) und Eiweiß-Zucker-Molekülen und können viel Wasser binden. Knorpelzellen enthalten keine Blutgefäße und sind für ihren Stoffwechsel auf die Versorgung über die Gelenkflüssigkeit angewiesen.

Die Gelenkschleimhaut (Synovialis) muss alle Nährstoffe über die Gelenkflüssigkeit bereitstellen, und nur durch ständigen Wechsel zwischen Belastung und Entlastung eines Gelenks kann sich der Knorpel mit dieser nährstoffreichen Flüssigkeit vollsaugen, die anschließend auch beim Abtransport verbrauchter Substanzen hilft. Die Gelenkflüssigkeit dient zugleich auch als Gelenkschmiere und schützt den Knorpel vor Abrieb. Einmal beschädigter Knorpel kann sich bei Erwachsenen dummerweise nicht mehr regenerieren; darum kommt dem vorbeugenden Gelenkschutz durch gezielten Kraftaufbau eine so wichtige Rolle zu. Auch die verbesserte Stabilität durch starke Muskeln und saubere Bewegungsmuster zögern einen Knorpelverlust hinaus und tragen damit zum Erhalt der Beweglichkeit bis ins Alter bei.

Die Bänder

Viele Gelenke werden von Bändern (Ligamenten) gehalten. Die Bänder bestehen aus relativ straffem Bindegewebe (Collagen) und verbinden verschiedene Knochen miteinander. Sie stabilisieren Gelenke und schränken damit deren Bewegungsspielraum so ein, dass die jeweilige Struktur optimal funktioniert. Besonders beansprucht sind beim Menschen infolge des aufrechten Gangs die verschiedenen Kniebänder (Kreuzbänder, seitliche Bänder), die das Knie vor Fehlbelastungen schützen sollen, aber auch die Bänder am Sprunggelenk.

Meine Anleitungen entsprechen dem natürlichen Bewegungsspielraum der Körpergelenke. Scharniergelenke wie Ellbogengelenk oder Knie werden anatomiegerecht als Scharniere eingesetzt. Bei den Kugelgelenken (wie Hüfte oder Schulter) achten wir darauf, den Bewegungsspielraum in der Gelenkpfanne auszuloten und alle beteiligten Muskeln gleichmäßig zu kräftigen. Eine einseitige Überbeanspruchung kann zum Anschwellen einzelner Muskelstränge führen und das gesamte Gelenk blockieren. Lassen Sie es nicht dazu kommen und achten Sie auf ein vielseitiges Ganzkörpertraining.

Gelenkverletzungen

Gelenkverletzungen mit Schädigungen der Gelenkschleimhaut, der Nervenenden oder der stabilisierenden Bänder (Bänderdehnung oder -riss) bewirken häufig eine Instabilität. Die saubere Gelenkführung muss erst wieder erlernt werden, und es kommt in der Regel zu Entzündungsreaktionen der Gelenkschleimhaut mit Erguss, Verdickung oder Verklebungen. Lassen Sie derartige Phänomene immer ärztlich abklären und behandeln, damit Ihre Gelenke nicht steif werden. Die beste Vorbeugung sind rundum geschulte, starke, stabile Muskeln, die den eigenen Körper in jeder Lebenslage stabilisieren und halten können.

Die Muskeln

Die Muskeln bewegen sich in derben Bindegewebshüllen (Faszien), die gewissermaßen eine Führungsröhre für den Muskel bilden, damit er auch in nicht angespanntem, erschlafftem Zustand in seiner Lage bleibt. Durch komplizierte Reaktionen können die Muskelfasern sich auf bis zu 50 Prozent ihrer entspannten Länge verkürzen; dabei schwillt der dickste Teil des Muskels, der Muskelbauch, deutlich an.

Haltemuskulatur und Bewegungsmuskulatur

Die Haltemuskulatur wird auch als *tonische* Muskulatur bezeichnet und neigt zur Verkürzung. Ihr Gegenspieler ist die Bewegungsmuskulatur, die als phasische Muskulatur bezeichnet wird und ohne regelmäßiges Training relativ schnell nachlässt.

Zur **tonischen Muskulatur** zählen insbesondere der große und kleine Brustmuskel (Pectoralis major und minor), der absteigende Teil des Trapezius (Trapezius

HOOYA!

Das menschliche Skelett ist ein **Hebelsystem**, das von Muskeln bewegt wird. Neben der genetischen Zusammensetzung der Muskelfasern (schnell und langsam feuernden Fasern) haben auch Hebellänge (beispielsweise die Länge des Unterarms) und die Punkte, an denen die Muskeln über die Sehnen mit den Knochen verbunden sind, erheblichen Einfluss auf die persönliche Fähigkeit, Kraft und Schnelligkeit zu erzeugen. Ein Muskel, dessen Ansatz näher am Scharnier liegt (zum Beispiel dem Ellenbogen, siehe Abbildung oben), kann – unter ansonsten gleichen Ausgangsbedingungen – deutlich mehr Tempo hervorbringen als einer, der weiter entfernt ansetzt. Andererseits kann der Muskel mit dem distaleren Ansatz mehr Widerstand überwinden. In Bezug auf das Gelenk sorgt ein gelenknaher Muskelansatz also für höheres Tempo, ein gelenkfernerer Ansatz hingegen für mehr Kraft. Und dabei geht es nur um Unterschiede im Millimeterbereich. Ähnliches gilt für die Hebellänge. Längere Segmente können mehr Tempo erzeugen, kürzere Abschnitte (Hebel) mehr Kraft (siehe Abbildungen unten zu Tempo und Kraft). Sowohl die Zusammensetzung der Muskelfasern als auch Segmentlänge und Muskelansatzpunkte sind genetisch festgelegte, individuelle Variablen, welche die Leistungsfähigkeit beeinflussen.

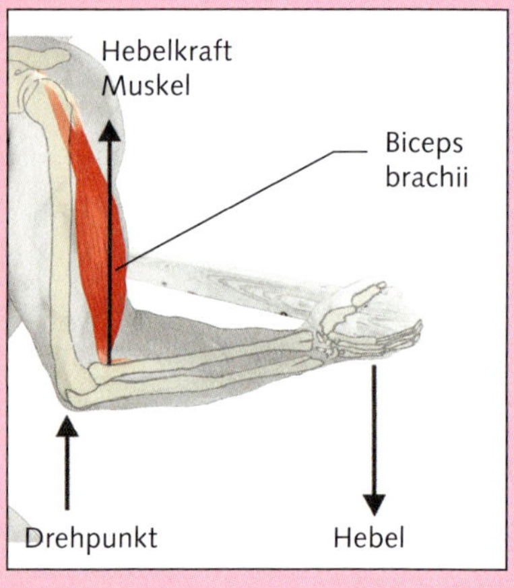

Solche strukturellen Unterschiede sind im Hinblick auf die korrekte Technik zu beachten, besonders bei Kniebeugen. Nicht jeder sieht dabei gleich aus, und der Versuch, andere in die Position zu bringen, die wir für »richtig« halten, kann ernüch-

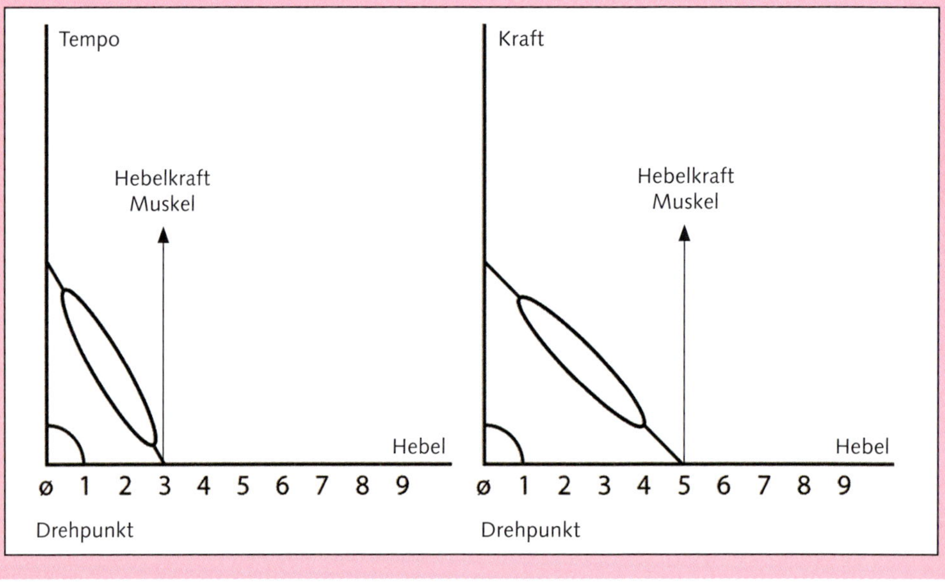

ternd sein. Der Körperbau ist bei jedem Menschen individuell leicht unterschiedlich, und deshalb sind auch unsere Bewegungsabläufe nicht komplett identisch. Diese Grundregel gilt für alle Sportarten. Nicht jeder ist der geborene Marathonläufer, Gewichtheber oder Yogi. Das heißt nicht, dass Sie solche Sportarten dann nicht betreiben sollten. Achten Sie einfach darauf, Ihre Fähigkeiten allmählich und mit Bedacht aufzubauen. Zwingen Sie sich (und andere) nicht in Positionen, für die Sie nicht gebaut oder einfach noch nicht bereit sind.

descendens), der Schulterblattheber (Levator scapulae), die Rückenstrecker von Lenden- und Halswirbelsäule, der Biceps brachii und die Unterarmbeuger, diverse Oberschenkelmuskeln (Adduktoren, Rectus femoris, Vastus lateralis) und verschiedene Unterschenkelmuskeln.

Besonderer Aufmerksamkeit bedürfen als **phasische Muskeln** die geraden Bauchmuskeln (Rectus abdominis), der innere Oberschenkelmuskel (Vastus medialis), der vordere Schienbeinmuskel (Tibialis anterior), die Wadenbeinmuskeln (M. peronei), der Rückenstrecker der Brustwirbelsäule (Erector spinae), der quer verlaufende und der aufsteigende Teil des Trapezmuskels (Trapezius transversus und ascendens), die Rautenmuskeln (Rhomboidei) als tiefere Schicht der Rückenmuskulatur, der Triceps brachii und die diversen Schichten der Gesäßmuskulatur (Gluteus maximus, medius und minimus).

Wie das Training diese Muskeln im Einzelnen anspricht, klären wir in Kapitel 7 bis 12 bei den einzelnen Muskeln und Muskelgruppen.

Das Zusammenspiel der Muskulatur

Muskeln, die eine erwünschte Bewegung ausführen, nennen wir **Agonisten.** Ihre Gegenspieler, die die Gegenbewegung ausführen oder aber dafür sorgen, dass eine Bewegung nur bis zu einem bestimmten Punkt kontrolliert abläuft, gelten als **Antagonisten.** Darüber hinaus gibt es in der Regel Muskelgruppen, die bei bestimmten Bewegungen mitaktiviert werden. Das sind **Synergisten.** Zum Beugen des Armes muss beispielsweise der Biceps brachii aktiv werden und ist in diesem Fall der Agonist. Unterstützt wird er vom Oberarmmuskel (M. brachialis) und vom Oberarmspeichenmuskel (M. brachioradialis) als Synergisten. Der Triceps brachii wäre in diesem Fall als Armstrecker der einzige Antagonist.

Wenn wir nun beim Liegestütz den Körper absenken, arbeitet der Bizeps als Armbeuger, und der gedehnte Trizeps muss den Körper in jeder Position stützen und halten. Kehren wir wieder in die Ausgangsposition, muss der Trizeps volle Leistung bringen, und der Bizeps wirkt zusammen mit zahlreichen anderen Arm-, Brust- und Schultermuskeln eher stabilisierend und haltend. Bei 70 Liegestützen in zwei Minuten (dem Trainingsziel meiner Rekruten) müssen sich alle beteiligten Muskeln in raschem Wechsel kontrahieren und dehnen.

Muskelverletzungen

Muskelverletzungen entstehen bevorzugt beim schnellen Antritt oder Absprung, bei

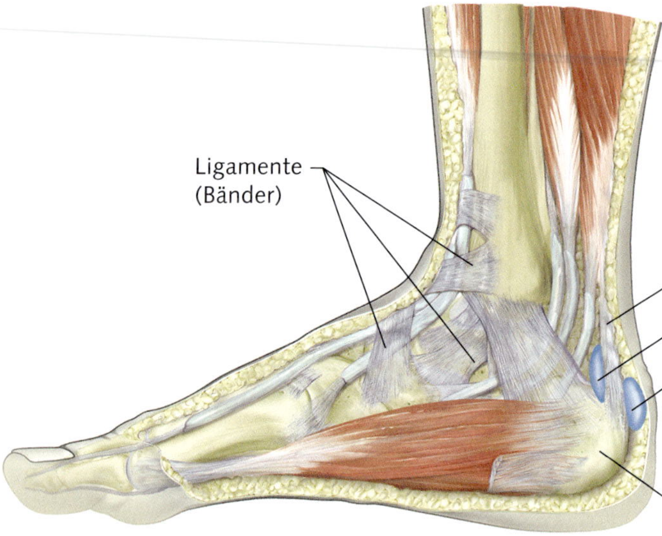

Die Schleimbeutel (Bursae; hier blau dargestellt) an der Achillessehne puffern die Sehne vor Stoßeinwirkung von außen ab und erleichtern das Gleiten der Sehne über den Knochen.

Richtungswechseln, bei schlecht koordinierten Bewegungen und beim plötzlichen Abbremsen (eine häufige Verletzungsursache). Daher gelten Leichtathletik (Laufen, Springen, Werfen), alle Ballsportarten (Mannschaftssport) und Schlägersportarten (Tennis, Squash, Badminton) sowie Kraftsport (Gewichtheben) als verletzungsträchtig.

Beugen Sie vor: durch sorgfältiges Aufwärmen und abgestuftes Training mit dem eigenen Körpergewicht. Gehen Sie dabei planmäßig vor! In meinem Trainingskonzept geht es stets darum, die Übungen zu finden, die Sie gerade noch sauber und koordiniert in der gewünschten Wiederholungszahl durchführen können. Eine Steigerung findet erst statt, wenn die aktuelle Stufe erfolgreich bewältigt ist.

Muskelkrämpfe

Krämpfe beruhen in der Regel auf einem Ungleichgewicht der Nährstoffversorgung, insbesondere der Elektrolyte Magnesium und Kalium sowie der B-Vitamine. Ernähren Sie sich abwechslungsreich, mit viel Obst und Gemüse, und trinken Sie gutes Mineralwasser. Sportgetränke enthalten häufig viel Zucker, Koffein und alle möglichen überflüssigen Zusatzstoffe. Eine Apfelschorle reicht völlig aus!

Muskelkater

Muskelkater kennt jeder. Er entsteht, wenn es bei ungewohnten Beanspruchungen im Muskel zu unkontrollierten Zuckungen kommt, die Mikroverletzungen hervorrufen. Dann tritt im Muskel Wasser aus (Ödembildung), und es werden schmerzauslösende Substanzen freigesetzt, die zu Verspannungen führen. Hilfreich sind ein sorgfältiges Cool-down, eine warme Dusche oder ein warmes, entspannendes Bad nach dem Training, gesunde Ernährung und regelmäßiges Trainieren.

Sehnen

Die Sehnen übertragen die Zugwirkung der Muskeln auf die Knochen. Sie sind erheblich dünner als die Muskeln, extrem reißfest und in ihrer Form ebenso unterschiedlich wie die Muskeln selbst: Es gibt lange strangförmige Sehnen, aber auch kurze und breite und flache Sehnen, sogenannte Aponeurosen. In der Regel setzen sie an der nährenden Knochenhaut (Periost) an, die den Knochen überzieht.

An manchen Stellen wird der Druck der Sehnen auf die empfindliche Knochenhaut durch Schleimbeutel abgefedert. Dabei handelt es sich um kleine »Säckchen«, die mit einer schleimigen Flüssigkeit gefüllt sind und wie ein Wasserkissen wirken. Bei Überbeanspruchung durch anhaltenden Druck kann ein Schleimbeutel sich entzünden, was sehr schmerzhaft sein kann.

HOOYA!

Mein Trainingskonzept beruht auf eigenverantwortlichem Training, auf meinen Erfahrungen während meiner Ausbildung zum Elitesoldaten und der entsprechenden Einsätze sowie auf den Erfahrungen als Spezialist für die körperliche Ausbildung von Rekruten für Sondereinheiten. Dank Einbeziehung moderner sportwissenschaftlicher Erkenntnisse, sorgfältiger Beobachtung der Soldaten und ständiger Anpassung meiner Konzepte konnte ich die vorherige Ausfallquote von 85 bis 95 Prozent aufgrund von Verletzungen und körperlicher Erschöpfung während der dreieinhalbmonatigen Eliteausbildung um etwa 40 Prozent senken. Mit meiner Methode erreichten also deutlich mehr mutige und leistungsbereite junge Soldaten das vorgegebene Trainingsziel und konnten fit, stark und selbstbewusst den nächsten Schritt ihrer Ausbildung antreten.

5

Wer arbeitet, muss gut essen

Haben Sie eine Stoffwechselerkrankung? Oder eine gefährliche Lebensmittelallergie? Wenn ja, dann mische ich mich in Ihre Ernährung nicht ein – Sie wissen selbst am besten, was Sie brauchen.

Für alle anderen gilt die Devise: Finger weg von den neuesten Diäten und Ernährungstrends. Lösen Sie sich von Expertenratschlägen und vertrauen Sie dem gesunden Menschenverstand und Ihrem Appetit. Damit es Ihnen rundum gut geht, brauchen Sie in erster Linie regelmäßig drei **Makronährstoffe:**

- hochwertige Proteine
- Fette
- Kohlenhydrate

Die Kalorienzufuhr sollte dabei dem Verbrauch entsprechen und regelmäßig etwa alle drei Stunden erfolgen, damit der Körper nicht in ein Energieloch absackt. Wenn der Körper sich darauf verlassen kann, nicht erst bei Heißhunger versorgt zu werden, können Sie auch Ihre Gelüste beherrschen. So kann der Körper getrost auf Fettverbrennung umschalten, anstatt sein Fett verzweifelt zu verteidigen, wenn zu lange Pausen zwischen den Mahlzeiten eine drohende Hungersnot signalisieren.

Welche Nahrung braucht der Mensch?

Wichtiger als die Kalorienmenge ist deren Qualität. Alles, was Sie essen, sollte einen hohen Nährwert haben, also den Körper nicht nur mit Kalorien (Energie), sondern auch mit Aminosäuren, Vitaminen, Mineralstoffen und Fettsäuren versorgen. So kommt er nicht auf die Idee, Muskeln abzubauen und die Fettreserven zu schonen, was bei einer eingeschränkten Kalorienzufuhr oder regelmäßigen kurzfristigen Zuckerspitzen leicht der Fall ist.

Rein genetisch ist ein Großteil der Menschheit auch heute noch auf Steinzeitnahrung programmiert: viel faserreiches Gemüse, Nüsse, Samen, Eier, Pilze, Fleisch, Fisch und Knochenmark, je nach Saison und Lebensraum ergänzt um ein Stück Obst oder eine Handvoll Beeren. Das ist die Mischung, auf die der Körper der Jäger und Sammler optimiert war. Viele indigene Völker auf der Welt wurden erst im letzten Jahrhundert in die heutige Überflussgesellschaft katapultiert und kommen mit den heute üblichen Kohlenhydratmengen überhaupt nicht zurecht.

Nomadenvölker mit ihren Viehherden entdeckten, wie sie Milchprodukte durch Fermentierung verträglich und haltbar machen konnten. Dieses tierische Eiweiß stellte – neben der ständigen Verfügbarkeit von Fleisch, Knochen, Häuten und Lastenträgern – einen Überlebensvorteil dar. Trotzdem vertragen noch heute bei Weitem nicht alle Menschen Milchprodukte.

Der Siegeszug der Kohlenhydrate

Der Anbau von Getreide, Reis und Kartoffeln war der nächste Schritt. Die Menschen lernten Brot und Nudeln herzustellen. Diese immer länger haltbaren Kohlenhydrate erleichterten auf weiten Reisen oder Feldzügen sowie unter ungünstigen klimatischen Verhältnissen die Vorratshaltung.

Kohlenhydrate spenden schnelle Energie und sind daher im Körper hoch begehrt, um nach einer Anstrengung die geleerten Speicher in Muskeln und Leber wieder aufzufüllen.

Zuckerzufuhr und Insulinausschüttung

Kurzkettige Kohlenhydrate aus fettarmen Milchprodukten (Laktose) oder Haushaltszucker (Glukose) bewirken eine prompte Ausschüttung des körpereigenen Hormons Insulin, mit dessen Hilfe der Zuckergehalt im Blut auf ein für den Körper tolerierbares Maß abgesenkt wird. Zucker, der nicht gleich von den Muskeln verbrannt wird, kann dort und in der Leber in Form von Glykogen zwischengelagert werden. Sobald diese Speicher voll sind, wird der Zucker über den Türöffner Insulin in die Körperzellen geschleust und dort in Form von Fett gespeichert.

Bei einer hohen Zuckerzufuhr erfolgt eine hohe Insulinausschüttung. Allerdings kreist das Insulin auch nach Erfüllung seiner Aufgabe noch eine Weile im Blut. Der Zuckerpegel sinkt dabei so weit ab, dass ein »Zuckertief« folgt, das müde macht und neuen Appetit auf Kohlenhydrate weckt.

Wegen dieses Regelkreises sollte man Kohlenhydrate bevorzugen, die vom Körper langsam aufgenommen werden, also einen niedrigen glykämischen Index aufweisen. Frisches Gemüse, frisches Obst (nichts aus der Dose) und Beeren haben so viele Fasern, dass der darin enthaltene Fruchtzucker (Fruktose) nur langsam ins Blut übergeht.

Schon bei Fruchtsäften und insbesondere bei gezuckerten Fruchtnektaren kippt dieses Verhältnis – ein Glas Apfelsaft ist im Hinblick auf Zuckergehalt und Insulinausschüttung genauso schädlich wie die gleiche Menge Cola.

Vergessen Sie das Fettsparen und achten Sie lieber auf Ihre Kohlenhydratzufuhr, insbesondere auf den Zuckergehalt in industriell gefertigten Lebensmitteln wie Frühstückscerealien, Backwaren, Fertigpizzen und anderem. Verzehren Sie Ihre Kohlenhydrate am besten in Form von

Gemüse jeglicher Art, ob roh oder gedünstet. Ergänzend darf es auch Milch- und Vollkornprodukte geben. Damit verbessern Sie zugleich Ihre Nährstoffzufuhr und können auf Vitamintabletten getrost verzichten.

Fette sind Freunde – weisen Sie ihnen nicht die Tür!

Fett macht nicht automatisch fett, im Gegenteil! Gute Fette sind für die Leistungsfähigkeit des Körpers unentbehrlich, darum giert er nach Fett. Empfehlenswerte einfach gesättigte oder ungesättigte Fettsäuren sind beispielsweise in Nussöl, Leinöl, Olivenöl, ungehärteten pflanzlichen Ölen und Fischöl enthalten. Sie senken die Werte des schädlichen LDL-Cholesterins und der Triglyzeride und schützen somit das Herz.

Eher meiden sollten Sie tierische Fette (abgesehen von fettem Fisch aus kalten Meeren) sowie alles, was gehärtete Öle enthält, also Margarine, fertige Backwaren (je länger haltbar, desto kritischer!), Paniertes (Fischstäbchen, Schnitzel), Kartoffelchips und insbesondere frittiertes Fast Food.

Gesättigte Fette sind nicht grundsätzlich »böse«, aber sie sollten möglichst naturbelassener Herkunft sein – Beispiele sind frisches Fleisch (keine Wurstwaren oder Schnitzel mit mehr Panade als Fleisch!) sowie Quark, Jogurt, Kefir oder Käse. Gesäuerte Milchprodukte wie Jogurt oder Kefir liefern zusätzlich gesunde Bakterien für die Darmflora. Milchprodukte müssen nicht fettarm oder fettfrei sein – der Fettgehalt sorgt für eine langsamere Verdauung und zögert damit den Übergang des Milchzuckers ins Blut hinaus.

Aminosäuren als Bausteine für die Muskeln

Wer Muskelmasse aufbauen und behalten will, braucht pro Kilogramm Körpergewicht mindestens 1,6 Gramm Eiweiß am Tag. Der Körper zerlegt dieses Eiweiß in seine Bausteine, die Aminosäuren, mit denen er Körperzellen repariert und umbaut. Bestimmte essenzielle Aminosäuren sind dabei unbedingt aus der Nahrung zu entnehmen, andere kann er selbst erzeugen.

Eiweiß hält wie Fett lange satt und ist in Geflügel, Fleisch, Fisch und Meeresfrüchten, Milchprodukten, Soja, Tofu, Bohnen und Eiern enthalten. Achten Sie darauf, mit jeder Mahlzeit eine Portion gesundes Eiweiß für die Muskeln aufzunehmen.

Bauen Sie Ihre Muskeln in erster Linie mithilfe von echter, ehrlicher Nahrung auf, nicht mit Industrieprodukten. Soldaten im Kampfeinsatz oder Astronauten in der Weltraumstation brauchen mitunter Spezialkost, die leicht mitzuführen ist, kurzfristig alle erforderlichen Nährstoffe liefert und während der Mission fit hält. Ein normaler Mensch sollte sich nicht von den Werbestrategen der Konzerne an der Nase herumführen lassen.

Die einzige Ausrede ist vielleicht der Zeitfaktor. Nicht immer kann man vorkochen, und es steht auch nicht ständig ein Kühlschrank parat. Hart gekochte Eier und Thunfisch aus der Dose sind auf die Dauer keine Lösung; zudem verlangt unser Körper nach Abwechslung. Unterwegs kann es daher von Vorteil sein, wenn man als Zwischenmahlzeit eine Flasche mit der vordosierten Menge Proteinpulver mitführt. Sobald sich der Hunger meldet, geben Sie zunächst die Hälfte der erforderlichen Wassermenge hinzu, schütteln kräftig und füllen dann mit dem restlichen Wasser auf.

Im Optimalfall rühren Sie noch einen Esslöffel Leinöl in den Shake, dann haben Sie auch gleich eine hochwertige Fettversorgung, die lange satt macht.

Wasser

Auf Proteine, Fette und Kohlenhydrate kann der Körper eine gewisse Zeit verzichten. Auf Wasser nicht! Unser Körper besteht zu 50 bis 60 Prozent aus Wasser; Männer haben einen etwas höheren Wassergehalt als Frauen. Bei einem Prozent Wassermangel verspüren wir den ersten Durst, ab fünf Prozent lässt die Leistungsfähigkeit spürbar nach, ab zehn Prozent beginnt das Delirium. Danach wird es bereits kritisch.

Nur mit einer ausreichenden Wasserzufuhr kann der Körper Schadstoffe ausschwemmen, die Nierenfunktion erhalten, Nährstoffe zu den Zellen transportieren und Blut und Hirnflüssigkeit funktionsfähig halten. Die tägliche Mindesttrinkmenge liegt für Erwachsene bei etwa zwei Litern Wasser, Tee oder Mineralwasser – süße Getränke oder Alkohol zählen nicht mit! Bei schweißtreibendem Training oder im Hochsommer darf die Menge gern höher sein. Achten Sie dann jedoch auf einen ausgewogenen Elektrolytgehalt, also die passende Mineralstoffzusammensetzung.

Der richtige Zeitpunkt

Voller Bauch trainiert nicht gern – der richtige Zeitpunkt zum Essen liegt tatsächlich nach dem Training. Gewöhnen Sie sich an, innerhalb von 45 Minuten nach dem Workout 30 bis 50 Gramm magere Proteine – Molke, Soja, Eier, Geflügel, Fisch – und 30 bis 50 Gramm schnell verwertbare Kohlenhydrate zu verzehren. (Das sind keine Riesenmengen, sondern für die Proteine nur 100 Gramm Tofu oder je ein Stück Fisch oder Fleisch von 150 bis 200 Gramm und dazu ein Vollkornbrötchen mit Tomatenscheiben und Salat.)

Beim Trainieren entstehen durch die erhöhte Belastung winzige Verletzungen (Mikrotraumata) in den Muskeln. Wer den Muskeln über hochwertige Proteine zügig die nötigen Aminosäuren zur Reparatur bereitstellt, sorgt für eine optimale Regeneration.

Die Kombination mit Kohlenhydraten bewirkt eine kleine Insulinspitze, die zu diesem Zeitpunkt ausdrücklich erwünscht ist. Insulin schleust nämlich nicht nur Zucker in die Zellen, sondern unterstützt auch die Nutzung der Proteine durch die Muskeln. Wenn die Glukosespeicher in den Zellen nach dem Training nicht zügig wieder aufgefüllt werden, schaltet der Körper nicht auf Muskelaufbau um, sondern geht dazu über, aus seinen Muskeln Energie zu gewinnen, also Muskeln abzubauen. Das ist das Gegenteil dessen, was wir anstreben!

6

Vor und nach dem Training

Kennen Sie meine DVDs? Wenn ja, dann ist Ihnen bereits bewusst, dass jeder meiner Workouts konsequent mit Aufwärmeinheiten für die beteiligten Muskelgruppen beginnt und mit Abwärm- und Dehnübungen endet. Nur so können Sie Verletzungen vorbeugen. Verzichten Sie nie auf diese scheinbar so kleinen Übungen, die nur jeweils fünf Minuten in Anspruch nehmen. Sie schützen nicht nur die Muskeln, sondern insbesondere auch Gelenke, Sehnen und Bänder.

Aufwärmen

Wer aufgrund der Lebensumstände oder nach einer Verletzung längere Zeit inaktiv war, beginnt am besten mit 2 x 90 Sekunden Marschieren auf der Stelle; dazwischen machen Sie 30 Sekunden Pause. Sobald Sie etwas fitter sind, machen Sie eines meiner Aufwärmprogramme.

Die Übungsteile (Kapitel 8 bis 12) sind jeweils nach Schwierigkeitsgrad gestaffelt. Fortgeschrittene können sich wunderbar mit den einfachsten Ganzkörperübungen aus allen fünf Kapiteln aufwärmen (Stufe 1, je sechs Wiederholungen, drei Sätze im Wechsel mit den entsprechenden Übungen aus anderen Teilen). Die Aufwärmphase vor dem eigentlichen Training braucht nur wenige Minuten zu umfassen. Sie dient dazu, die Muskeln besser zu durchbluten und für mehr Geschmeidigkeit zu sorgen, damit sie der nachfolgenden Belastung verletzungsfrei standhalten.

Zu meinen Lieblingsaufwärmkonzepten zählt das folgende Programm, das mit sieben einfachen Übungen in nur fünf Minuten den ganzen Körper aktiviert:

Aufwärmprogramm

1 Armdrehen *(Arm- und Schultermuskulatur)*:
Breiten Sie beide Arme auf Schulterhöhe neben dem Körper aus und drehen Sie die Arme abwechselnd vorwärts und rückwärts. Die Handflächen zeigen dabei abwechselnd zum Boden und zur Decke.

Insgesamt 20-mal.

2 Armkreisen *(Schulter, Brust und Trapezius)*:
Lassen Sie beide Arme vorwärts und rückwärts aus der Schulter neben dem Körper kreisen. Die Bewegung soll immer kontrolliert verlaufen. Die leichte Dehnung in Schulter, Brust und Rücken ist erwünscht.

Zehnmal vorwärts, zehnmal rückwärts.

3 Vorbeugen und Zurücklehnen *(obere Rumpfmuskulatur)*:
Beugen Sie den Oberkörper aus dem schulterbreiten Stand kontrolliert nach vorne, bis die Hände möglichst die Zehen berühren, und neigen Sie ihn anschließend möglichst weit nach hinten, wobei Sie die Hände in die Hüften stemmen. So wärmen Sie die Bauch- und Rückenmuskulatur auf.

Zehnmal nach beiden Seiten

Vorsicht: Bei Bandscheibenproblemen sollten Sie diese Übung, aber auch das Ganzkörperkreisen und den vorgebeugten Rumpftwist vorsichtig angehen oder eventuell ganz streichen!

4 Ganzkörperkreisen *(Rumpf, hintere Oberschenkelmuskulatur, Achillessehne)*:
Das Ganzkörperkreisen bringt den Kreislauf in Schwung und bereitet die Körperrückseite auf Beanspruchungen vor. Die Füße stehen etwas über schulterbreit auseinander. Heben Sie die Arme über den Kopf und führen Sie diese in einer kontrollierten Bewegung seitwärts, zum Boden und auf der anderen Seite wieder über den Kopf.

Je fünfmal pro Seite.

5 Vorgebeugter Rumpftwist *(seitliche Dehnung)*:
Etwas über schulterbreiter Stand, Arme ausbreiten und mit der rechten Hand den linken Fuß, dann mit der linken Hand den rechten Fuß berühren. Der Gegenarm weist jeweils nach oben.

Je zehnmal nach beiden Seiten.

6 Ausfallschritt vorwärts *(Beine und Gesäß)*:
Setzen Sie abwechselnd die Füße zum Ausfallschritt nach vorn und gehen Sie in die Knie, bis das hintere Knie fast den Boden berührt, dann in Ausgangsposition zurückkehren und das Bein wechseln. Der Oberkörper bleibt dabei immer aufrecht.

Fünfmal pro Seite.

7 Liegestütz und Unterarmstütz *(Körpermitte)*:
Gehen Sie in die Ausgangsposition für den Liegestütz und spannen Sie die Körpermitte gut an. Wechseln Sie jetzt zehnmal zwischen Liegestütz und Unterarmstütz, ohne dass die Spannung an Bauch und Rücken nachlässt. Der Blick geht dabei zum Boden, damit der Nacken nicht überlastet wird und die Muskelkette stimmt.

Alternatives Aufwärmprogramm

Immer dasselbe ist langweilig und macht mitunter nachlässig. Probieren Sie zur Abwechslung auch den folgenden Ablauf, in dem ich die Aufwärmübungen etwas anders zusammengestellt habe. Führen Sie auf jeden Fall immer ein vollständiges Programm durch, damit alle Muskeln auf das Training vorbereitet sind.

1 Ferse über Knie *(Beine und Gesäß)*:
Sie stehen aufrecht, die Füße schulterbreit auseinander. Das rechte Knie möglichst hoch anheben, die rechte Ferse überkreuz neben den linken Fuß.

Zehnmal pro Seite, immer abwechselnd.

2 Ausfallschritt im Liegestütz mit Dehnen und Seitwärtsdrehen *(Arme, Rumpf, Gesäß, Beine)*:
Gehen Sie in die Ausgangsposition für den Liegestütz. Stellen Sie den linken Fuß neben die linke Hand. Heben Sie nun den linken Arm und strecken Sie ihn senkrecht nach oben. Machen Sie sich richtig lang.

Richten Sie nun den Oberkörper auf, heben Sie beide Arme senkrecht nach oben. Drehen Sie die Schultern langsam nach rechts und links, ohne das Becken zu verschieben, und ziehen Sie dabei den Bauchnabel ein. Kehren Sie in die Ausgangsposition (Liegestütz) zurück und wiederholen Sie die Übung auf der rechten Seite.

Einmal pro Seite.

3 Abwärtsschauender Hund und Kobra *(Arme, Rumpf, Gesäß, Beine)*:
Gehen Sie in die Ausgangsposition für den Liegestütz. Die Füße stehen schulterbreit auseinander. Schieben Sie das Gesäß nach oben und schauen Sie auf Ihre Knie. Die Beine werden dabei auf der Rückseite gedehnt. Schieben Sie die Fersen möglichst tief zum Boden, ziehen Sie den Bauch ein und machen Sie die Wirbelsäule lang.

Anschließend das Becken absenken und die Zehen strecken. Drücken Sie die Füße in den Boden, um die Vorderseite der Oberschenkel zu aktivieren. Die Schultern möglichst tief nach unten absenken.

Die ganze Übung wird ohne Hektik, aber zügig dreimal durchgeführt.

4 Flieger in Bauchlage *(Schultern, Rumpf)*:
Legen Sie sich auf den Bauch und legen Sie die Arme neben dem Körper ab. Jetzt Brust und Arme anheben, dabei die Arme auf Schulterhöhe nach hinten oben strecken. Die Daumen weisen zur Decke. Kopf und Nacken bleiben in Verlängerung der Wirbelsäule (nicht zu stark anheben). Ziehen Sie den Bauchnabel in Richtung Wirbelsäule. Kontrolliert absenken.

Insgesamt drei Wiederholungen.

HOOYA!

Alle Aufwärmübungen sind in dieser Form – ebenso wie mein Training – für gesunde Menschen ohne körperliche Einschränkungen konzipiert. Wenn Ihnen bestimmte Übungen schwerfallen, sollten Sie nicht bis in die Extremstellung gehen. Achten Sie auf Ihre körperlichen Grenzen! In solchen Fällen müssen Sie allerdings auch auf diejenigen Übungen aus dem eigentlichen Training verzichten, die diese Regionen besonders fordern. So viel Selbstverantwortung traue ich erwachsenen Menschen zu!

Abwärmen und Dehnen

Nach dem Training sollten Sie nie auf das Abwärmen verzichten. Die darin enthaltenen statischen Dehnübungen dienen dazu, dass die trainierte Muskulatur sich nicht übermäßig verkürzt. Das würde ihre Belastbarkeit langfristig einschränken und ist das Gegenteil dessen, was wir beabsichtigen.

Statische Dehnübungen bedeuten, dass man nicht nachfedert, also nicht mutwillig über die Dehnung hinausgeht, welche die gut aufgewärmten Muskeln verletzungsfrei und damit auch schmerzfrei aushalten.

1 Auf einem Bein die Ferse ans Gesäß führen *(Dehnung der Oberschenkelvorderseite)*:
Nehmen Sie im Stehen das rechte Fußgelenk in die rechte Hand und ziehen Sie es ans Gesäß. Die Knie verharren nebeneinander, das rechte Knie weist nach unten. Entspannen Sie die Muskeln und spüren Sie die Dehnung.

Einmal pro Seite.

2 Hände an die Füße *(Dehnung von Oberschenkelrückseite und der Waden)*:
Doppelt schulterbreiter Stand. Setzen Sie beide Hände erst rechts und links neben dem linken Fuß auf und spüren Sie die Dehnung. Anschließend wandern Sie mit den Händen über den Boden zum rechten Fuß, setzen die Hände dort auf und spüren die Dehnung.

Einmal pro Seite.

3 Vierfüßlerstand seitwärts *(Körperseiten, Latissimus)*:
Gehen Sie in den Vierfüßlerstand und wandern Sie mit beiden Händen zuerst seitwärts nach links, bis die Hände etwa 45 Grad zu den Oberschenkeln stehen. Jetzt strecken Sie den rechten Arm auf dem Boden aus und senken die rechte Achsel langsam und kontrolliert zum Boden ab. Spüren Sie die Dehnung der rechten Körperseite. Wieder hochkommen und zur anderen Seite wiederholen.

Einmal pro Seite.

4 Knie an die Brust im Sitzen *(Gesäß und Rücken)*:
Sie sitzen mit aufrechtem Oberkörper. Das linke Bein ist nach vorne ausgestreckt, die Fußspitze weist nach oben. Setzen Sie den rechten Fuß über das linke Bein und ziehen Sie das rechte Knie an die Brust. Die Dehnung soll im Gesäß spürbar sein. Anschließend die rechte Hand zurücksetzen, den linken Arm auf den rechten Oberschenkel legen und nach hinten schauen. Die Dehnung halten. Die komplette Übung auf der Gegenseite wiederholen.

Einmal pro Seite.

5 Bauchlage, Fuß über Bein *(Brust)*:
Gehen Sie in die Bauchlage und stützen Sie sich mit dem linken Arm leicht auf. Der rechte Arm liegt neben dem Körper und ist im Ellbogen nach oben angewinkelt. Legen Sie nun das linke Bein über das rechte Bein, sodass der linke Fuß auf Ihrer rechten Seite aufsetzt. Die Dehnung soll in der Brust spürbar sein. Halten, dann auf der Gegenseite wiederholen.

Einmal pro Seite.

Alternatives Abwärmprogramm

Sie wünschen etwas Abwechslung? Auch für den Cool-down habe ich ein Alternativprogramm. Wie beim Aufwärmen sollte auch dieses Programm immer vollständig durchgeführt werden, damit keine wichtige Muskelgruppe vernachlässigt wird.

1 Hüfte dehnen *(Gesäß, unterer Rücken, Rumpf)*:
Ausgangsposition ist die Rückenlage. Ziehen Sie zunächst das linke Knie an die Brust und umfassen Sie es mit beiden Händen. Die Zehen weisen zur Decke. Atmen und Entspannen!

Ziehen Sie nun mit der rechten Hand das linke Knie über den Körper nach rechts und blicken Sie dabei nach links, also zur Gegenseite. Legen Sie den linken Arm ausgestreckt neben der Schulter ab. Die Schultern bleiben am Boden, das Knie muss den Boden nicht berühren. Atmen, entspannen und halten.

Kehren Sie in die Rückenlage zurück. Heben Sie den rechten Oberschenkel senkrecht und umfassen Sie ihn mit beiden Händen. Setzen Sie den linken Fuß vor das rechte Knie, ziehen Sie das rechte Bein zur Brust und drücken Sie gleichzeitig das linke Knie mit dem linken Ellbogen vom Körper weg. Die komplette Übung auf der Gegenseite wiederholen.

Einmal pro Seite.

2 Oberschenkelvorderseite dehnen *(Beine, Gesäß, Rumpf)*:
Legen Sie sich auf die rechte Seite. Der rechte Arm liegt in Verlängerung des Körpers ausgestreckt unter dem Kopf. Nun mit der linken Hand den linken Fuß ans Gesäß ziehen und dabei die Hüfte nach vorne schieben. Die Knie bleiben dabei zusammen. Die Übung auf der Gegenseite wiederholen.

Einmal pro Seite.

3 Skorpionkick *(Rumpf, Hüfte)*:
Legen Sie sich auf den Bauch und strecken Sie die Arme nach beiden Seiten aus. Führen Sie zuerst den linken Fuß zur rechten Hand. Beide Schultern bleiben dabei am Boden. Danach den rechten Fuß zur linken Hand führen.

Einmal pro Seite.

4 Vierfüßlerstand seitwärts *(Körperseiten, Latissimus)*:
Gehen Sie in den Vierfüßlerstand und wandern Sie mit beiden Händen zuerst seitwärts nach links, bis die Hände etwa 45 Grad zu den Oberschenkeln stehen. Jetzt strecken Sie den rechten Arm auf dem Boden aus und senken die rechte Achsel langsam und kontrolliert zum Boden ab. Legen Sie die rechte Hand zwischen die Schulterblätter und drücken Sie die Achsel noch tiefer. Spüren Sie die Dehnung der rechten Körperseite. Wieder hochkommen und zur anderen Seite wiederholen.

Einmal pro Seite.

5 Beine dehnen im Sitzen *(Oberschenkelrückseite, Körperseiten)*:
Setzen Sie sich aufrecht auf den Boden. Ein Bein im Schneidersitz anwinkeln und umfassen, das andere Bein zur Seite ausstrecken. Umfassen Sie nun die Zehen des ausgestreckten Beins, aber lassen Sie dabei den Rücken gerade. Atmen, Entspannen und auf der anderen Seite wiederholen.

Einmal pro Seite.

7 Die Übungen

Für dieses Buch habe ich aus meinen bisherigen Büchern *Fit ohne Geräte* und *Fit ohne Geräte für Frauen* sowie aus den erschienenen DVDs die mir wichtigsten Übungen ausgewählt.

Es geht nicht darum, jede einzelne Übung anatomisch bis ins kleinste Detail zu erläutern. Was ich demonstrieren möchte, ist, dass stets diverse Muskeln an jeder Bewegung beteiligt sind. Zusammen mit meiner Illustratorin stelle ich jeweils die Hauptmuskeln, die bei einer Übung besonders beansprucht werden, in den Vordergrund. Zusätzlich heben wir einige Muskeln oder Muskelgruppen hervor, die beim Halten der Position oder bei der anschließenden Gegenbewegung besonders wichtig sind – ohne Anspruch auf Vollständigkeit!

Wenn jedes Mal *alle* beteiligten Muskeln dargestellt werden würden, wären die Zeichnungen völlig unübersichtlich. Zum besseren Verständnis wurde bei vielen Übungen eine exemplarische Auswahl vorgenommen. In der Regel sind allein zur Stabilisierung noch diverse weitere Muskeln aktiv.

Zur Gliederung des Übungsteils

Die Übungen sind in fünf große Bereiche unterteilt. Kapitel 8 konzentriert sich mit Drucksübungen auf Brust und Schultergürtel, einschließlich des Trizeps. Kapitel 9 präsentiert Zugübungen, von denen Bizeps, Unterarm- und Handmuskulatur besonders profitieren. In Kapitel 10 finden Sie Übungen, die insbesondere die Gesäß- und Hüftmuskulatur ansprechen, ehe wir uns in Kapitel 11 gezielt der Beinkraft widmen. Den krönenden Abschluss bilden in Kapitel 12 die wichtigen Core-Übungen, in denen es um einen stabilen Rumpf geht. Wann immer Sie trainieren, sollte aus jedem Kapitel mindestens eine Variante dabei sein.

Bemerkungen zum individuellen Trainingsaufbau habe ich in Kapitel 13 separat zusammengefasst. Sie werden in diesem

HOOYA!

Bei praktisch allen Übungen steigert ein höheres Tempo bei der Aufwärtsbewegung (konzentrischer Bewegungsanteil) die Intensität. Schnellere Kontraktionen sind automatisch auch härter und rufen mehr von den großen, schnell feuernden Muskelfasern auf den Plan.
Jede Übung können Sie anspruchsvoller (oder leichter) gestalten, indem Sie den Hebel verkürzen oder verlängern, auf halbem Weg Pause machen und die Übung halten, das Tempo erhöhen (oder herunterschrauben) oder aber eine Übung nur auf einem Arm oder Bein anstatt auf beiden durchführen.
Ich höre immer wieder die Bitte um härtere Übungen. Wenn ich diese Kandidaten dann beobachte, stelle ich häufig fest, dass ihre Ausführung keineswegs perfekt ist. Am häufigsten bemerke ich viel zu viel Bewegung im Bereich der Wirbelsäule. Als Grundregel sollten Sie sich einprägen, dass die Gliedmaßen sich um eine lange, stabile Wirbelsäule bewegen müssen.

Buch bewusst keinen exemplarischen Trainingsplan entdecken. Dieses eine Mal halte ich mich als Trainer zurück, denn Sie sind nicht meine Rekruten und haben individuell unterschiedliche Trainingsziele.

Sie erhalten in diesem Buch – und speziell in den Kapiteln 8 bis 13 – alle Informationen, die für ein eigenverantwortliches Training erforderlich sind. Hören Sie auf Ihren Körper, achten Sie auf Ihre ganz persönlichen Bedürfnisse und Grenzen, stellen Sie sich regelmäßig neuen Herausforderungen, um nicht in der gemütlichen Komfortzone zu verharren, und nutzen Sie alle Bewegungsspielräume Ihres Körpers kreativ aus, wo auch immer Sie gerade sind.

Sie dürfen und sollen beim Training Spaß haben!

Aufbau der Übungskapitel

Zu Beginn der Kapitel 8 bis 12 werden in einer kurzen Einleitung die Muskeln beziehungsweise Muskelgruppen erläutert, die in diesem Abschnitt besonders angesprochen werden.

Neben dem Namen jeder Übung finden Sie einen Hinweis auf die **Schwierigkeitsstufe**. Diese Stufenangabe bezieht sich stets auf die Muskelgruppe, die in diesem Kapitel besprochen wird. Ein gut trainierter Läufer oder Springer, der bei der Beinkraft vielleicht mit Profivarianten der Stufe 4 bestens zurechtkommt, kann in Bezug auf Brust und Schultergürtel mit Einsteigerübungen der Stufe 1 anfangs voll ausgelastet sein. Auch nach einer verletzungsbedingten Trainingspause sollte man mit leichteren Stufen wieder einsteigen. Entwickeln Sie keinen falschen Ehrgeiz, sondern setzen Sie sich realistische Ziele.

Anhand der Stichworte zu den **Übungszielen** können Sie schnell entscheiden, ob die jeweilige Übung für Sie möglicherweise in Betracht kommt. Danach nenne ich die hier aktive **Hauptmuskulatur**, dazu exemplarisch die wichtigste **unterstützende Muskulatur**. Bei den Erklärungen zur **Ausführung** sollten Sie vergleichend auch die **Abbildungen** betrachten. In der Regel ist die Position gewählt, in der die Hauptmuskulatur gut erkennbar aktiv ist.

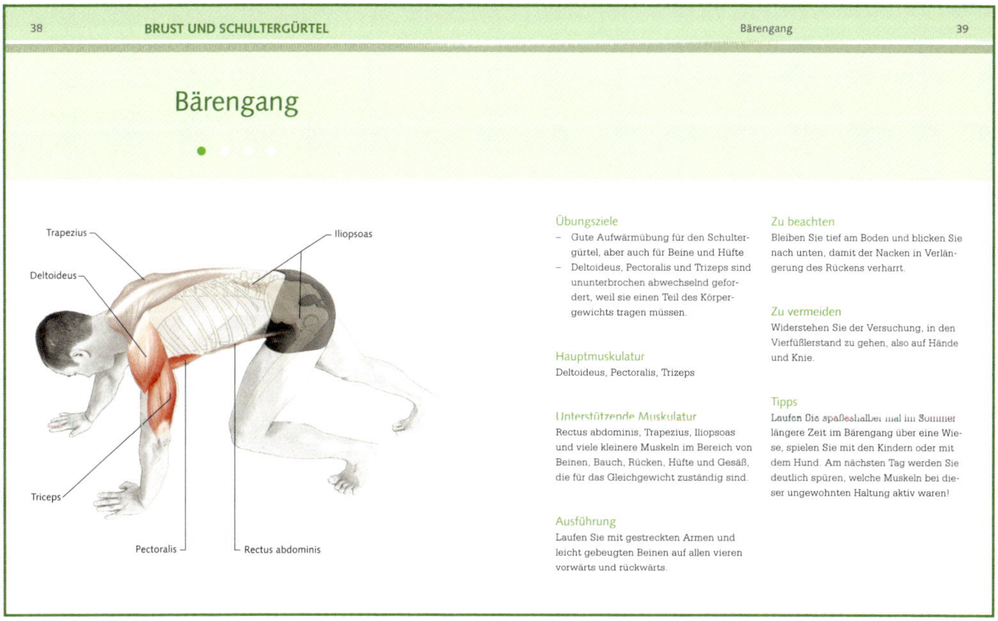
38 BRUST UND SCHULTERGÜRTEL Bärengang 39

Bärengang

Übungsziele

- Gute Aufwärmübung für den Schultergürtel, aber auch für Beine und Hüfte
- Deltoideus, Pectoralis und Trizeps sind ununterbrochen abwechselnd gefordert, weil sie einen Teil des Körpergewichts tragen müssen.

Hauptmuskulatur

Deltoideus, Pectoralis, Trizeps

Unterstützende Muskulatur

Rectus abdominis, Trapezius, Iliopsoas und viele kleinere Muskeln im Bereich von Beinen, Bauch, Rücken, Hüfte und Gesäß, die für das Gleichgewicht zuständig sind.

Ausführung

Laufen Sie mit gestreckten Armen und leicht gebeugten Beinen auf allen vieren vorwärts und rückwärts.

Zu beachten

Bleiben Sie tief am Boden und blicken Sie nach unten, damit der Nacken in Verlängerung des Rückens verharrt.

Zu vermeiden

Widerstehen Sie der Versuchung, in den Vierfüßlerstand zu gehen, also auf Hände und Knie.

Tipps

Laufen Sie spaßeshalber mal im Sommer längere Zeit im Bärengang über eine Wiese, spielen Sie mit den Kindern oder mit dem Hund. Am nächsten Tag werden Sie deutlich spüren, welche Muskeln bei dieser ungewohnten Haltung aktiv waren!

Mit den Angaben unter »So trainieren Sie gezielter« können Sie andere Muskelanteile ansprechen und den Schwierigkeitsgrad individuell anpassen.

Bitte lesen Sie immer die Hinweise unter den Stichworten **Zu beachten** und **Zu vermeiden,** bei denen es um die anatomisch korrekte Ausführung geht. Das sind die Sätze, die ich Ihnen als Trainer immer wieder zwischendurch zurufen würde. Ich will Sie in die Lage versetzen, den kompletten natürlichen Bewegungsspielraum Ihres Körpers verletzungsfrei auszunutzen und dabei rundum topfit zu werden. Mitunter werden Sie darüber hinaus zusätzliche **Tipps** vorfinden, damit Sie die Übung im Gesamtkontext besser einordnen oder das Training abwechslungsreicher gestalten können.

Aber nun will ich Sie nicht länger hinhalten. Testen Sie Ihre körperliche Leistungsfähigkeit und erweitern Sie diese Schritt für Schritt nach den Prinzipien aus Kapitel 13. Viel Erfolg!

8

Brust und Schultergürtel

Brust und Schultern trainieren wir am besten mit **Druckübungen**, insbesondere mit Liegestützvarianten.

Brust- und Armmuskulatur

Der **Deltamuskel** (M. deltoideus) ist der rundliche Muskel auf der Schulter, die er mit einem vorderen, einem mittleren und einem hinteren Ansatz (pars clavicularis, pars acrominalis, pars spinalis) umschließt. Je nach Übung werden diese Teile des Deltoideus unterschiedlich angesprochen.

Der **Trizeps** (M. triceps brachii) ist der Armstrecker. Er befindet sich auf der Oberarmrückseite und wird vor allem beim Hochstemmen beansprucht. Seine Antagonisten, die Armbeuger (M. biceps brachii und M. brachialis), werden in Kapitel 9, Bizeps und Unterarme, besprochen (siehe Seite 100).

Der **Brustmuskel** (M. pectoralis) verläuft quer über der Brust. Es ist wichtig, ihn gut aufzudehnen, weil er sich bei der üblichen leicht vorgebeugten Haltung am Schreibtisch oder auch beim Rucksackschleppen eher verkürzt. Das begünstigt einen Rundrücken und eine eingezogene Kopfhaltung, die leicht zu Nackenverspannungen führt.

Ein weiterer wichtiger Brustmuskel ist der **vordere Sägemuskel** (M. serratus anterior), der sich von den oberen neun Rippen entlang des Brustkorbs zum inneren Rand des Schulterblatts zieht. Er sorgt bei Stützübungen für eine Fixierung des Schulterblatts und schützt das Schultergelenk vor vorzeitigem Verschleiß, indem er es sauber ausrichtet.

Rückwärtige Schultermuskulatur

Die rückwärtige Schultermuskulatur beginnt am oberen Rücken mit dem **Trapezmuskel** (M. trapezius), der zwischen Nacken und Schultern trapezförmig den oberen Rücken prägt. Auf diesem Bild sehen Sie den vorderen Ansatz.

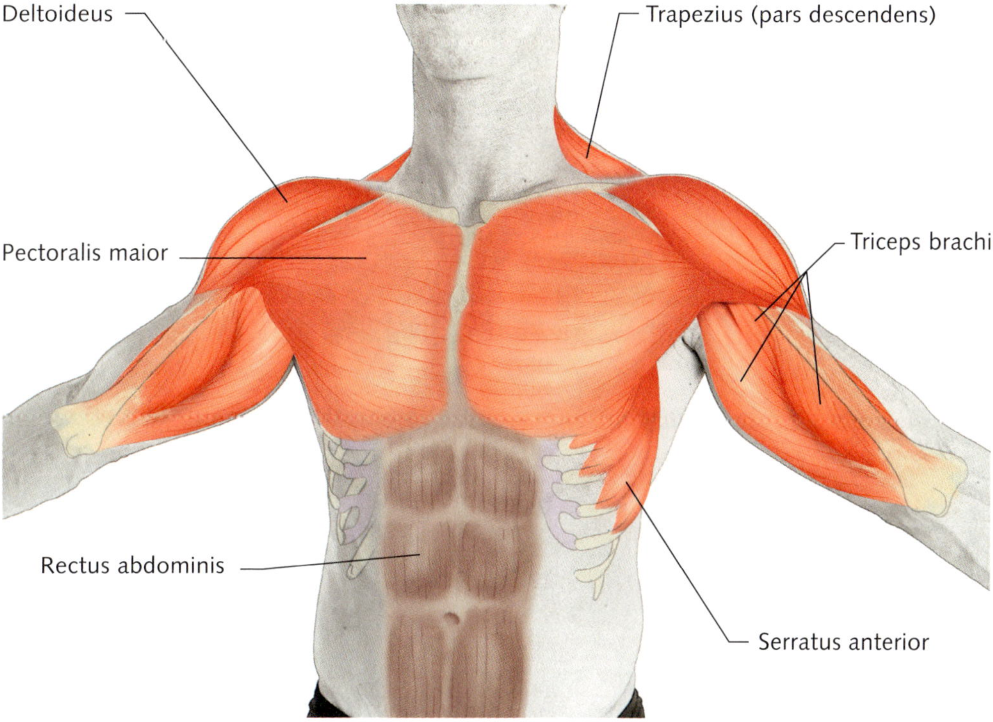

Unter dem Trapezius befinden sich **Schulterblattheber** (M. levator scapulae), **kleiner und großer Rautenmuskel** (Mm. rhomboideus minor und major), **Ober- und Untergrätenmuskel** (M. supraspinatus, M. infraspinatus), **Unterschulterblattmuskel** (M. subscapularis) sowie der **kleine und große Rundmuskel** (Mm. teres minor und major). Diese Muskeln sind an zahlreichen Armbewegungen beteiligt, werden in diesem Buch aber nicht gesondert aufgeführt.

Rumpfmuskulatur

Druckübungen mit dem eigenen Körpergewicht stärken immer auch bestimmte Anteile der Rumpfmuskulatur, wie zum Beispiel den **geraden Bauchmuskel** (M. rectus abdominis). Die Rumpf- oder Core-Muskulatur wird in Kapitel 12 genauer besprochen (siehe Seite 172).

Bärengang

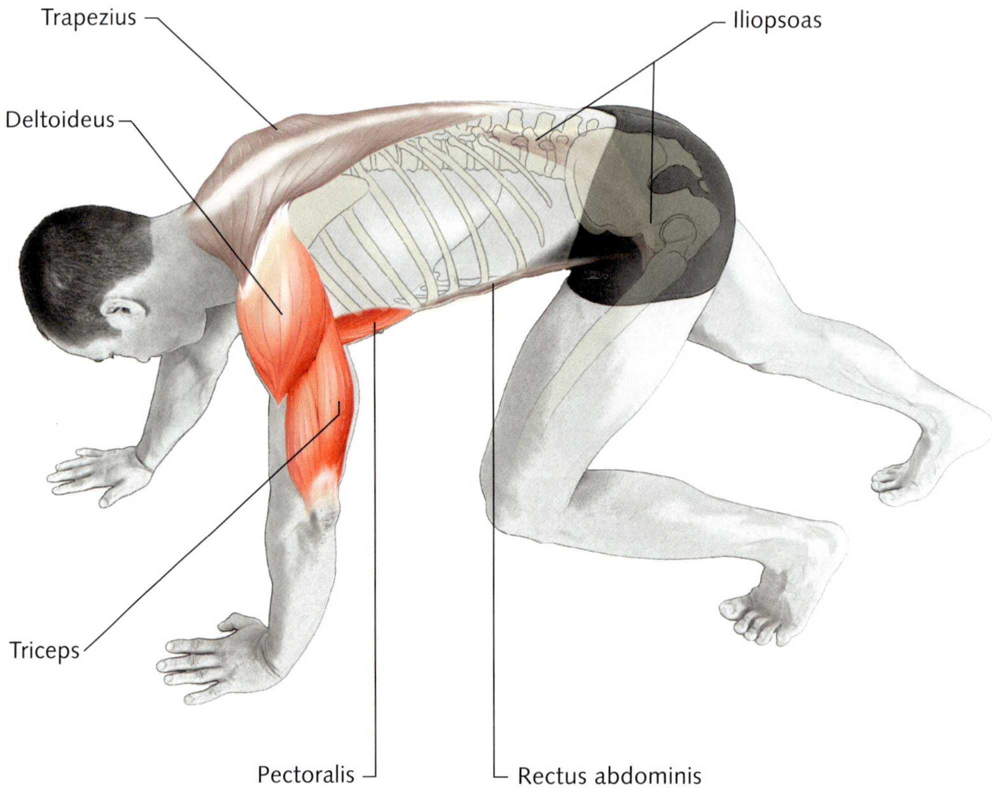
Trapezius
Iliopsoas
Deltoideus
Triceps
Pectoralis
Rectus abdominis

Übungsziele

- Gute Aufwärmübung für den Schultergürtel, aber auch für Beine und Hüfte Deltoideus, Pectoralis und Trizeps sind ununterbrochen abwechselnd gefordert, weil sie einen Teil des Körpergewichts tragen müssen.

Hauptmuskulatur

Deltoideus, Pectoralis, Trizeps

Unterstützende Muskulatur

Rectus abdominis, Trapezius, Iliopsoas und viele kleinere Muskeln im Bereich von Beinen, Bauch, Rücken, Hüfte und Gesäß, die für das Gleichgewicht zuständig sind.

Ausführung

Laufen Sie mit gestreckten Armen und leicht gebeugten Beinen auf allen vieren vorwärts und rückwärts.

Zu beachten

Bleiben Sie tief am Boden und blicken Sie nach unten, damit der Nacken in Verlängerung des Rückens verharrt.

Zu vermeiden

Widerstehen Sie der Versuchung, in den Vierfüßlerstand zu gehen, also auf Hände und Knie.

Tipps

Laufen Sie spaßeshalber mal im Sommer längere Zeit im Bärengang über eine Wiese, spielen Sie mit den Kindern oder mit dem Hund. Am nächsten Tag werden Sie deutlich spüren, welche Muskeln bei dieser ungewohnten Haltung aktiv waren!

Bergsteiger

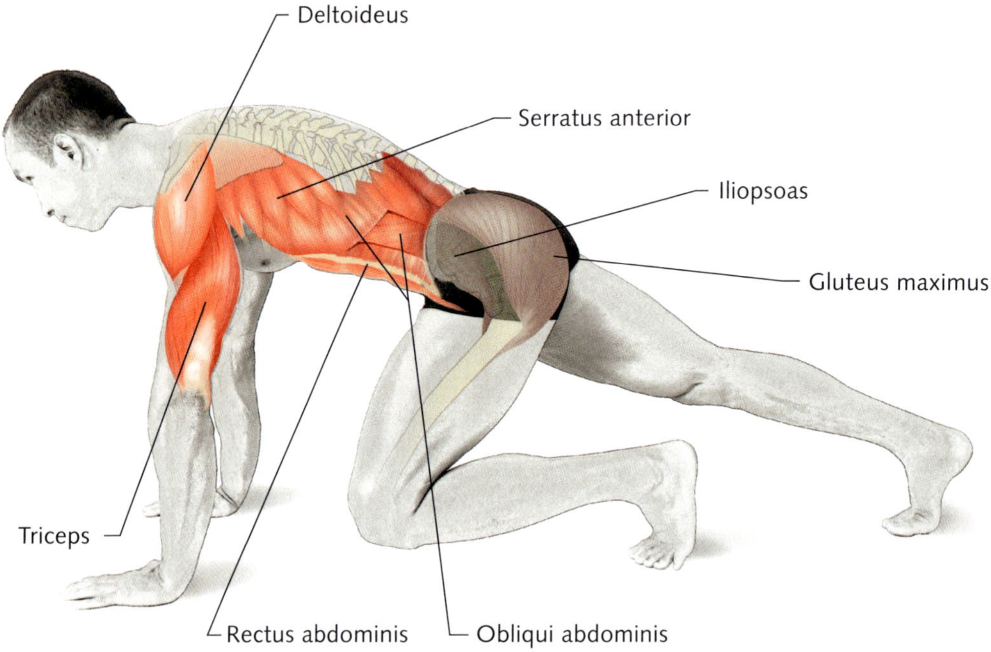

Übungsziele

- Stärkung des Schultergürtels
- Rumpfstabilisierung durch Einbeziehung der Hüft-, Rücken-, Gesäß- und Beinmuskulatur

Hauptmuskulatur

Trizeps, Deltoideus, Serratus anterior und Bauchmuskulatur

Unterstützende Muskulatur

Iliopsoas, Gluteus maximus

Ausführung

Zur korrekten Ausführung beginnen Sie in der klassischen Liegestützposition und halten Nacken, Rücken und Beine in gerader Linie. Die Arme bleiben durchgehend gestreckt, die Hände befinden sich senkrecht unter den Schultern.

Setzen Sie abwechselnd mit einer leichten Sprungbewegung rechtes und linkes Bein nach vorn unter die Brust und wieder zurück. Die Beine wechseln dabei geschmeidig ab.

Vollführen Sie eine bestimmte Anzahl korrekter Wiederholungen in einer vorgegebenen Zeit. Sie sollen das Gefühl haben, in Liegestützposition auf der Stelle zu rennen.

So trainieren Sie gezielter

Der Bergsteiger eignet sich gut als Baustein für ein Intervall- oder Zirkeltraining.

Zu beachten

Erhöhte Anforderungen an die stabilisierende Muskulatur. Nach einigen Sätzen Bergsteiger werden Sie Ihre Einstellung zu Kraft- und Ausdauertraining neu überdenken.

Zu vermeiden

Kraftsparende Schonhaltungen – Bauch und Hüfte nicht durchhängen lassen, das Gesäß nicht hochdrücken.

Tipps

Weil der Bergsteiger aus der Liegestützposition hervorgeht und diese dynamischer gestaltet, ist er im Bereich der Brust- und Schultermuskulatur eingeordnet. Es handelt sich jedoch um eine dynamische Ganzkörperübung, die ebenso in Kapitel 10, 11 oder 12 aufgeführt sein könnte.

Liegestütz

● ○ ○ ○ bis ● ● ● ●

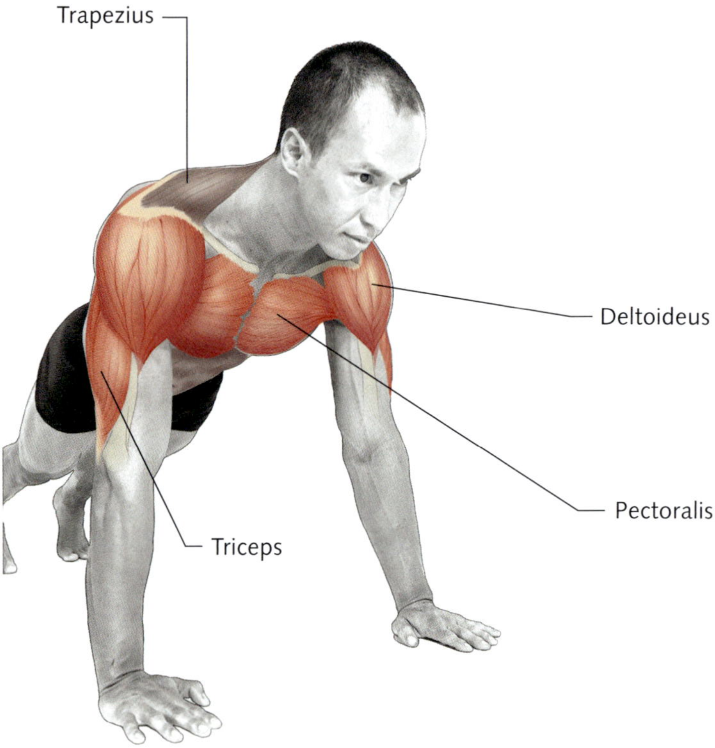

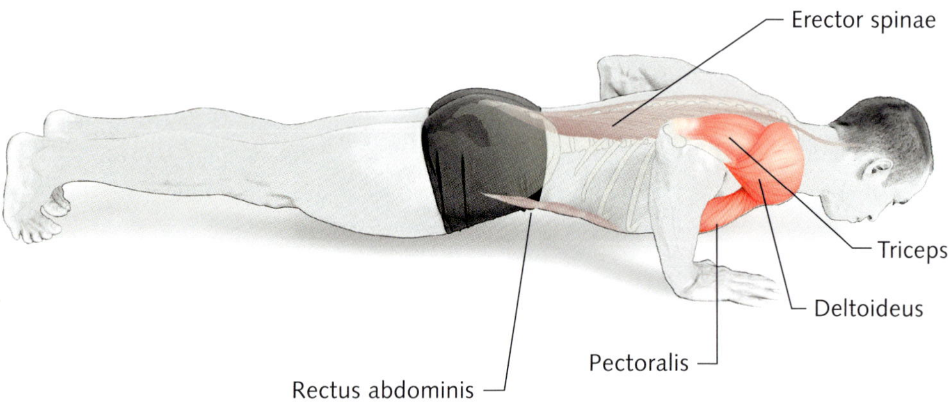

Übungsziele

- Kräftigung von Schultergürtel und Core-Muskulatur
- Schulung der Balance
- Ganzkörperübung

Hauptmuskulatur

Pectoralis, Trizeps, Deltoideus

Unterstützende Muskulatur

Rumpfmuskulatur (Rectus abdominis), Trapezius, Rückenstrecker (Erector spinae)

Ausführung

Ausgangsstellung ist die Bauchlage. Die Beine sind gestreckt, die Füße geschlossen, die Zehen aufgestellt. Die Hände befinden sich direkt unterhalb der Schultern, die Ellbogen liegen dicht am Körper und weisen nach hinten. Der Blick geht zum Boden, und der Nacken bildet eine gerade Linie in Verlängerung von Beinen und Rücken.

Mit den Armen hochstemmen. Der Rücken bleibt dabei gerade.

Anschließend senken Sie den Körper ab, bis die Brust knapp den Boden berührt.

So trainieren Sie gezielter

Stabilisierende Muskulatur: Die Füße höher absetzen, womöglich auf einem Ball (siehe auch tiefer Liegestütz, Seite 52).

Schultern und Pectoralis: Je höher die Füße stehen, desto mehr sind Schultern und Pectoralis gefordert.

Kraftaufbau: Noch härter wird es, wenn Sie mit einem schweren Rucksack auf dem Rücken trainieren.

Unterer Rücken: Eine Profivariante ist der einbeinige Liegestütz, bei dem das zweite Bein gerade nach hinten gestreckt wird.

Zu beachten

Rücken und Beinrückseite bilden während der gesamten Übung und in jeder Variante eine gerade Linie von den Fersen bis zum Nacken.

Zu vermeiden

Gesäß und Hüften dürfen nicht durchhängen und werden auch nicht nach oben gestreckt. Spannen Sie Bauch, Rücken, Gesäß und Beine an!

Liegestützvariationen für Anfänger

● ○ ○ ○ bis ● ● ○ ○

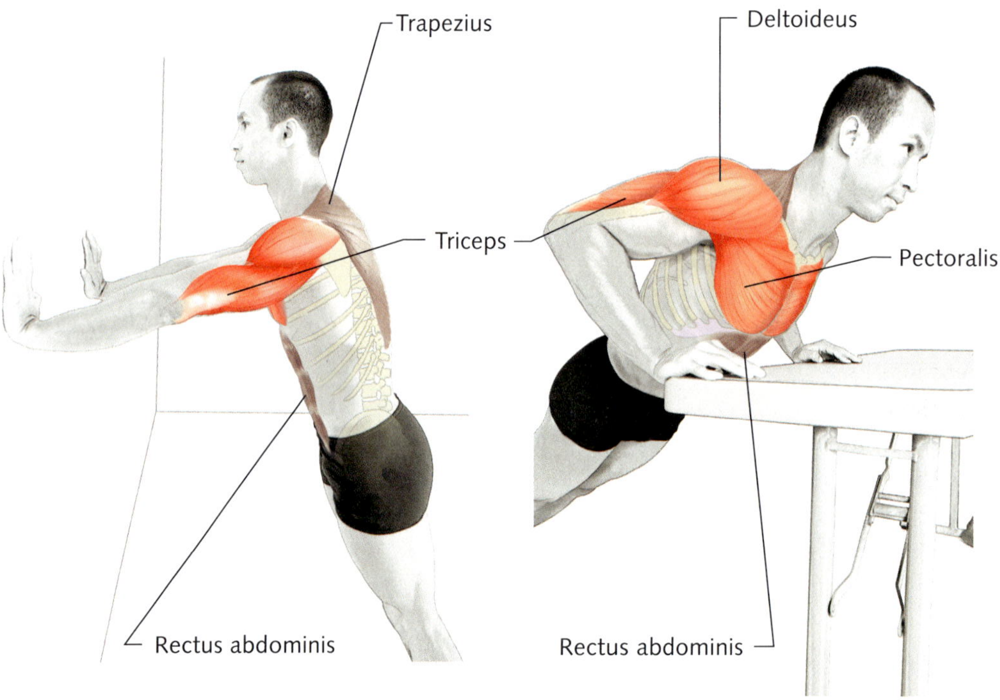

Übungsziele:

- Kräftigung von Schultergürtel und Core-Muskulatur
- Schulung der Balance
- Ganzkörperübung
- Gezielter Kraftaufbau je nach Trainingsstand

Hauptmuskulatur

Pectoralis, Trizeps, Deltoideus

Unterstützende Muskulatur

Trapezius, Bauchmuskulatur, Gesäßmuskulatur

Ausführung

Sie schaffen noch keinen klassischen Liegestütz? Anfänger oder ältere Menschen (zum Beispiel meine Oma) dürfen sich anfangs gern an der Wand abstützen, sollten dann aber die Füße ein Stück zurücksetzen.

Sobald Sie kräftiger werden, stützen Sie sich auf dem Sofa oder auf einem Tisch ab.

Wandern Sie schrittweise tiefer, bis Sie schließlich normale Liegestütze bewältigen können, und achten Sie stets auf einen sicheren Stand.

So trainieren Sie gezielter

Bei allen Liegestützvarianten ist der *Trizeps* umso stärker gefordert, je enger Sie die Hände nebeneinandersetzen. Wenn Sie die Hände weiter auseinandersetzen, ist die Brust- und Bauchmuskulatur stärker gefordert.

Zu beachten

Belassen Sie die Ellbogen in Körpernähe, um die Gelenke zu schonen. Die Oberarme dürfen nur bis zu 45 Grad vom Oberkörper abweichen. Bauch- und Gesäßmuskulatur bewusst anspannen!

Zu vermeiden

Überlastung der Arme und Schultern durch mangelnde Spannung in der Körpermitte.

Tipps

Denken Sie daran: Es geht nicht um möglichst schnelle Trainingsfortschritte, sondern um ein sicheres Ganzkörpertraining, bei dem Sie sich im eigenen Rhythmus weiterentwickeln.

Schaukelstuhl

● ○ ○ ○ bis ● ● ○ ○

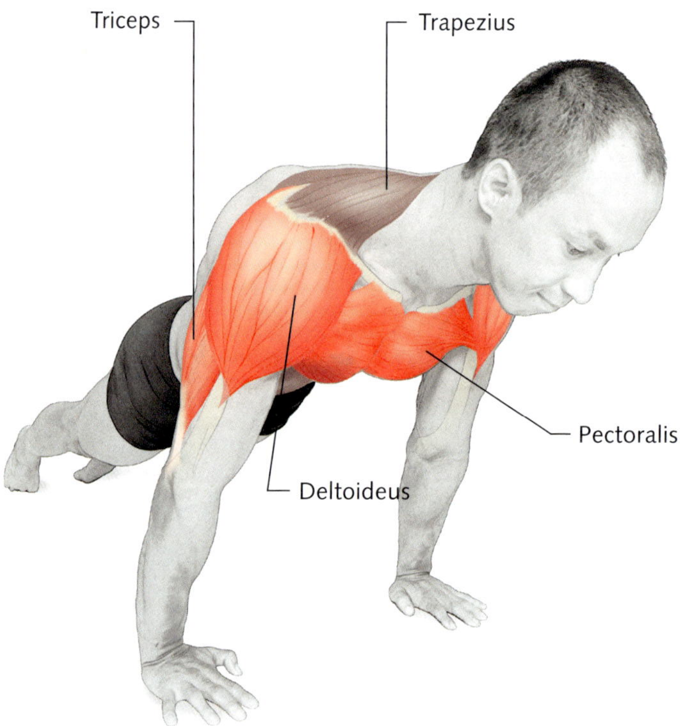

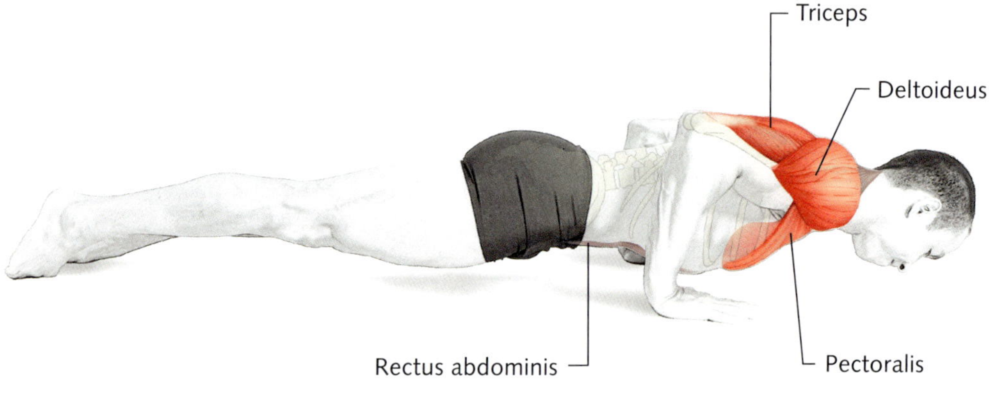

Übungsziele

- Training der Schultermuskulatur
- Core-Training
- Balance
- Ganzkörperübung für Einsteiger

Hauptmuskulatur

Pectoralis, Trizeps, Deltoideus

Unterstützende Muskulatur

Trapezius, Rectus abdominis, gesamte Rumpfmuskulatur einschließlich diverser kleinerer Muskelstränge, die das Gleichgewicht halten

Ausführung

Ausgangspunkt ist die klassische Liegestützposition. Die Arme sind gestreckt, die Hände befinden sich direkt unter den Schultergelenken. Schieben Sie sich nun von den Zehen her langsam so weit wie möglich nach vorne. Die Arme bleiben dabei gestreckt.

So trainieren Sie gezielter

Mehr Haltekraft: Schwerer wird die Übung, wenn Sie den Körper wie in Abbildung 2 in abgesenkter Haltung nach vorn schieben. Halten Sie in dieser vorgeschobenen Position möglichst lange durch!

Zu beachten

In der Abbildung stütze ich mich auf die Vorderseite der Zehengrundgelenke, um die Fußstrecker besonders zu kräftigen. Probieren Sie diese Variante für Fortgeschrittene (Stufe 3 bis 4) erst, wenn Sie die Übung in der Grundposition mit aufgestellten Zehen absolut beherrschen und sich auf Ihre Zehen konzentrieren können. Diese Variante bereitet auf den halbfliegenden Liegestütz vor (siehe Seite 60).

Zu vermeiden

Die Hüftregion darf weder nach oben noch nach unten ausweichen.

Breiter Liegestütz

● ● ○ ○ bis ● ● ● ○

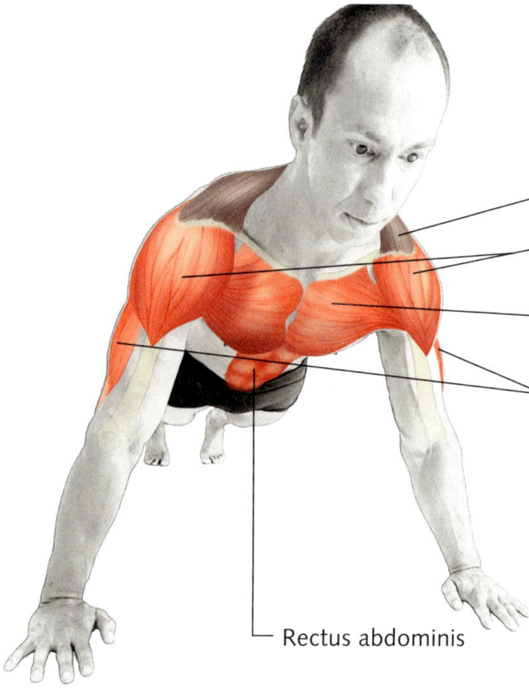

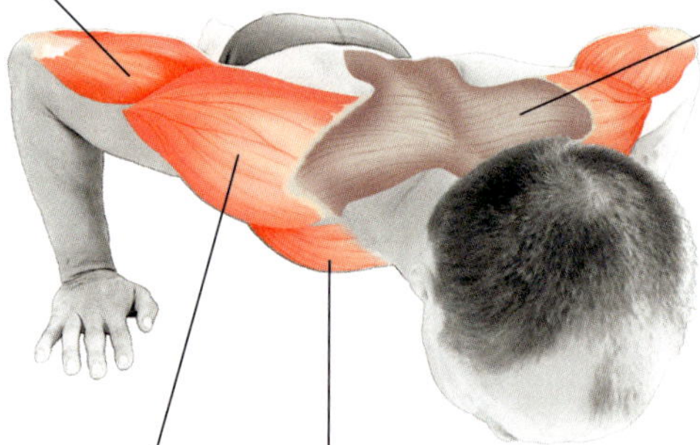

Übungsziele

- Kräftigung der Brust- und Schultermuskulatur
- Betonung des Pectoralis
- Ganzkörperübung mit Betonung auf Core-Muskulatur

Hauptmuskulatur

Deltoideus, Pectoralis, Trizeps, Rectus abdominis

Unterstützende Muskulatur

Trapezius, Rückenmuskulatur

Ausführung

Ausgangsposition ist die Bauchlage. Die Beine sind gestreckt, die Füße geschlossen, die Zehen aufgestellt. Im Unterschied zum klassischen Liegestütz befinden sich die Hände nicht unter, sondern neben den Schultern. Der Blick geht zum Boden, und der Nacken bildet eine gerade Linie in Verlängerung von Beinen und Rücken.

Stemmen Sie sich nun mit den Armen hoch und senken Sie den Körper anschließend bis dicht über den Boden ab.

Zu beachten

Gerade Rückenlinie erhalten.

Zu vermeiden

Gesäß und Hüften hängen nicht durch und werden auch nicht nach oben gestreckt. Dazu müssen Sie Bauch, Rücken, Gesäß und Beine mit anspannen!

Tipps

Die Ausführung entspricht im Grunde dem klassischen Liegestütz. Indem Sie die Hände deutlich mehr als schulterbreit aufsetzen, wird der Pectoralis stärker angesprochen. Auch die Bauch- und Rückenmuskulatur ist bei dieser Variante stärker gefordert als beim normalen Liegestütz.

Liegestütz mit abgesenkter Schulter

●●○○ bis ●●●○

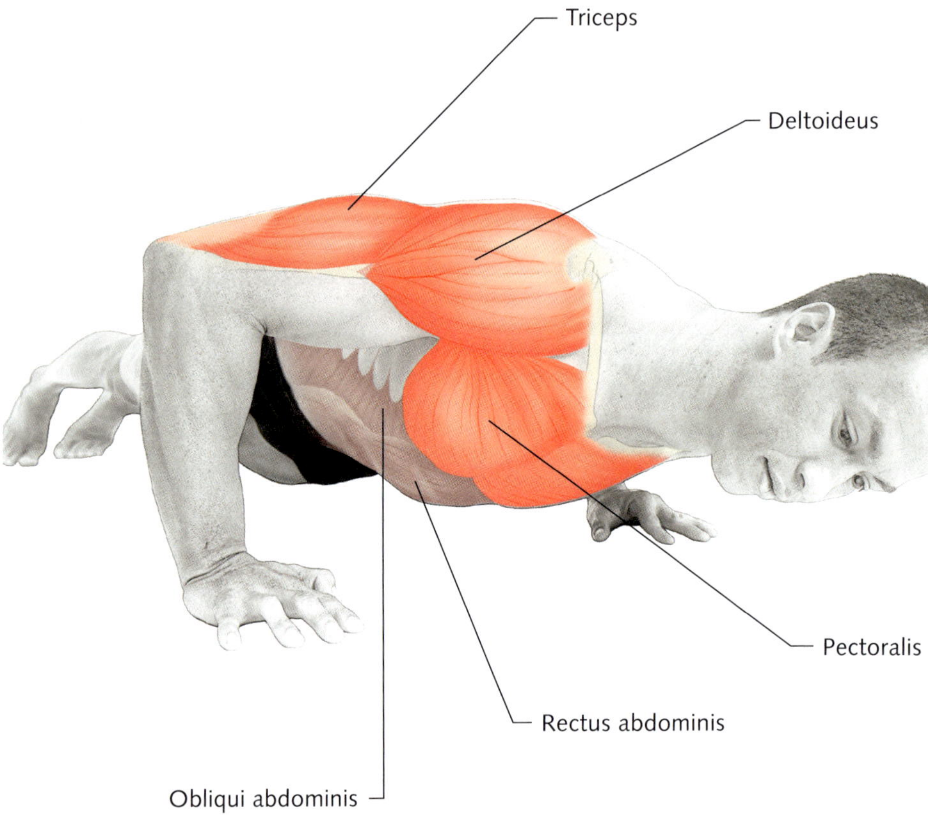

Übungsziele

- Kräftigung der Schulter- und Brustmuskulatur
- Gezieltes Training des Deltamuskels

Hauptmuskulatur

Deltoideus, Pectoralis, Trizeps

Unterstützende Muskulatur

Bauchmuskulatur, Trapezius

Ausführung

Ausgangsposition ist die Bauchlage. Die Beine sind gestreckt, die Füße geschlossen, die Zehen aufgestellt. Die Hände liegen direkt unter den Schultergelenken. Der Blick geht zum Boden, und der Nacken bildet eine gerade Linie in Verlängerung von Beinen und Rücken.

Stemmen Sie sich nun mit beiden Armen hoch und senken Sie den Körper anschließend bis dicht über den Boden ab. Beim Absenken führen Sie jedoch nur eine Schulter bis zum Boden, die andere verharrt so hoch wie möglich.

So trainieren Sie gezielter

Noch anspruchsvoller wird die Übung, wenn Sie die Hand der oberen Schulter auf einer erhöhten Fläche (Stufe 3) oder gar auf einem Tennisball abstützen (Stufe 4).

Zu beachten

Die Schultern bleiben trotz der Schieflage des Körpers immer über den Händen.

Zu vermeiden

Nicht in der Hüfte verdrehen. Achten Sie darauf, dass Nacken, Rücken, Gesäß, Beine und Füße in gerader Linie bleiben.

Tipps

Diese Variante beansprucht Trizeps, Pectoralis und insbesondere Deltoideus stärker als beim normalen Liegestütz. Der Deltamuskel hat einen vorderen, einen mittleren und einen hinteren Bereich, die beim Liegestütz mit abgesenkter Schulter unterschiedlich angesprochen werden.

Tiefer Liegestütz

● ● ○ ○ bis ● ● ● ○

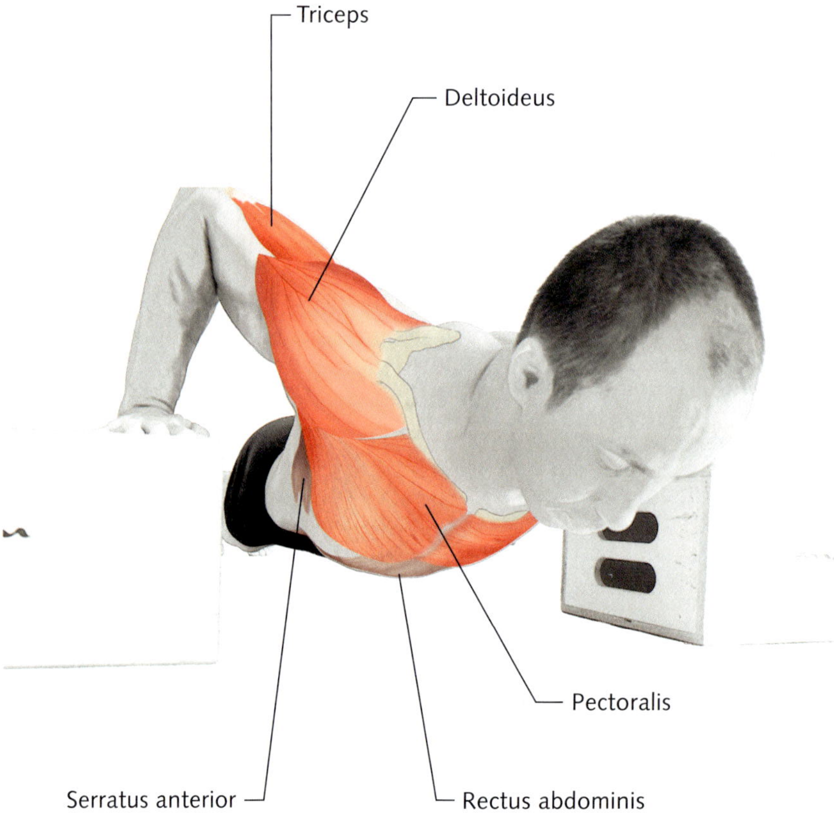

Übungsziele

- Dehnung und Kräftigung der Brust- und Schultermuskulatur
- Training des Deltamuskels (Pars clavicularis)
- Training der Haltemuskulatur (Core)

Hauptmuskulatur

Deltoideus, Pectoralis, Trizeps

Unterstützende Muskulatur

Rectus abdominis, Serratus anterior

Ausführung

Stützen Sie sich zum Liegestütz auf zwei erhöhten Flächen ab, zum Beispiel zwei Packen Papier oder zwei Büchern, und senken Sie die Brust dazwischen tiefer ab, als es beim normalen Liegestütz möglich ist.

So trainieren Sie gezielter

Mehr Kraft: Die Füße erhöht abstellen, zum Beispiel auf Bett oder Couch. Je höher, desto anstrengender!

Zu beachten

Mit dieser Variante dehnen Sie die Brust- und Schultermuskulatur, was sehr wichtig ist, weil die Brustmuskulatur fast bei jedem Menschen verkürzt ist.

Zu vermeiden

Bei unkontrollierter Ausführung aufgrund mangelnder Kraft kann das Schultergelenk Schaden nehmen. Machen Sie lieber nur zwei korrekte Wiederholungen als zehn schlampig ausgeführte.

Tipps

Das Schultergelenk bietet enorme Bewegungsfreiheit, doch die Rotatorenmanschette, eine derbe Sehnenkappe, die aus den Sehnen der vier kurzen Schulterrotatoren und einem stabilisierenden Band um die Gelenkkapsel besteht, ist empfindlich und muss gleichmäßig entwickelt werden. Ansonsten können schmerzhafte Entzündungen auftreten.

Liegestütz mit versetzten Händen

● ○ ○ ○ bis ● ● ● ○

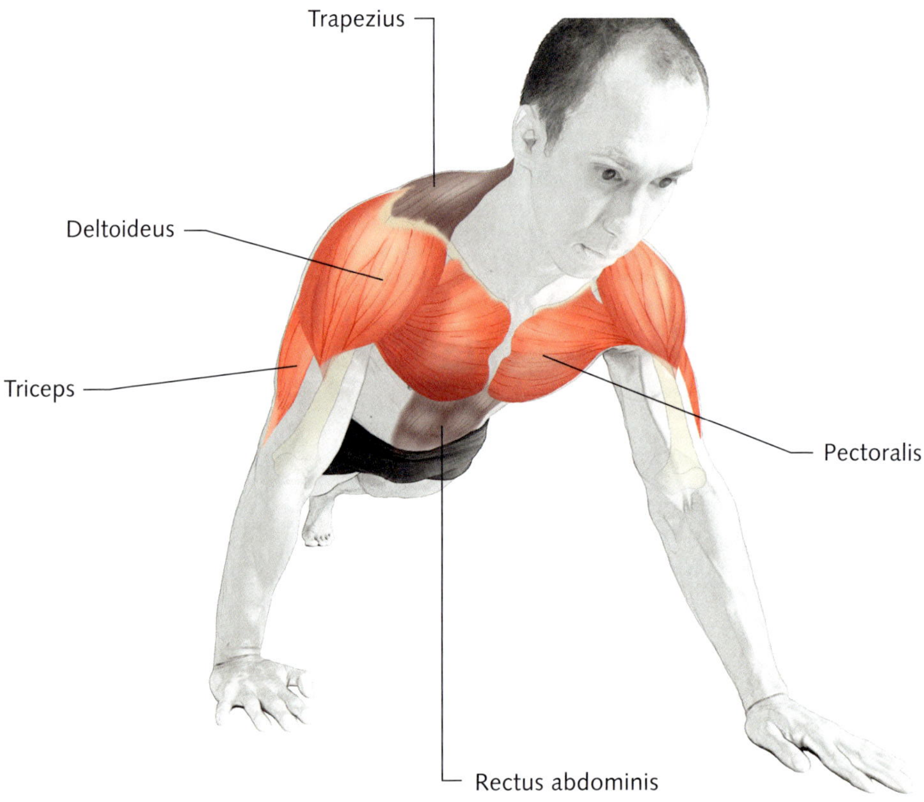

Übungsziele

- Training der Brust- und Schultermuskulatur
- Andere Muskelanteile fordern als beim Standardliegestütz

Hauptmuskulatur

Deltoideus, Pectoralis, Trizeps

Unterstützende Muskulatur

Bauch- und Rückenmuskulatur

Ausführung

Ausgangsposition wie beim normalen Liegestütz. Setzen Sie eine Hand ein Stück weiter vorne auf. Anschließend den Körper gleichmäßig absenken.

Nach einem Satz die Handposition wechseln.

Zu beachten

Rumpfmuskulatur anspannen (Bauch, Rücken, Gesäß), um den Körper zu stabilisieren. Der Körper bildet vom Kopf bis zu den Fersen eine gerade Linie.

Zu vermeiden

Diese Übung sollten Sie erst durchführen, wenn Sie den normalen Liegestütz gut beherrschen. Sonst müssen die Gelenke Fehlbelastungen ausgleichen. Achten Sie insbesondere darauf, dass die Hüften nicht zur Seite ausweichen.

Tipps

Je fester die stabilisierende Muskulatur angespannt ist, desto sauberer können Sie die Gelenke belasten. Das schützt Ellbogen, Hände und Schultern vor Überbeanspruchung.

Liegestütz mit Abstoßen

● ○ ○ ○ bis ● ● ● ●

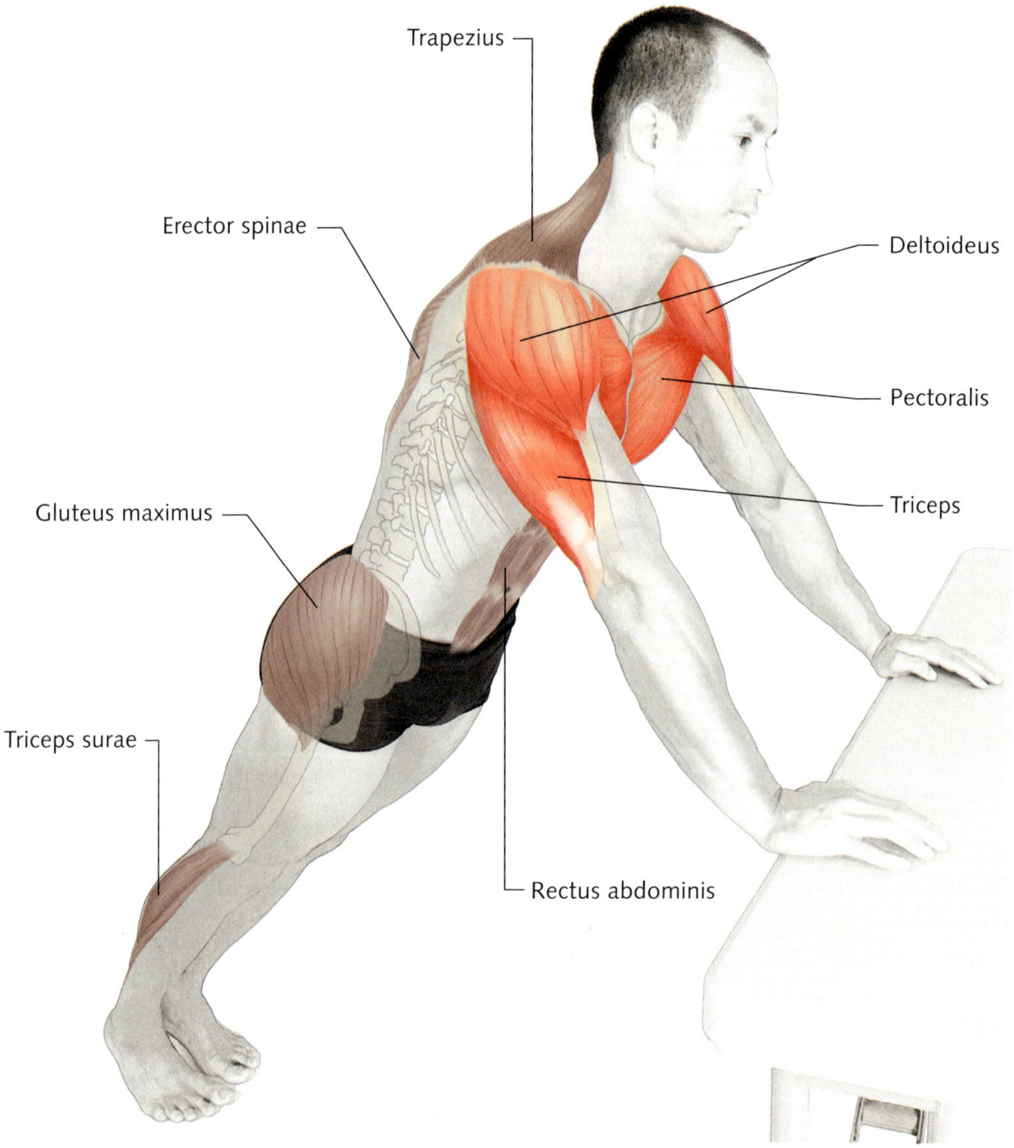

Übungsziele

- Kräftigung der Schulter- und Brustmuskulatur
- Ganzkörperübung für Kraft und Koordination

Hauptmuskulatur

Deltoideus, Trapezius, Trizeps

Unterstützende Muskulatur

Bauchmuskulatur, Rückenmuskulatur, Gluteus maximus, Triceps surae

Ausführung

Sie können dafür jegliche erhöhte, stabile Fläche verwenden, zum Beispiel eine Wand, einen schweren Tisch, die Fensterbank oder auch das Sofa.

Rumpf und Beine bilden eine gerade Linie. Lassen Sie den straff gespannten Körper nach vorne kippen, fangen Sie sich mit beiden Handflächen ab und gehen Sie geschmeidig in einen Liegestütz über.

Danach stoßen Sie sich so ab, dass Sie wieder gerade zum Stehen kommen. Der Rumpf darf keinesfalls einknicken, sondern behält die ganze Zeit seine Spannung.

So trainieren Sie gezielter

Mehr Kraft für Fortgeschrittene: Immer niedrigere Fläche zum Abstoßen wählen.

Zu beachten

Der Liegestütz mit Abstoßen schult Koordination und Kraft, verlangt als Voraussetzung aber zwingend eine stabile Rumpfmuskulatur.

Zu vermeiden

Nicht zu ehrgeizig werden! Die Übung muss sauber durchführbar sein, sonst drohen Verletzungen.

Tipps

Neben den üblichen Muskeln beim Liegestütz fordern Sie bei dieser Übung die komplette Bauch- und Rückenmuskulatur, die Gesäßmuskeln (Gluteus maximus) und die hintere Wadenmuskulatur (Triceps surae) sowie Achillessehne und Fußmuskulatur.

Federnder Liegestütz

● ● ● ○ bis ● ● ● ●

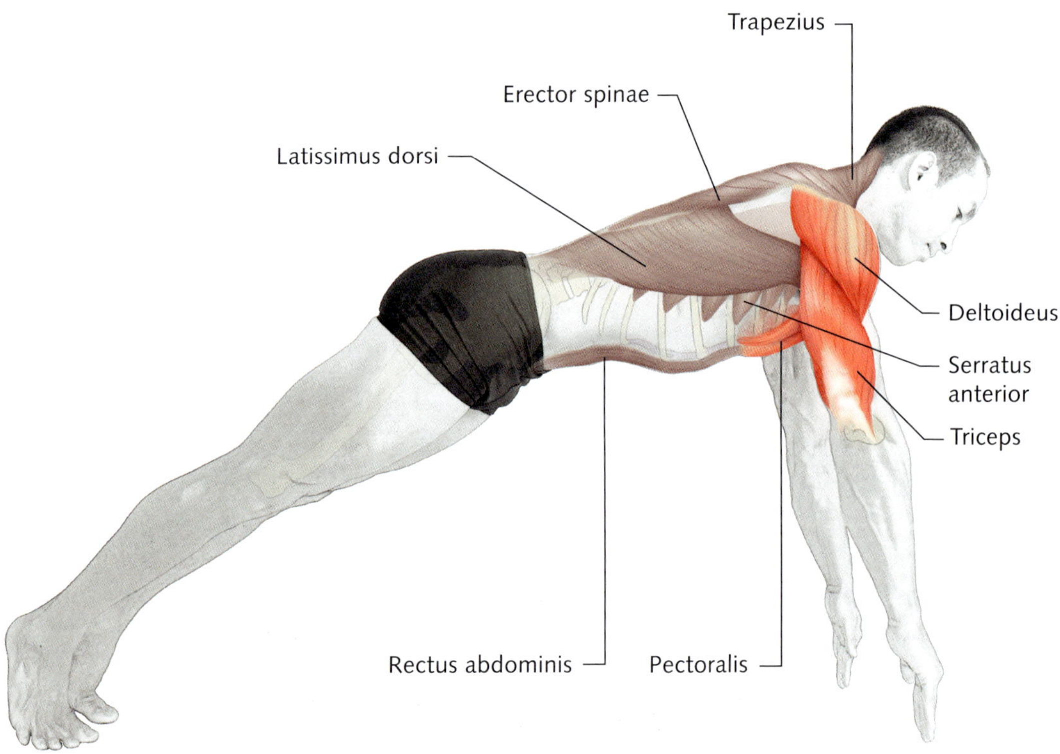

Übungsziele

- Kräftigung der Brust- und Schultermuskulatur
- Förderung von Schnellkraft, Koordination und Elastizitat im Oberkörper

Hauptmuskulatur

Pectoralis, Trizeps, Deltoideus

Unterstützende Muskulatur

gesamte Rumpfmuskulatur

Ausführung

Nehmen Sie die Ausgangsposition für den Liegestütz ein: Hände unter die Schultern, Nacken, Rücken und Beine bilden eine gerade Linie, der Rumpf ist angespannt.

In der tiefsten Position stoßen Sie sich schnell und federnd ab, sodass die Hände in der höchsten Position mit gestreckten Armen kurz vom Boden abheben. Die Landung erfolgt erst auf den Fingerspitzen, ehe Sie die Handflächen absetzen, die Arme beugen und kontrolliert wieder absinken.

So trainieren Sie gezielter

Besonders Fortgeschrittene können zwischendurch noch in die Hände klatschen (Stufe 4).

Zu beachten

Um diese Übung verletzungsfrei durchführen zu können, benötigen Sie eine ausgezeichnete Koordination (die umgekehrt beim federnden Liegestütz natürlich auch ausgezeichnet geschult wird) und gut trainierte Hände und Finger.

Fangen Sie nach ausgiebigem Aufwärmen mit kurzem Abstoßen an und machen Sie anfangs nur wenige Wiederholungen, die Sie jedoch sehr sauber ausführen.

Halbfliegender Liegestütz

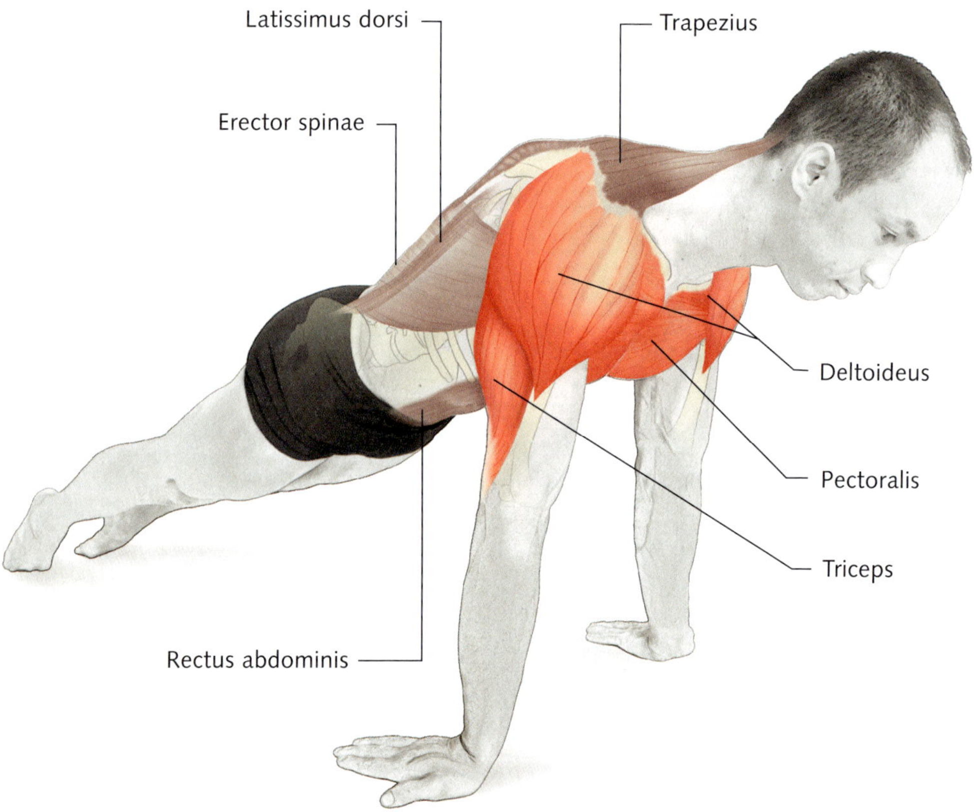

Übungsziele

- Kräftigung von Brust und Schultergürtel
- Ganzkörperübung mit Rumpfbetonung
- Vorstufe zum fliegenden Liegestütz (siehe S. 62)

Hauptmuskulatur

Pectoralis, Deltoideus, Trizeps

Unterstützende Muskulatur

gesamte Bauch- und Rückenmuskulatur, speziell am Oberkörper

Ausführung

Setzen Sie in Bauchlage die Handfläche auf Taillenhöhe auf, sodass die Finger zu den Füßen weisen. Die Fußspitzen sind gestreckt; nur die Zehenspitzen berühren den Boden. Beine anspannen.

Die Beine sollen möglichst wenig Gewicht tragen, wenn Sie sich nun hochstemmen, bis die Arme gestreckt sind.

Zu beachten

Diese Übung ist nur für Fortgeschrittene sinnvoll, welche bereits die erforderliche Kraft in Oberkörper, Schultern und Armen entwickelt haben.

Zu vermeiden

Die Zehen nicht überlasten.

Tipps

Die Fußstellung sehen Sie auf der Abbildung zum Schaukelstuhl (siehe Seite 46).

Fliegender Liegestütz

● ● ● ●

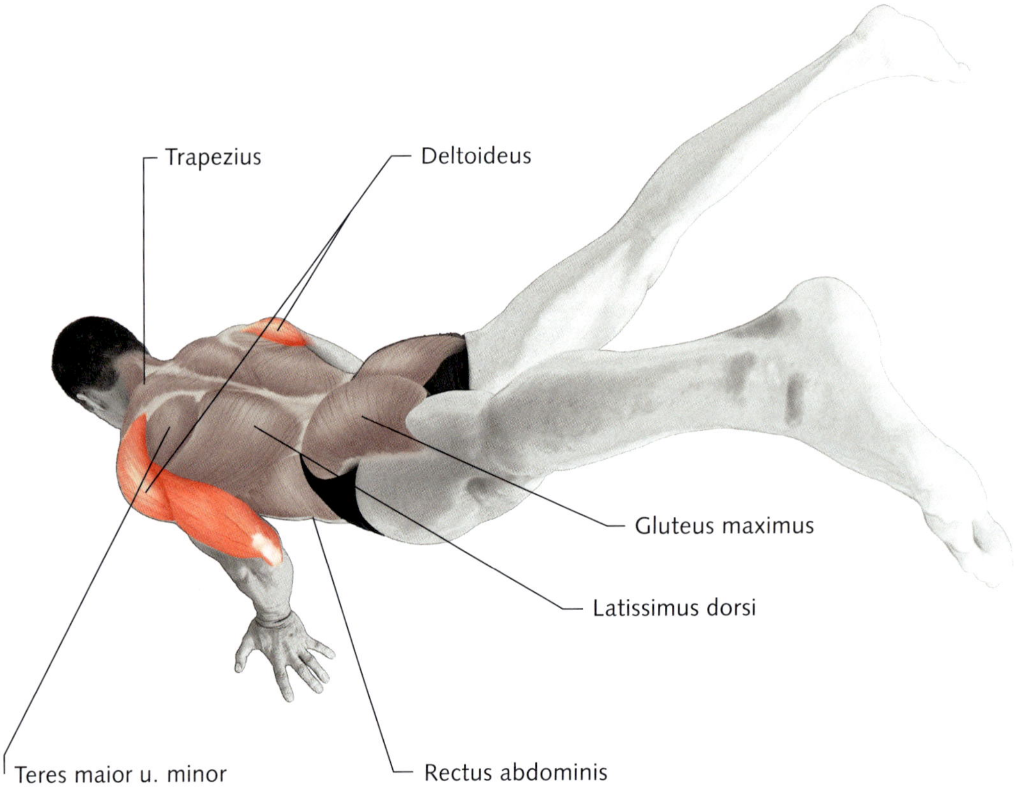

Übungsziele

- Ganzkörperspannung
- Kräftigung der Brust- und Schultermuskulatur

Hauptmuskulatur

Pectoralis, Trizeps, Deltoideus, Serratus anterior

Unterstützende Muskulatur

Rectus abdominis, Trapezius, Gluteus maximus

Ausführung

Die Übung beginnt wie der auf der vorigen Seite beschriebene halbfliegende Liegestütz.

Spannen Sie alle beteiligten Muskeln so fest an, dass Sie die Füße vom Boden abheben können. Dazu müssen Sie leicht ins Hohlkreuz gehen. Stemmen Sie sich auf beiden Händen nach oben, bis die Arme fast gestreckt sind.

Kontrolliert absenken und wiederholen!

So trainieren Sie gezielter

Balance und Kraft (Vorstufe): Beginnen Sie im Knien. Setzen Sie die Hände zwischen den Beinen auf den Boden auf. Die Finger sollten nach hinten weisen. Mit gespreizten Beinen nach vorne neigen, bis die Füße sich vom Boden lösen. Aus dieser Position die Brust auf den Boden absenken und den Körper wieder nach oben drücken.

Zu beachten

Ohne Ganzkörperspannung ist die Übung nicht durchführbar.

Zu vermeiden

Die Arme nicht voll durchstrecken, sonst lässt sich das Gleichgewicht nicht halten.

Tipps

Der fliegende Liegestütz ist die ultimative Ganzkörperübung. Neben Schultergürtel und Brustmuskulatur trainiert er auch Bauch, oberen Rücken und Gesäß.

Mit den Stichworten »Planche Push-ups Mark Lauren« finden Sie auf YouTube ein Video, auf dem ich diese Übung vorführe.

Einarmiger Liegestütz

● ● ● ●

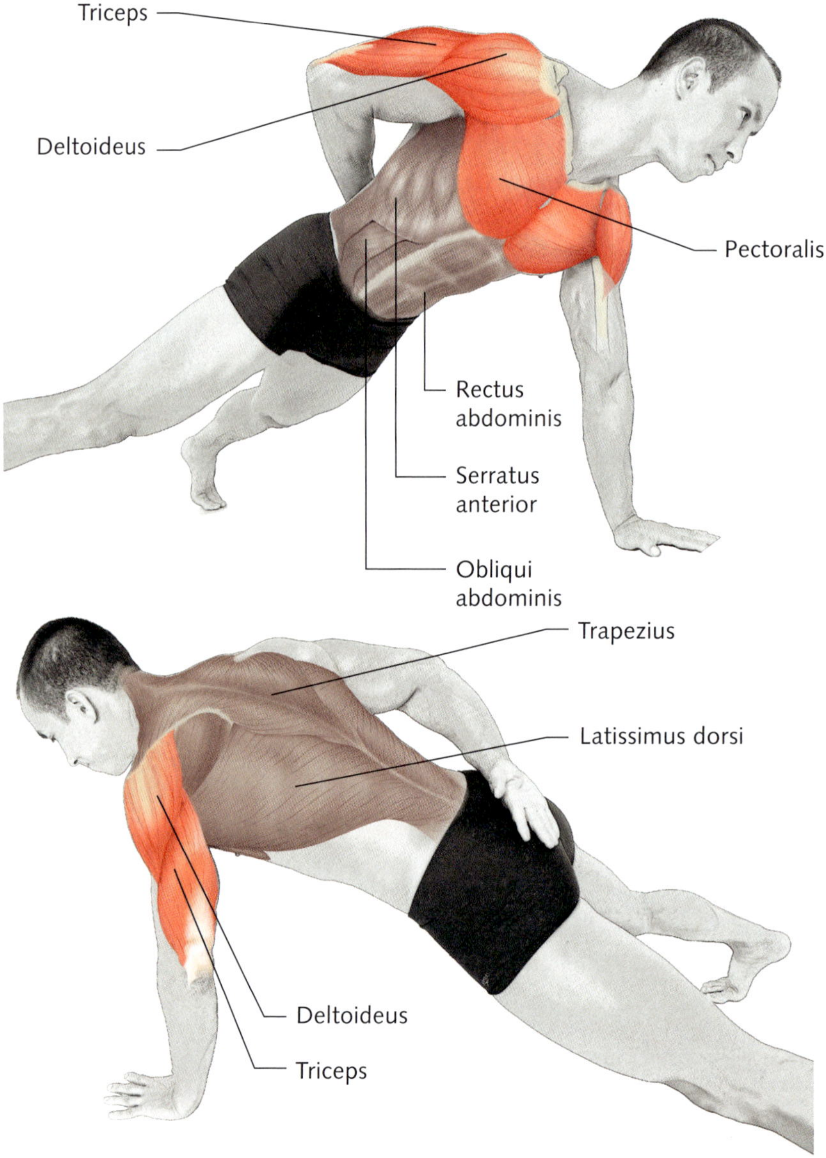

Übungsziele

- Kraft und Koordination für den ganzen Körper
- Absolute Stabilität in der Körpermitte

Hauptmuskulatur

Deltoideus, Pectoralis, Trizeps

Unterstützende Muskulatur

stabilisierende Rumpfmuskulatur (Obliqui, Rectus abdominis, unterer Rücken)

Ausführung

Machen Sie zum Aufwärmen einen Satz Liegestütze mit versetzten Händen.

Setzen Sie dann die Hände in klassischer Liegestützposition, aber enger als schulterbreit auf einer etwas erhöhten Fläche (Stuhl, Tisch, Fensterbank) auf. Die Füße stehen mehr als schulterbreit auseinander. Drücken Sie die Fußspitzen fest auf den Boden.

Nehmen Sie nun eine Hand auf den Rücken und spreizen Sie die Hand auf dem Boden auf, um besser das Gleichgewicht halten zu können. Ihr Körpergewicht ruht jetzt auf den Zehen und auf einer Hand. Verlagern Sie es auf die Außenkante dieser Hand, ziehen Sie das Schambein nach innen, um die Wirbelsäule zu entlasten, und spannen Sie die Körpermitte bretthart an, ehe Sie den Körper möglichst tief absenken.

Der Ellbogen bleibt dicht am Körper und der Schultergürtel parallel zum Boden. Beim Hochkommen den Körper wirklich senkrecht über der Hand nach oben schieben.

Sobald Sie beidseitig fünf einarmige Liegestütze auf einer erhöhten Fläche schaffen, können Sie die Übung weiter absenken, bis Sie sie schließlich am Boden bewältigen.

Zu beachten

Für diese Übung brauchen Sie eine ausgeprägte Ganzkörperspannung von den Zehen über Bauch, Gesäß und unteren Rücken bis in die Fingerspitzen.

Zu vermeiden

- Ellbogen beim Absenken nicht vom Körper abspreizen, um die Schulter nicht zu überlasten.
- Die Schultern nicht abkippen lassen.
- Den Rumpf nicht kippen oder verdrehen.

Sturzflug

● ● ● ○ bis ● ● ● ●

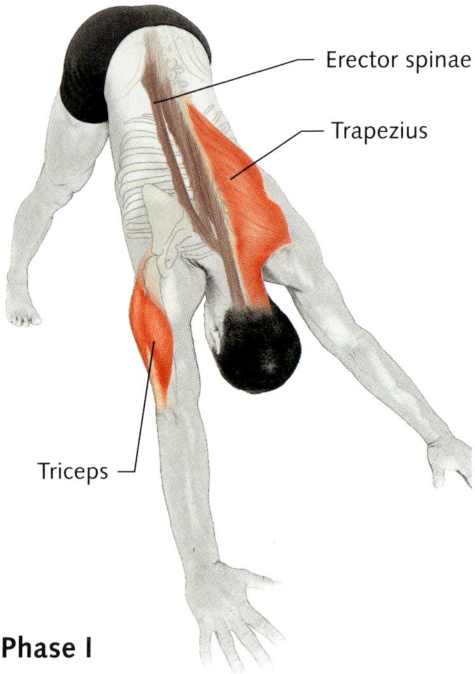

Phase I

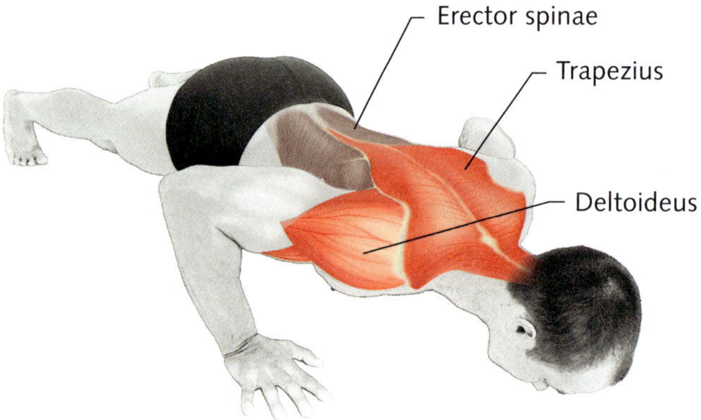

Phase II

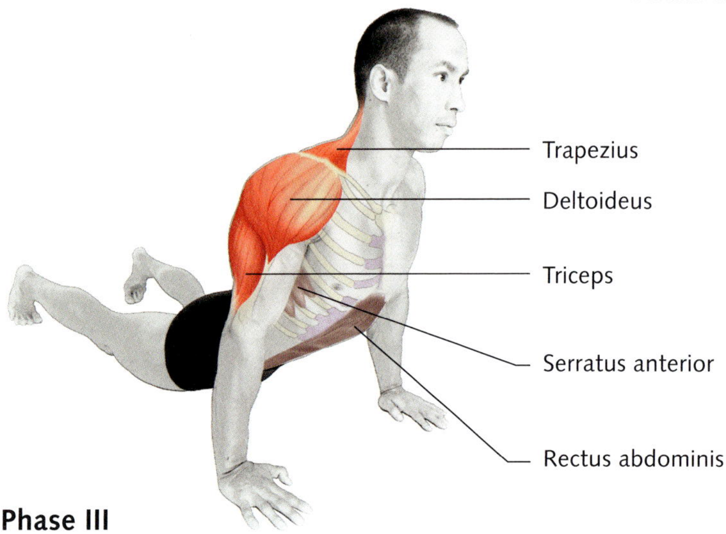

Phase III

Übungsziele

- Kräftigung der Brust- und Schultermuskulatur
- Ganzkörperübung
- Dehnung verschiedener Muskelgruppen (je nach Phase)
- bessere Beweglichkeit der Wirbelsäule

Hauptmuskulatur

- **Phase I:** Trizeps, Trapezius
- **Phase II:** Deltoideus, Pectoralis
- **Phase III:** Trapezius, Trizeps, Rectus abdominis

Unterstützende Muskulatur

- **Phase I:** Erector spinae (Halten der Rückenspannung), Serratus anterior und Rectus abdominis (Rumpfstabilisierung)
- **Phase II:** Trapezius, Teres major und Erector spinae (Halten der Rückenspannung), Rectus abdominis (Rumpfstabilisierung), Trizeps (Halten der Armspannung)
- **Phase III:** gesamte Rumpfmuskulatur, hier exemplarisch: Rectus abdominis und Serratus anterior

Ausführung

Die Ausgangsposition ist die Bauchlage wie für den Liegestütz; allerdings stehen Hände und Füße etwas mehr als schulterbreit auseinander. Bauch- und Rückenmuskulatur sind angespannt.

Stemmen Sie nun das Gesäß so in die Luft, dass Arme, Nacken und Rücken eine gerade Linie bilden und Gesäß und Beine eine zweite Linie (Phase I). Die Sitzhöcker sind in dieser Position der höchste Punkt des Körpers, die Fersen berühren nach Möglichkeit den Boden.

Arme beugen und den Oberkörper absenken, bis die Brust fast den Boden berührt. Die Ellbogen bleiben dicht am Körper und weisen nach hinten. Das ist die Position, in der Arme, Schultern und Brust am stärksten gefordert sind (Phase II, abgesenkte Liegestützposition).

Oberkörper und Brust nach vorn und oben schieben, bis die Arme gestreckt sind und der Rücken ein starkes Hohlkreuz bildet. Je stärker Sie die Rumpfmuskulatur anspannen, desto mehr werden Schultern und Arme entlastet (Phase III).

Von hier aus Rückkehr in die abgesenkte Liegestützposition und dann in das umgekehrte V.

So trainieren Sie gezielter

Schwerere Variante: Füße näher zusammenbringen.

Leichtere Variante: nach dem aufwärtsschauenden Hund direkt das Gesäß hochstemmen und auf die Rückwärtsbewegung verzichten (Sturzflug ohne Umkehr).

Wenn die Kraft ausgeht: zwischen abgesenkter Liegestützposition und 90-Grad-Winkel wechseln (halber Sturzflug).

Zu beachten

Der Bewegungsablauf soll kontrolliert und fließend sein.

Zu vermeiden

Spüren Sie die Dehnung auf der Beinrückseite? Nicht nachfedern, nur statisch dehnen. Nicht die Luft anhalten, weiteratmen!

Chinesischer Liegestütz

● ● ○ ○ bis ● ● ● ●

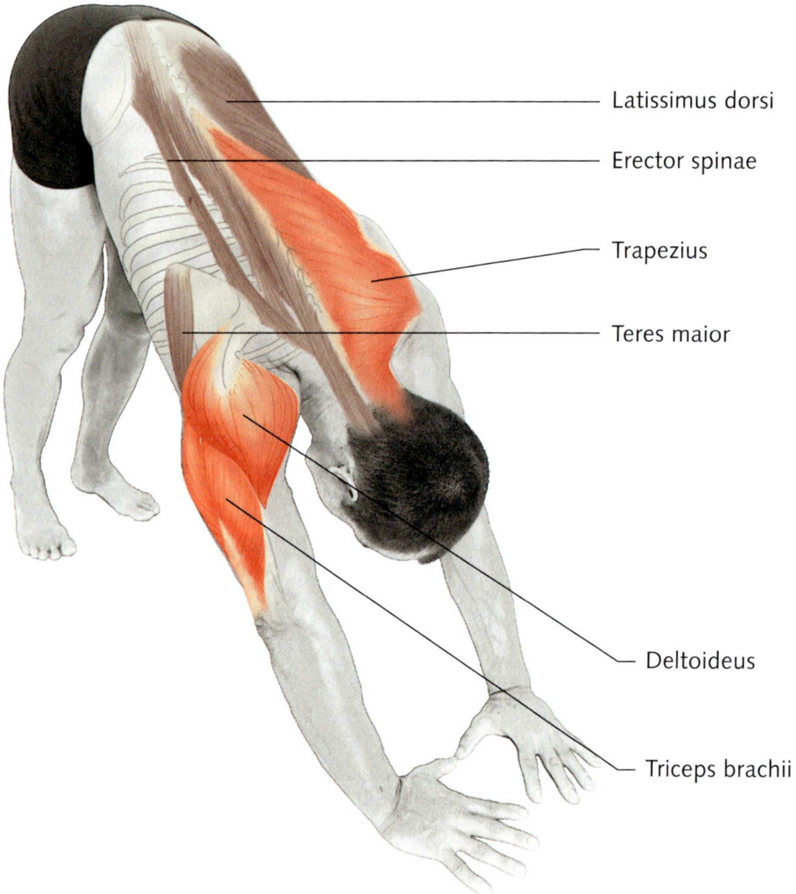

Übungsziele

Kräftigung von Brust und Schultergürtel

Hauptmuskulatur

Trizeps, Deltoideus, Trapezius

Unterstützende Muskulatur

Erector spinae, Latissimus dorsi, Teres major

Ausführung

Beginnen Sie wie in Phase I des Sturzflugs: Arme und Beine sind im 90-Grad-Winkel aufgestellt, das Gesäß weist nach oben. Die Fersen sollen sich bei dieser Variante berühren und die Fußspitzen leicht auswärts weisen. Daumen und Zeigefinger beider Hände berühren einander, als ob ein Diamant dazwischenläge. Rumpf, Beine und Gesäß sind angespannt.

Beugen Sie nun die Arme und senken Sie den Körper in dieser Haltung mit gestreckten Beinen ab, bis der Kopf fast die Hände berührt. Anschließend wieder hochstemmen.

Zu beachten

Halten Sie die Balance in erster Linie durch gute Körperspannung. Das entlastet die Arm- und Schultergelenke, die hier durch die ungewohnte Haltung schon genug gefordert sind.

Zu vermeiden

Weiteratmen, nicht die Luft anhalten.

Military Press

● ● ○ ○ bis ● ● ● ●

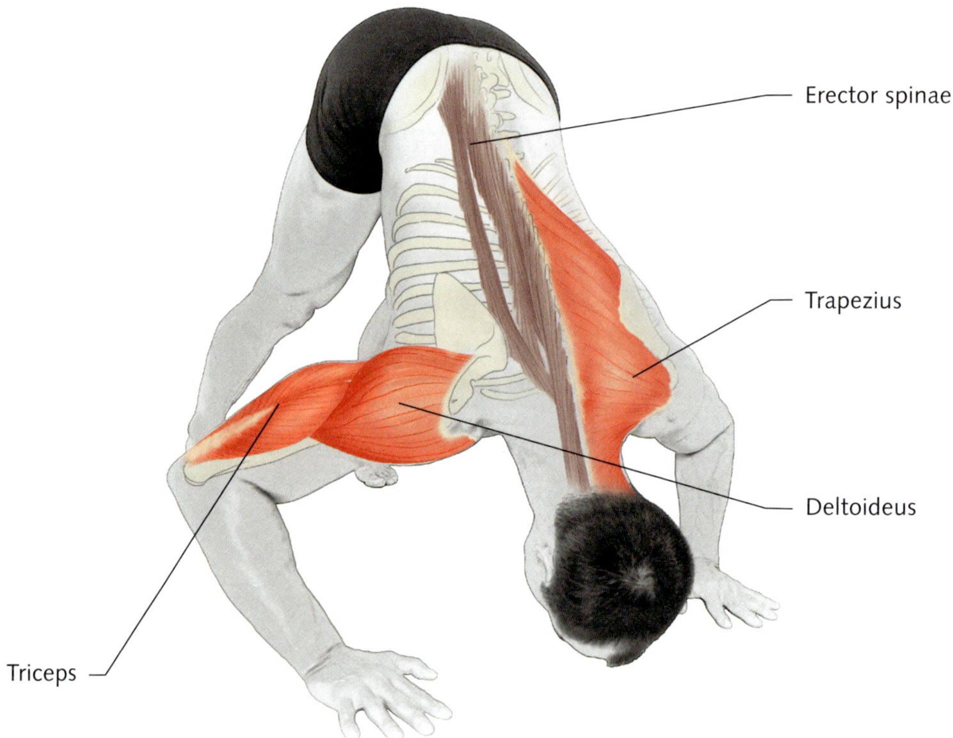

Übungsziele

- Kräftigung der Brust- und Schultermuskulatur
- Ganzkörperübung mit Dehnung der Körperrückseite
- Vorbereitung auf den Handstand

Hauptmuskulatur

Trizeps, Deltoideus, Trapezius

Unterstützende Muskulatur

Bauchmuskulatur, Rückenmuskulatur, besonders Erector spinae

Ausführung

In der Ausgangsposition stehen die Füße dicht beieinander, die Hände sind schulterbreit aufgesetzt, das Gesäß weist nach oben. In dieser Position und beim Hochstemmen werden vor allem Trizeps, Deltoideus und Trapezius angesprochen, dazu natürlich Bauch- und Rückenmuskulatur. Achten Sie auf eine angemessene Dehnung der hinteren Beinmuskulatur und der Achillessehnen.

Beugen Sie – wie in der Abbildung – die Arme, bis Ihr Gesicht fast den Boden berührt, und stemmen Sie sich anschließend wieder in die Höhe.

Zu beachten

Beim Hochstemmen unbedingt die Spannung in Rumpf und Beinen halten.

Tipps

Sie möchten mehr Abwechslung und haben schon genügend Sturzflüge und chinesische Liegestütze absolviert? Dann probieren Sie den Military Press.

Verlagern Sie zur Vorbereitung auf den Handstand immer mehr Gewicht auf Arme und Schultern und arbeiten Sie an Ihrer Ganzkörperspannung.

Das Dach brennt

●●○○ bis ●●●●

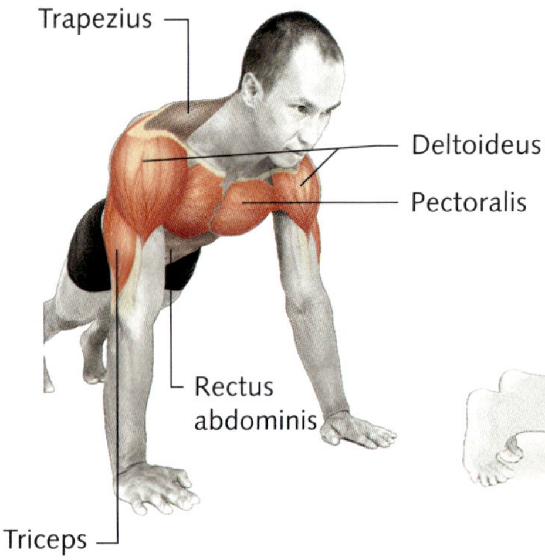

Phase I

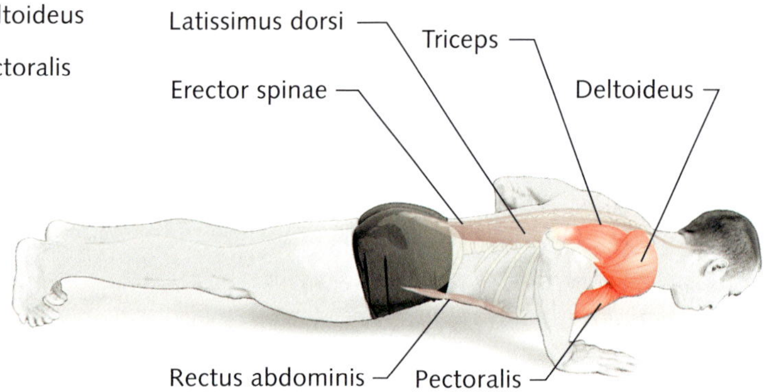

Phase II

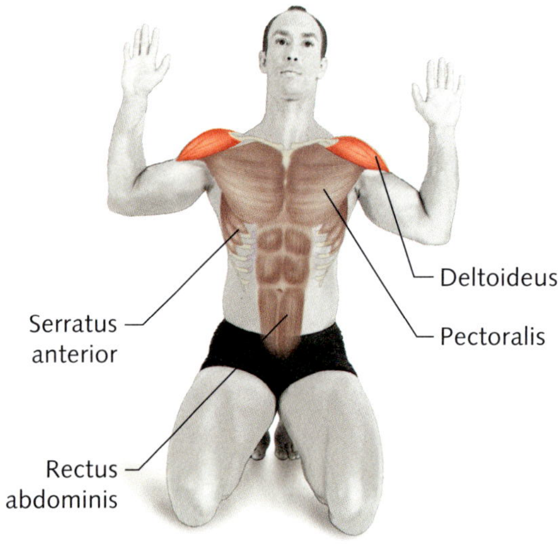

Phase III

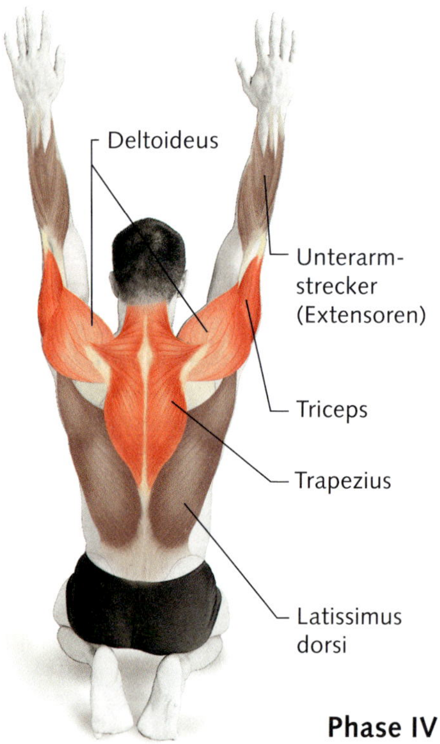

Phase IV

Übungsziele

- Kräftigung und Dehnung der Brust- und Schultermuskulatur einschließlich aller Muskeln, die am Heben der Arme beteiligt sind
- Ganzkörperübung
- Dehnung der Oberschenkelvorderseite und der Brustmuskeln (Phase III und IV)
- Einbeziehung der Unterarmstrecker (Phase IV)

Hauptmuskulatur

- **Phase I + II (Liegestütz):** Deltoideus, Pectoralis, Trizeps
- **Phase III (Hinknien und Arme anwinkeln):** Deltoideus
- **Phase IV (Arme hochstoßen):** Deltoideus, Trizeps, Trapezius

Unterstützende Muskulatur

- **Phase I + II:** Rückenmuskulatur, Bauchmuskulatur
- **Phase III:** Pectoralis, Rectus abdominis, Serratus anterior, Rückenmuskulatur
- **Phase IV:** zusätzlich auch die Unterarmstrecker (Extensoren)

Ausführung

Wir beginnen mit der Liegestützposition und führen einen vollständigen Liegestütz durch.

Nach dem Liegestütz setzen Sie die Knie auf. Winkeln Sie die Arme auf Schulterhöhe an und stoßen Sie kraftvoll beide Hände viermal senkrecht nach oben, als wollten Sie ein absinkendes Gewicht hochstemmen. Dabei werden Sie insbesondere die Deltamuskeln spüren.

Im zweiten Durchgang vollführen Sie zwei Liegestütze und stemmen das imaginäre Dach achtmal in die Höhe.

Es folgen drei Liegestütze mit zwölfmal Dachstemmen und so weiter, so lange, bis Ihnen beim Dachstemmen die Kraft ausgeht.

Anschließend den gesamten Ablauf mit sämtlichen Wiederholungen rückwärts durchführen, bis Sie wieder bei viermal stemmen und einem Liegestütz angelangt sind.

Zu beachten

Achten Sie auf eine gute Ganzkörperspannung, insbesondere auf die Bauchmuskulatur!

Zu vermeiden

Nicht mogeln! Vermeiden Sie jegliche kräftesparende Schonhaltung. Lieber weniger Durchläufe mit vollem Einsatz als eine schlampige Ausführung.

Nicht über den unteren Rücken eine eventuell mangelnde Schultermobilität ausgleichen. Die Arme sollen sich um die Wirbelsäule drehen.

Tipps

Bei dieser Übung erweitern wir den klassischen Liegestütz auf scheinbar sehr einfache Weise. Probieren Sie selbst aus, wie effektiv sie ist!

Krebsgang

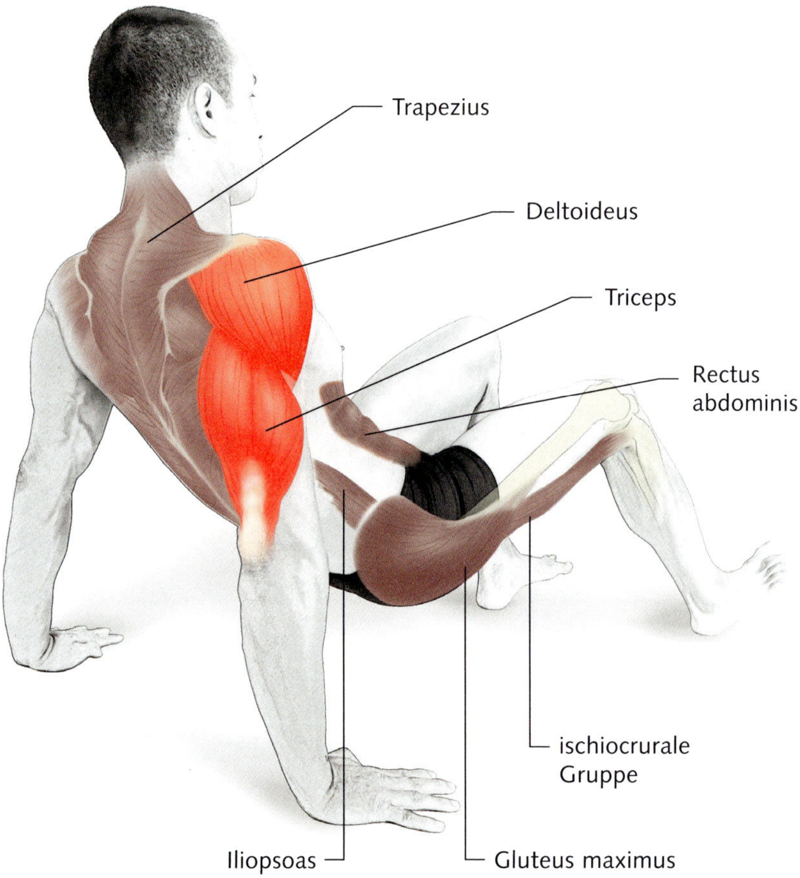
Trapezius
Deltoideus
Triceps
Rectus abdominis
ischiocrurale Gruppe
Iliopsoas
Gluteus maximus

Übungsziele

- Aktivierung der Schulter- und Rückenmuskulatur
- Geschmeidigkeit der Schulter fördern
- Aufwärmen und Kräftigen von Bein-, Gesäß- und Bauchmuskeln

Hauptmuskulatur

Trizeps, Deltoideus (alle drei Anteile)

Unterstützende Muskulatur

Ischiocrurale Gruppe, Rückenmuskulatur, Iliopsoas, Gluteus maximus, Rectus abdominis

Ausführung

Setzen Sie sich auf den Boden und stellen Sie die Beine angewinkelt auf.

Die Hände setzen Sie schulterbreit neben dem Körper auf, heben das Gesäß an, neigen den Oberkörper leicht nach hinten und krabbeln nun wie ein Krebs vorwärts, rückwärts und seitwärts.

So trainieren Sie gezielter

Je höher Sie den Bauch anheben, desto stärker profitieren die Bauchmuskeln, aber die Übung stärkt auch viele Muskeln, wenn das Gesäß nur knapp über dem Boden schwebt.

Zu beachten

Der Nacken bleibt möglichst in gerader Verlängerung des Rückens.

Zu vermeiden

Das Kinn nicht zu stark anziehen.

Tipps

Wenn Sie einen Trainingspartner oder Kinder haben, können Sie auf diese Weise auch Fangen oder Ball spielen – Hauptsache, Sie haben Spaß und halten möglichst lange durch!

Trizepsdip mit Stuhl

● ○ ○ ○ bis ● ● ● ○

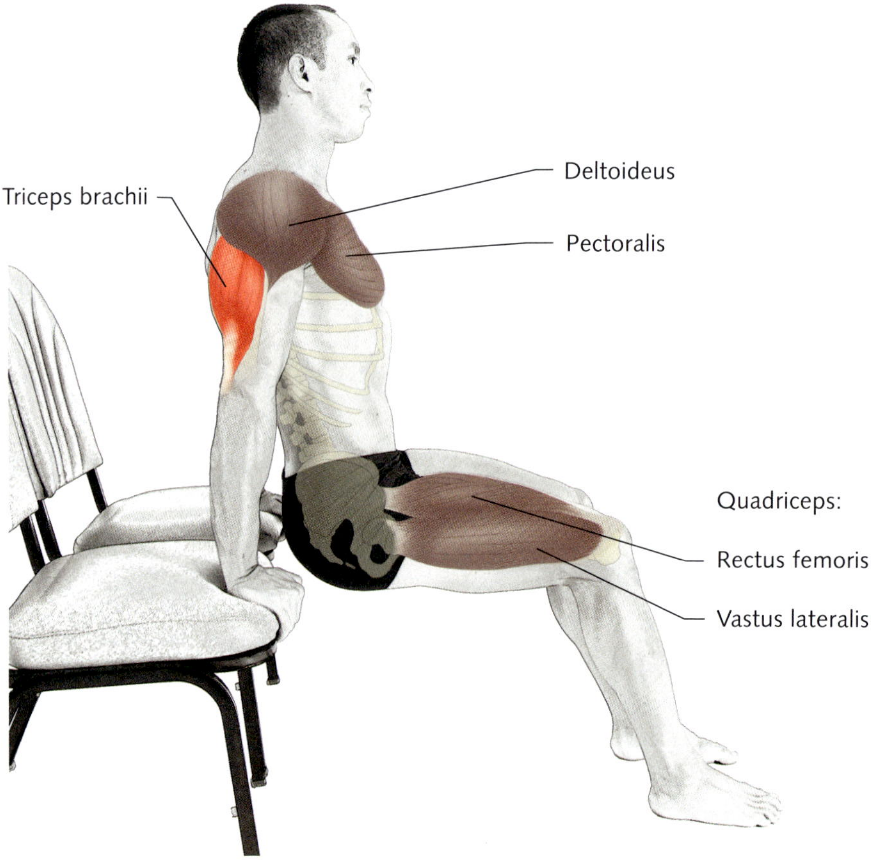

Übungsziele

- Kräftigung der Brust- und Schultermuskulatur (andere Anteile als beim Liegestütz)
- Dehnung der Brustmuskulatur
- Schulung von Koordination und Balance

Hauptmuskulatur

Trizeps

Unterstützende Muskulatur

Bizeps, Deltoideus, Pectoralis, Quadrizeps

Ausführung

Als Hilfsmittel brauchen Sie eine stabile knie- bis hüfthohe Fläche zum Abstützen. In der einfachsten Variante (Stufe 1) wählen Sie eine hüfthohe Fläche (zum Beispiel einen Esstisch), setzen die Füße auf dem Boden auf und unterstützen die Arme durch Beinkraft.

Stützen Sie sich rücklings mit beiden Händen an der Fläche ab, umfassen Sie die Tischkante mit den Fingern und senken Sie das Gesäß möglichst dicht an der Kante nach unten ab, bis die Oberarme parallel zum Boden sind.

Die Unterarme stehen dabei senkrecht auf der Abstützfläche. Die Ellbogen weisen nach hinten, Nacken, Rücken und Gesäß bilden eine gerade Linie gemäß der natürlichen s-förmigen Krümmung der Wirbelsäule.

Wieder nach oben stemmen, bis die Arme vollständig gestreckt sind.

So trainieren Sie gezielter

Mehr Kraft (Stufe 2): Sobald Sie kräftig genug sind, strecken Sie bei der Übung beide Beine lang aus und stützen sich nur noch auf den Fersen ab. Wählen Sie allmählich niedrigere Flächen zum Abstützen, zum Beispiel einen Couchtisch.

Schwerpunkt Bein- und Rumpfmuskulatur (Stufe 3): Noch anspruchsvoller wird die Übung, wenn Sie die Fersen auf einer erhöhten Fläche, zum Beispiel der Couch oder einem Stuhl, abstellen und etwas Schweres auf die Oberschenkel legen.

Zu beachten

- Vorher unbedingt ausreichend aufwärmen. Der Trizeps wird bei der Abwärtsbewegung maximal gedehnt.
- Gehen Sie nur so weit, wie Sie die Übung korrekt durchführen können, und kehren Sie dann in die Ausgangsposition zurück. Ihre Flexibilität wird mit der Zeit zunehmen; dann können Sie auch den Bewegungsspielraum sicher erweitern.

Zu vermeiden

- Die Ellbogen beim Absenken nicht abspreizen.
- Den Rücken nicht rund machen, er bleibt gerade.

Trizepsdip zwischen zwei Stühlen

● ● ○ ○ bis ● ● ● ●

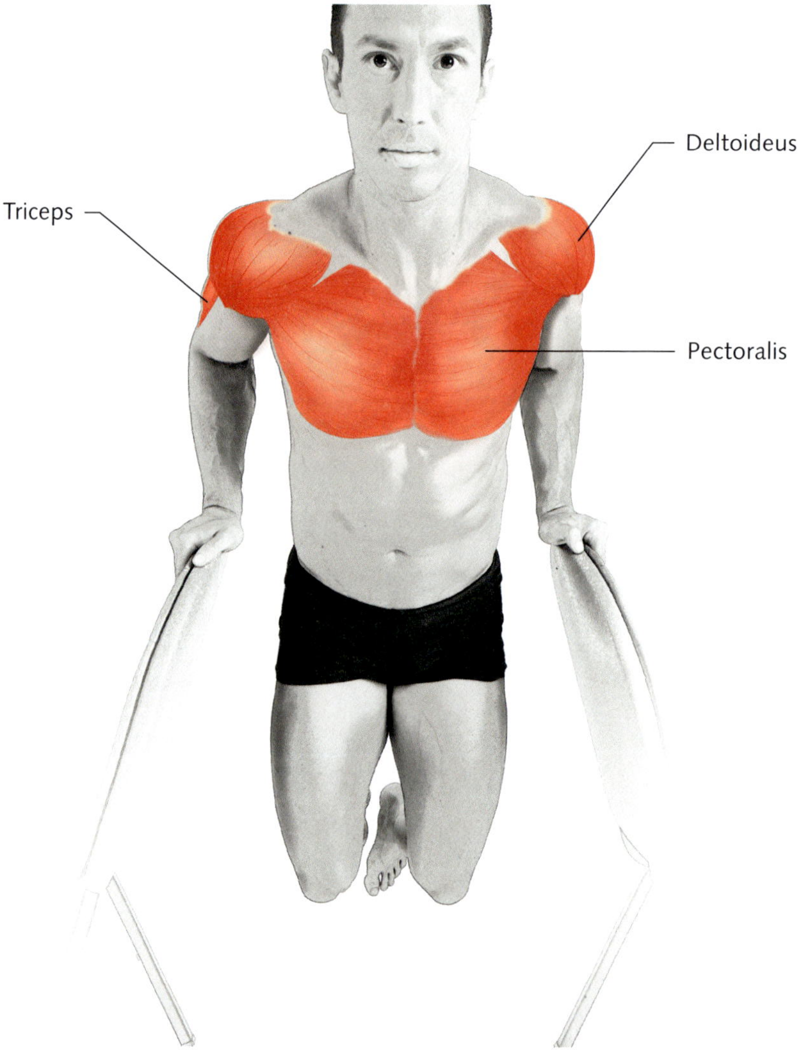

Übungsziele

- Kräftigung der Brust- und Schultermuskulatur
- Dehnung der Brustmuskulatur
- Schulung von Koordination und Balance

Hauptmuskulatur

Trizeps, Pectoralis, Deltoideus

Unterstützende Muskulatur

stabilisierende Brust- und Rückenmuskulatur

Ausführung

Sie benötigen zwei mindestens hüfthohe, stabile Gegenstände, auf denen Sie sich beidseits des Körpers abstützen können, zum Beispiel Stuhl- oder Sessellehnen.

Stemmen Sie sich mit beiden Armen hoch, indem Sie die Arme durchstrecken. Die Beine werden angewinkelt und berühren ab jetzt nicht mehr den Boden. Schlagen Sie die Unterschenkel übereinander.

Beugen Sie nun die Arme und senken Sie den Körper gerade eben so weit ab, dass Sie sich danach noch hochstemmen können.

So trainieren Sie gezielter

Kraftaufbau für Einsteiger: Setzen Sie die Fußspitzen hinter sich auf einer erhöhten Fläche ab. Fußspitzen gerade so lange anheben, wie Ihre Kräfte reichen.

Mehr Kraft für Fortgeschrittene: Setzen Sie für die Übung einen schweren Rucksack auf.

Zu beachten

Nur so tief absenken, wie Sie den Körper auch wieder hochstemmen können, sonst werden die Schultern überlastet.

Zu vermeiden

Die Ellbogen nicht nach außen strecken – das schützt sowohl die Ellbogen als Scharniergelenke als auch die Schultergelenke, die in erster Linie durch die Sehnen und Bänder der Rotatorenmanschette gehalten werden.

Umgekehrter Hüftheber

● ● ○ ○ bis ● ● ● ○

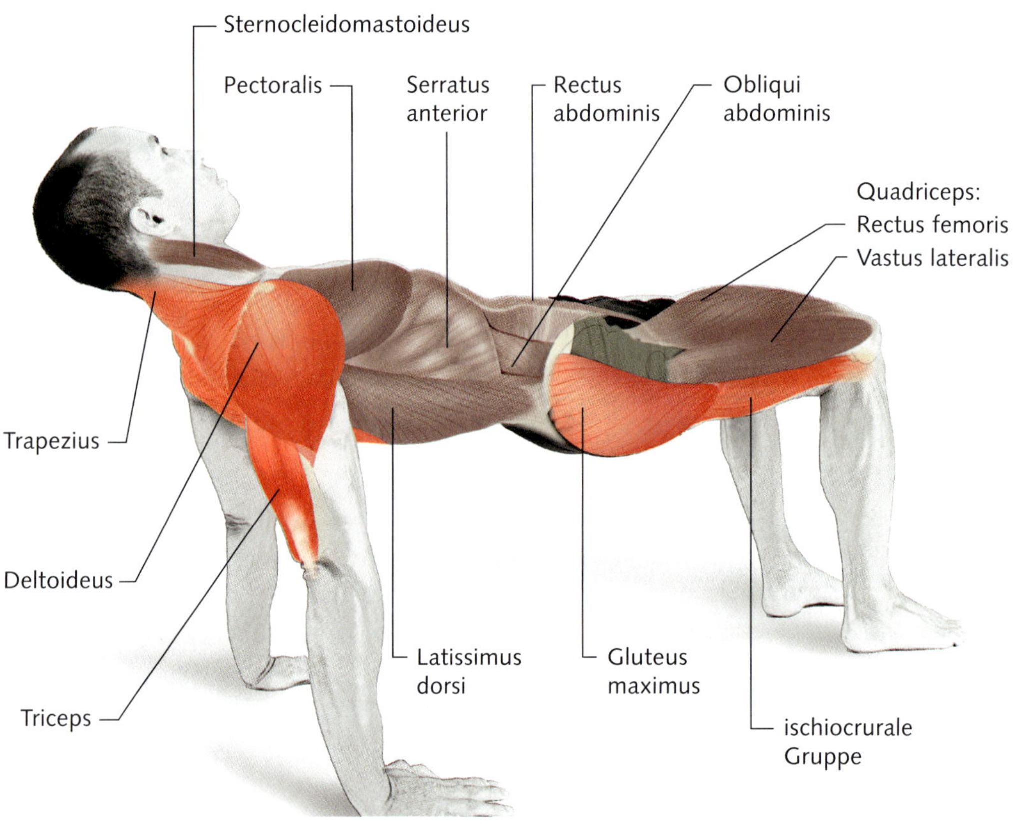

Übungsziele

- Kräftigung der Schultermuskulatur
- Ganzkörperübung
- Dehnung der Brustmuskulatur (gut für Schreibtischarbeiter)

Hauptmuskulatur

Trizeps, Deltoideus, Trapezius, Gluteus maximus, ischiocrurale Gruppe

Unterstützende Muskulatur

Pectoralis, Quadrizeps, Rücken- und Bauchmuskulatur, Sternocleidomastoideus

Ausführung

In der Ausgangsposition sitzen Sie mit gestreckten Beinen auf dem Boden. Die Hände sind neben dem Gesäß abgesetzt. Die Fingerspitzen zeigen in Richtung Zehen.

Heben Sie das Gesäß so hoch an, dass der Bauch eine gerade Fläche in Verlängerung von Unterkörper und Oberschenkeln wird. Die Arme bleiben gestreckt und bilden an der Schulter einen rechten Winkel; auch die Knie stehen im rechten Winkel. Der Nacken verlängert den Rücken, der Blick richtet sich zur Decke.

Gesäßmuskeln fest anspannen und die Position drei Sekunden halten, dann langsam wieder in Ausgangsposition absenken.

Zu beachten

Achten Sie auf die korrekte Stellung der Arme und Hände. Ihre Gelenke werden es Ihnen danken.

Zu vermeiden

Das Kinn nicht an die Brust ziehen, damit der Nacken nicht verkrampft.

Tipps

Durch die Dehnung des großen Brustmuskels (Pectoralis) tut diese Übung besonders gut, wenn man viel am Computer oder am Schreibtisch sitzt. Wärmen Sie den Pectoralis vor der Übung auf, damit er sich leichter dehnen lässt.

Umgekehrter Liegestütz

● ● ● ○ bis ● ● ● ●

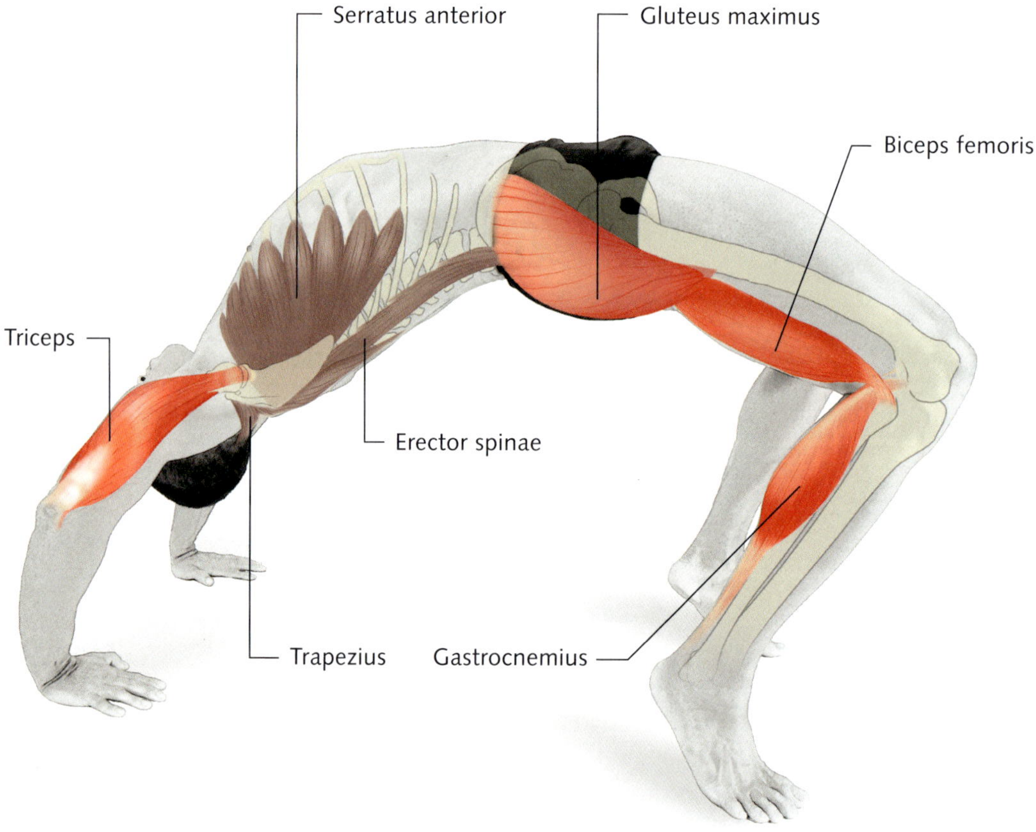

Übungsziele

- Aktivierung der Rückenstrecker und der rückwärtigen Beinmuskulatur
- Kräftigung der Schultermuskulatur
- Dehnung von Brust- und Bauchmuskulatur

Hauptmuskulatur

Trizeps, Gastrocnemius, Biceps femoris, Semitendinosus, Semimembranosus

Unterstützende Muskulatur

Gluteus maximus, Trapezius, Erector spinae, Serratus anterior

Ausführung

Sie beginnen in Rückenlage. Beide Beine angewinkelt aufstellen. Die Hände so neben die Ohren setzen, dass die Finger in Richtung der Füße zeigen. Die Ellbogen weisen zur Decke.

Stemmen Sie sich beim Ausatmen mit Armkraft in die Höhe, gehen Sie ins Hohlkreuz und schieben Sie das Becken zur Decke.

Der Kopf hängt dabei zwischen den Armen, und Sie blicken nach hinten.

Während Sie das Gesäß wieder langsam absenken, müssen Sie den Kopf etwas anheben.

Zu beachten

- Vorher die Schultern dehnen, zum Beispiel indem Sie eine Hand über die Schulter zwischen die Schulterblätter legen und sie mit der anderen von unten erfassen. Auf beiden Seiten üben!
- Den Kopf allmählich in Richtung Füße führen und dabei den Rücken immer mehr wölben, um einen schönen Bogen zu erzeugen.
- Achten Sie auf eine gleichmäßige, kontrollierte Bewegung und atmen Sie beim Absenken wieder ein.

Tipps

Den umgekehrten Liegestütz werden viele unter dem Namen »Brücke« kennen. Als Ganzkörperübung trainiert er neben der Schulterstützmuskulatur (Trizeps, Deltoideus und Trapezius) auch diverse andere Muskelgruppen, zum Beispiel den Serratus anterior, der an der Balance beteiligt ist.

Gut aufgewärmt – einschließlich Dehnelementen für Hüfte und Schultern –, fällt die Übung leichter.

Seitlicher Trizepsstrecker

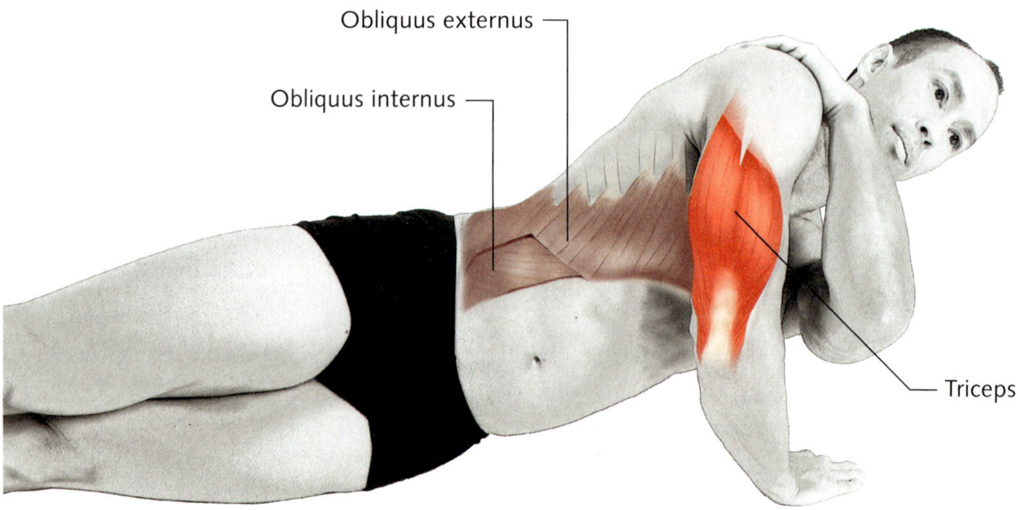

Übungsziele

- Kräftigung des Trizeps auf der Stützseite
- Kräftigung der schrägen Bauchmuskulatur

Hauptmuskulatur

Trizeps

Unterstützende Muskulatur

Obliquus externus, Obliquus internus

Ausführung

Sie liegen auf der Seite. Der Körper bildet eine gerade Linie, das Becken ist weder nach vorn noch nach hinten gekippt.

Greifen Sie mit der Hand des unteren Arms an die obere Schulter und setzen Sie die Hand des oberen Arms so unter den unteren Oberarm, dass die Finger in Richtung Kopf weisen.

Drücken Sie sich vom Boden ab, bis der obere Arm durchgestreckt und der Oberkörper bis zur Hüfte abgeknickt ist.

Langsam wieder absetzen und nach einem Satz die Seite wechseln.

Zu beachten

Achten Sie auf die Aktivierung der Bauchmuskeln. Die Übung erfolgt nicht allein aus Schulter und Arm.

Zu vermeiden

Die Schultern beim Hochstützen und Absenken möglichst wenig nach vorn kippen. Bleiben Sie in der Seitenlage!

Tipps

Die schräge Bauchmuskulatur (Obliqui) wird im Alltag häufig zu wenig trainiert, ist aber für die Rumpfstabilität wichtig. Eine gut trainierte Bauchmuskulatur schützt Rücken- und Hüftmuskulatur vor Überlastung.

Erhöhter Trizepsstrecker

● ● ● ○ bis ● ● ● ●

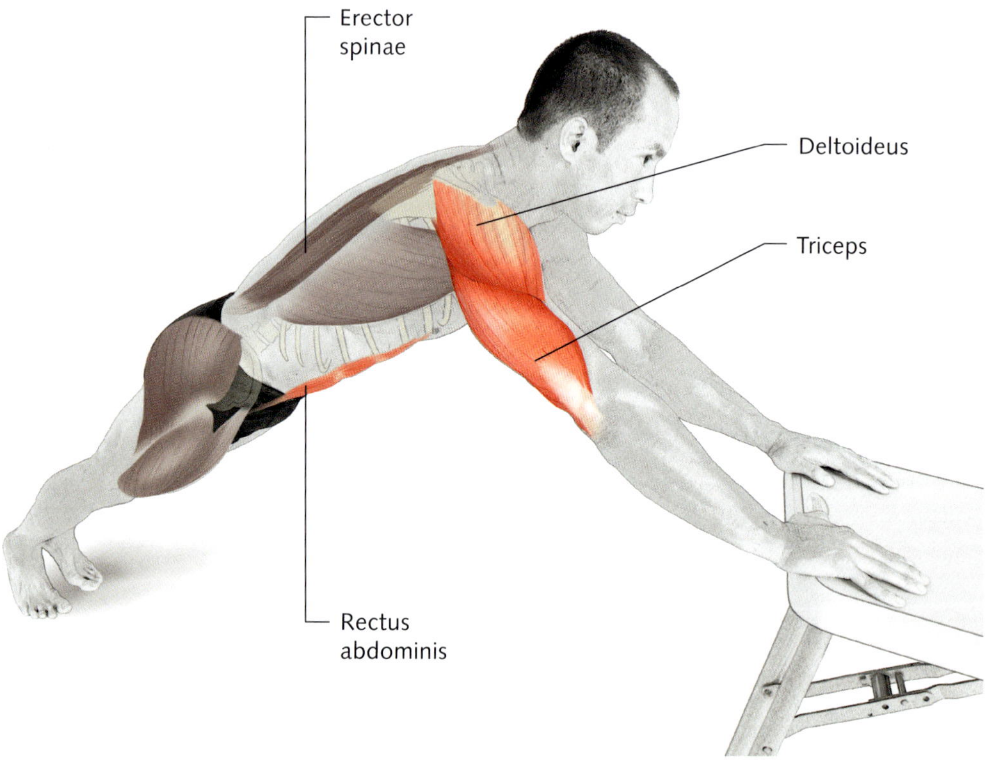

Übungsziele

- Stärkung der Brust- und Schultermuskulatur
- Ganzkörperübung mit starker Core Betonung

Hauptmuskulatur

Trizeps, Rectus abdominis

Unterstützende Muskulatur

Erector spinae, Gluteus maximus, Deltoideus, Quadrizeps, Latissimus dorsi

Ausführung

Stützen Sie sich auf einen etwa hüfthohen, sehr stabilen Gegenstand, der nicht wegrutschen kann, also ein Fensterbrett, ein Sofa oder einen schweren Tisch. Setzen Sie die Hände schulterbreit auf und umfassen Sie die Kante.

Aus dieser Position mit den Füßen so weit nach hinten wandern, dass Arme, Beine und Rücken gut gestreckt sind, ohne dass Sie das Gleichgewicht verlieren.

Spannen Sie Bauch, Rücken, Gesäß und Beine an, wenn Sie jetzt den Kopf langsam zwischen die Hände absenken. Die Ellbogen zeigen zum Boden, nicht zu den Seiten. In dieser Situation ist die Beugemuskulatur der Arme besonders gefordert.

Am tiefsten Punkt stemmen Sie sich langsam wieder nach oben und nach hinten, bis die Arme erneut gestreckt sind.

Zu beachten

- Die Übung erfordert eine ausgezeichnete Ganzkörperspannung, sonst wird der Schultergürtel überlastet.

Zu vermeiden

- Bauch und Hüfte nicht durchhängen lassen, das Gesäß nicht hochstrecken.
- Ellbogen nicht abspreizen.

Tipps

Der erhöhte Trizepsstrecker erfordert viel Körperbeherrschung. Beginnen Sie gut aufgewärmt und steigern Sie sich schrittweise.

Armrotation

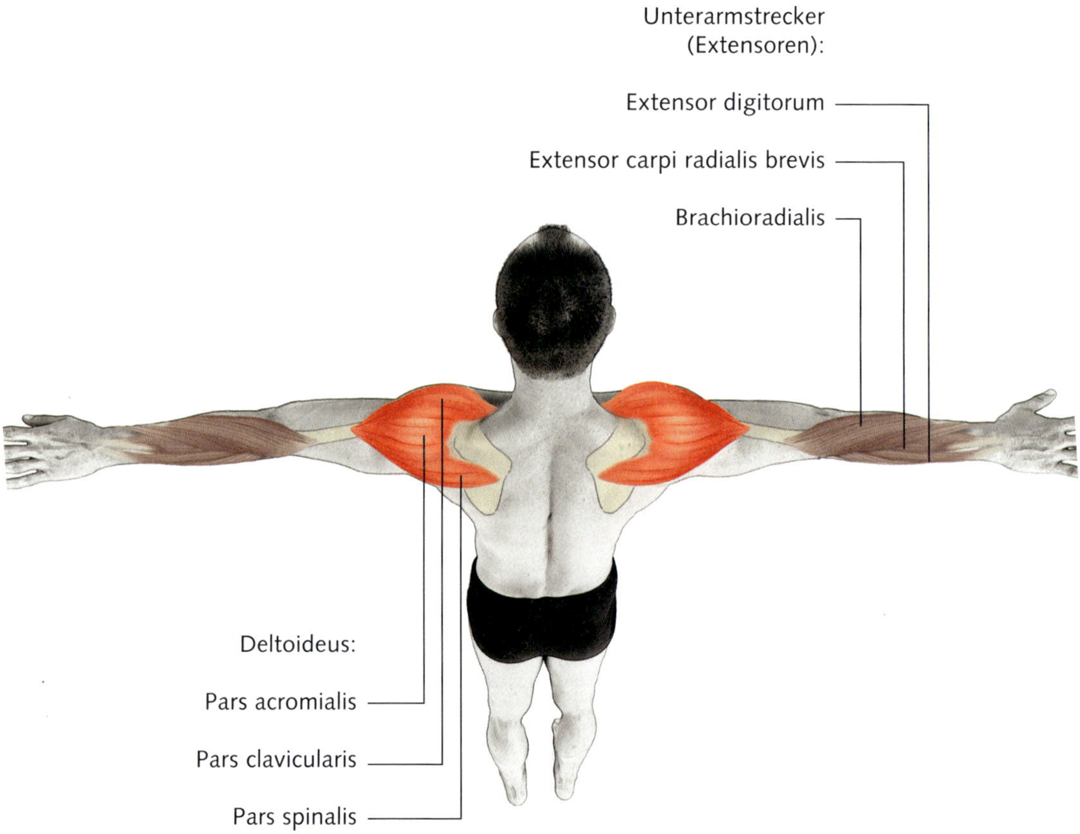

Übungsziele

- Arm- und Schultermuskulatur aufwärmen.

Hauptmuskulatur

Deltoideus (alle drei Anteile), mittlerer bis unterer Anteil des Trapezius

Unterstützende Muskulatur

Unterarmstrecker (Extensoren)

Ausführung

In der Grundausführung strecken Sie beide Arme seitlich auf Schulterhöhe aus.

Beschreiben Sie kleinere oder größere Kreise, zehnmal vorwärts und zehnmal rückwärts. Spannen Sie die Bauchmuskeln an und behalten Sie die Schultern unten, also von den Ohren weg. Der obere Anteil des Trapezius bleibt möglichst entspannt.

So trainieren Sie gezielter

Vorderer Anteil des Deltoideus (Pars clavicularis): Die Arme vor dem Körper ausstrecken und dort kreisen lassen. Dieser Teil des Deltamuskels sorgt für die Armdrehung nach innen.

Hinterer Anteil des Deltoideus (Pars spinalis): Beide Arme wieder zur Seite strecken, aber den Oberkörper mit geradem Rücken vorbeugen. Arme kreisen lassen. Hier geht es um die Außendrehung der Arme.

Oberer Anteil des Deltoideus (Pars acromialis): Die Arme über den Kopf recken und dort kreisen lassen. Der obere Teil des Deltamuskels hebt den Oberarm für alle möglichen Tätigkeiten an.

Tipps

Der Deltamuskel (Deltoideus) ist der runde Muskel, der die Schulter äußerlich umschließt. Vorne setzt er am Schlüsselbein an (Pars clavicularis), in der Mitte deckt er das Schulterdach ab (Pars acromialis), und der hintere Ansatz beginnt an der Schulterblattgräte. Diese drei Teile laufen auf der Außenseite des Oberarms zusammen und münden in einer kräftigen Sehne zwischen den oberen Ansätzen des Biceps brachii.

Frontales Schulterheben

● ○ ○ ○ bis ● ● ● ●

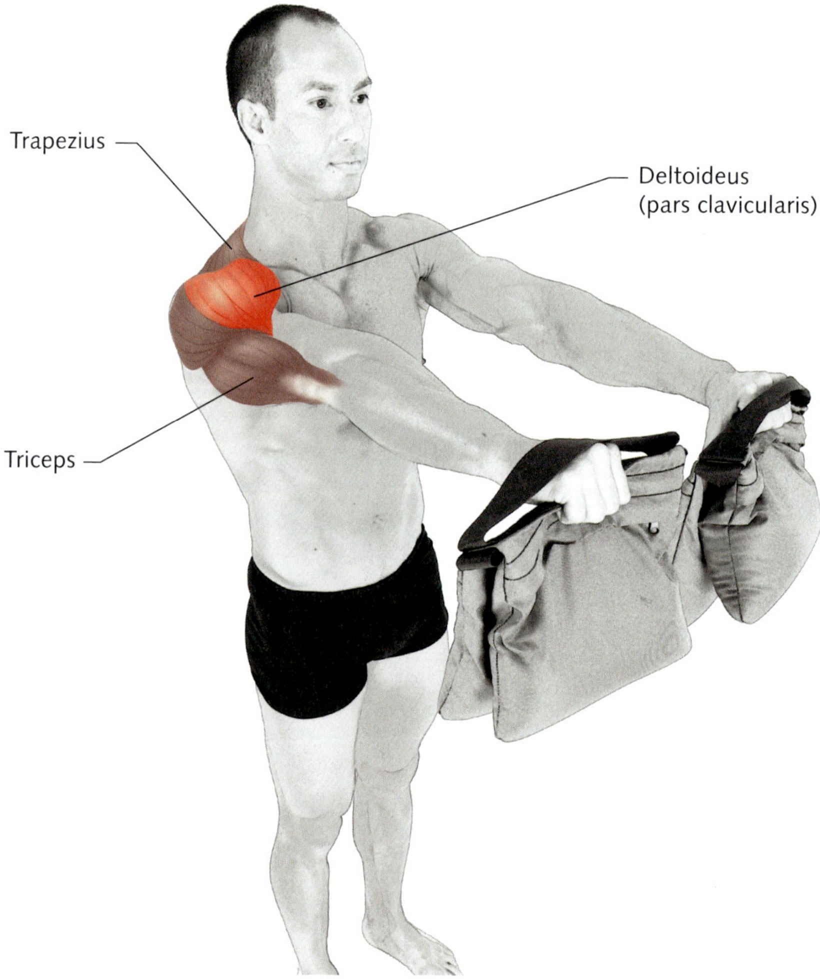

Übungsziele

- Mehr Kraft für Schultergürtel, Arme und Hände

Hauptmuskulatur

Deltoideus (Pars clavicularis)

Unterstützende Muskulatur

Trapezius, Unterarmbeuger (Flexoren und Extensoren), Trizeps

Ausführung

Ausgangsposition ist der schulterbreite, aufrechte Stand mit beliebigen, gleich schweren Gewichten, die Ihrer aktuellen Kraft entsprechen, in den Händen.

Heben Sie beide Arme gestreckt vor dem Körper bis auf Höhe Ihres Gesichts, also etwas über schulterhoch.

Die Arme langsam absenken, ohne dass die Muskelspannung nachlässt.

Variante

Deltoideus (Pars acromialis): Das Schulterdach trainieren Sie, indem Sie die Gewichte im aufrechten Stand mit gestreckten Armen seitlich bis auf Schulterhöhe anheben. Die Handflächen zeigen dabei nach unten. Drehen Sie beide Hände so, dass der Daumen leicht abwärtsweist.

Trapezius: Die Arme über den Kopf heben, bis die Hände sich berühren. Ab Schulterhöhe die Daumen nach oben drehen.

Zu beachten

Berücksichtigen Sie bei der Wahl des Gewichts auch die Kraft der Hände und Finger, nicht nur die Armkraft.

Zu vermeiden

Nicht verkrampfen. Solange Sie die Arme nicht über den Kopf heben, bleibt der obere Teil des Trapezius entspannt.

Vorgebeugtes seitliches Schulterheben

● ○ ○ ○ bis ● ● ● ●

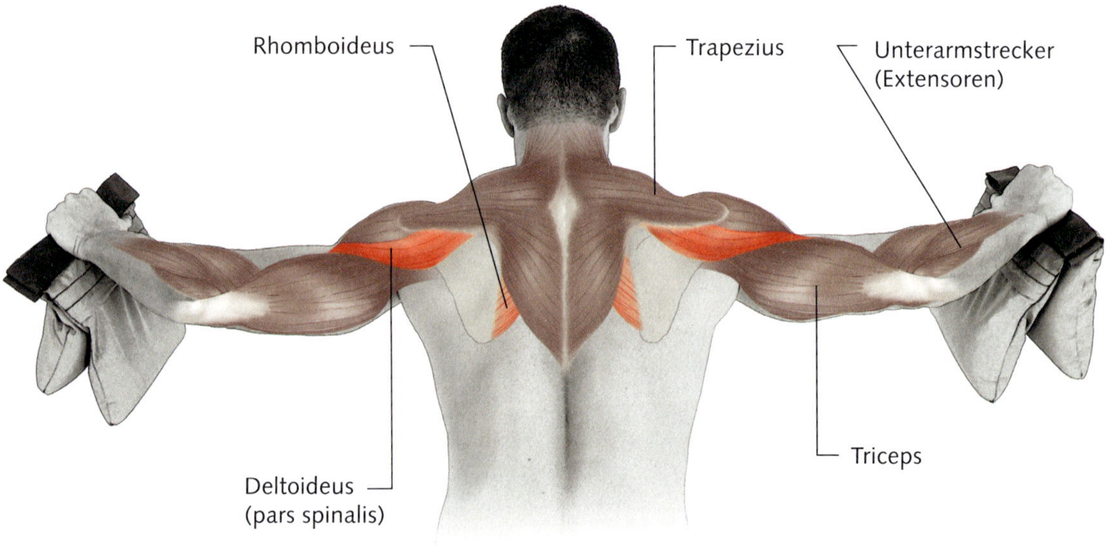

Übungsziele

- Mehr Kraft für Schultern und Arme

Hauptmuskulatur

Deltoideus (besonders pars spinalis), Rhomboiden

Unterstützende Muskulatur

Trapezius (unterer bis mittlerer Anteil), Unterarmstrecker (Extensoren), Trizeps

Ausführung

Ausgangsposition ist der schulterbreite Stand. Nehmen Sie zwei gleich schwere, beliebige Gewichte (Bücher, Konservendosen, volle Wassereimer), die Ihrer aktuellen Kraft entsprechen, in jede Hand.

Beugen Sie sich ab der Taille etwa 45 Grad nach vorne. Die Beine sind leicht gebeugt, der Rücken bleibt gerade.

Heben Sie beide Arme vor dem Körper auf Schulterhöhe an.

So trainieren Sie gezielter

Leichter geht es im Sitzen: Neigen Sie auch hier den Oberkörper 45 Grad nach vorne und achten Sie auf einen geraden Rücken.

Zu beachten

Beim Anheben der Gewichte die Schulterblätter zusammendrücken, als wollten Sie dort einen Golfball festklemmen.

Zu vermeiden

Nicht ins Hohlkreuz gehen und nicht den Rücken beugen.

Tipps

Der hintere Anteil des Deltamuskels wird durch alle Zugübungen gestärkt, die senkrecht zum Körper ausgeführt werden. Diese Variante sollten Sie in Ihr persönliches Programm aufnehmen.

Überkopfpresse

● ○ ○ ○ bis ● ● ● ●

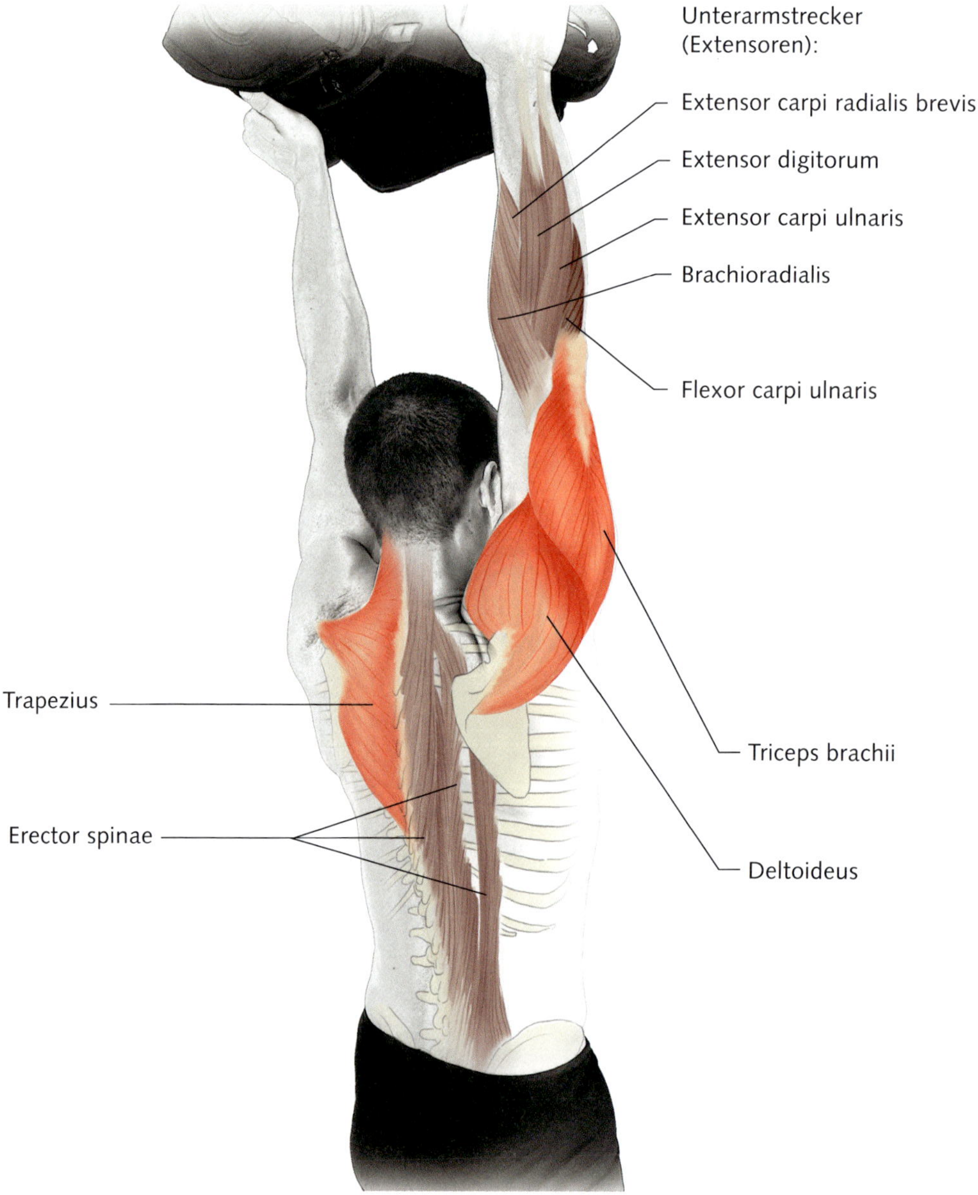

Übungsziele

- Kräftigung der Arm- und Schultermuskulatur
- Aktivierung der Rückenstrecker

Hauptmuskulatur

Deltoideus, Trapezius, Trizeps

Unterstützende Muskulatur

Unterarmstrecker (Extensoren), Erector spinae

Ausführung

Ausgangsposition ist der schulterbreite Stand. Sie halten mit beiden Händen ein angemessenes Gewicht auf Brusthöhe.

Bauch- und Gesäßmuskeln anspannen, die Brust nach oben recken und das Gewicht mit geradem Rücken senkrecht nach oben stemmen, bis Sie es mit durchgestreckten Armen über dem Kopf halten.

Am höchsten Punkt zusätzlich die Schultern möglichst hochschieben. Diese Position ein bis zwei Sekunden halten.

Danach das Gewicht kontrolliert wieder auf Brusthöhe absenken.

So trainieren Sie gezielter

Ganzkörperübung für Beine und Core, Kondition und Gleichgewicht: Führen Sie die Überkopfpresse in der Kniebeuge, im Ausfallschritt oder mit Kniebeuge im Ausfallschritt aus.

Für Gleichgewicht und Koordination: auf instabilem Untergrund trainieren (Kissen, Matte, Flusskiesel).

Zu beachten

Für diese Übung benötigen Sie ein beliebiges Gewicht, das Sie mit beiden Händen halten können, zum Beispiel einen gefüllten Karton, einen Stuhl oder eine volle Einkaufstasche.

Zu vermeiden

Nicht mit dem unteren Rücken die Bauchmuskeln entlasten. Achten Sie auf eine stabile Körpermitte.

Tipps

Das Gewicht darf ruhig instabil sein – so beansprucht es mehr stabilisierende Muskulatur in Rumpf, Gesäß und Beinen!

Handstand

● ● ● ●

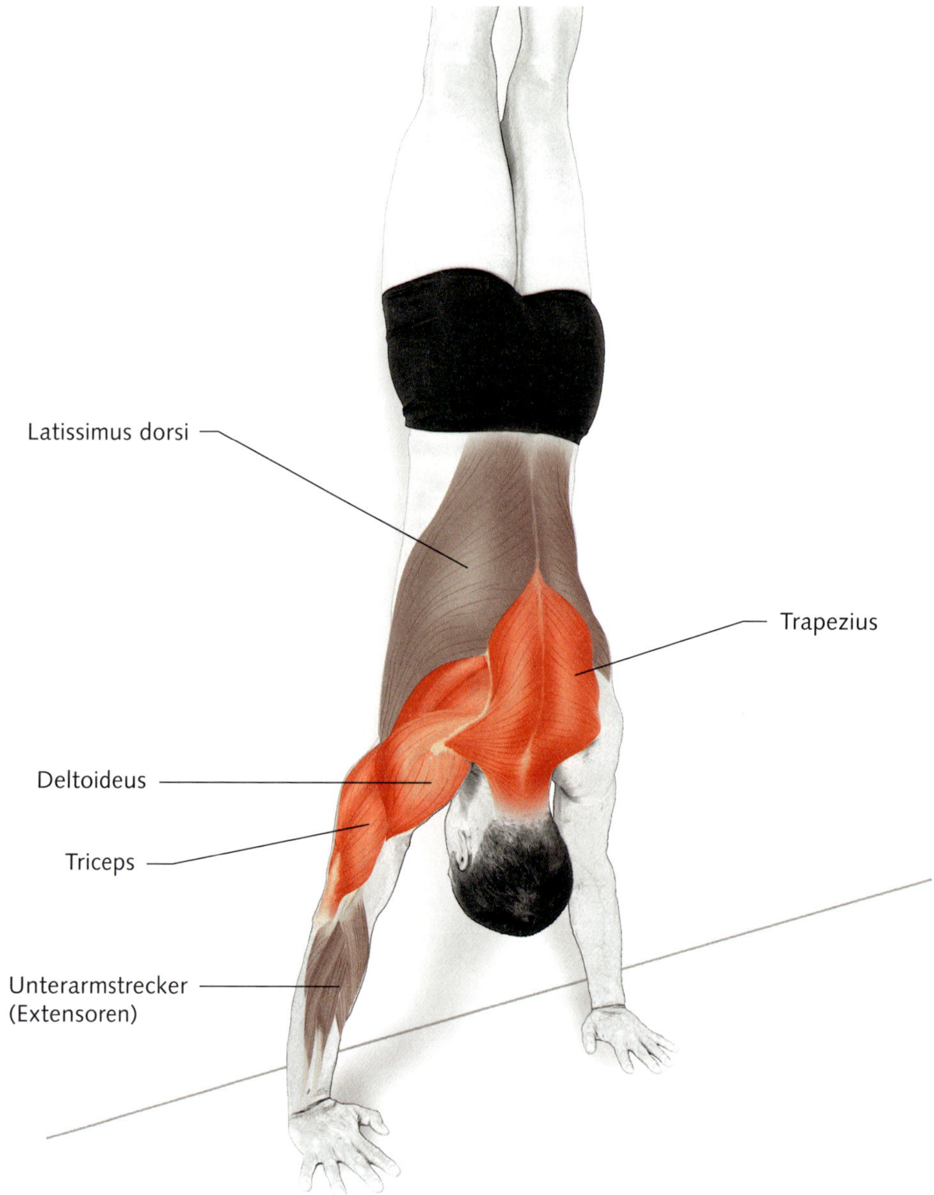
Latissimus dorsi
Trapezius
Deltoideus
Triceps
Unterarmstrecker
(Extensoren)

Übungsziele

- Kräftigung der Arm- und Schultermuskulatur
- Ganzkörperübung

Hauptmuskulatur

Trizeps, Deltoideus, Trapezius

Unterstützende Muskulatur

Rectus abdominis, Erector spinae, Gluteus maximus, Unterarmstrecker, Latissimus dorsi

Ausführung

Vorbereitend sollten Sie den Military Press beherrschen. Setzen Sie die Füße schrittweise höher auf, zum Beispiel auf einer Treppenstufe und später auf einem Stuhl, bis Sie schließlich an einer Wand hochlaufen können.

Anfangs mit dem Gesicht zur Wand blicken. Später stehen Sie mit dem Rücken zur Wand. Den Handstand mindestens drei Minuten halten.

Trainieren Sie täglich und regelmäßig in kurzen Einheiten, fünf- bis 20-mal am Tag. Der Körper muss erst lernen, sich sauber auszubalancieren. Dazu muss er viele kleinere Muskeln koordinieren.

So trainieren Sie gezielter

Erst wenn die nötige Kraft aufgebaut ist, den ganzen Körper zu halten, können Sie an Ihrem Gleichgewicht arbeiten und sich dafür schrittweise von der Wand entfernen, zunächst nur für Sekunden, später immer länger.

Üben Sie in dieser Position auch den an der Wand abgestützten Handstandliegestütz, erst mit beiden Armen, dann einarmig.

Zu beachten

- Die Beine immer dicht beieinanderhalten und die Zehenspitzen strecken. Die dadurch erhöhte Beinspannung erleichtert die Körperkontrolle.
- Sollten Sie das Gleichgewicht verlieren, beugen Sie kontrolliert die Ellbogen, ziehen Sie das Kinn in Richtung Brust und die Beine an den Körper und rollen Sie vorwärts über Gesäß und Beine ab.

Zu vermeiden

Ohne eine aktive Bauch- und Rückenmuskulatur kann Ihre Schulter- und Armmuskulatur sich für den Handstand noch so anstrengen; er wird Ihnen nicht gelingen.

Tipps

Der Handstand, den Kinder gern auf der Wiese üben, ist für Erwachsene nach längerer Pause eine echte Herausforderung. Bleiben Sie am Ball, bis Sie irgendwann auf den Händen laufen oder gar den freien Handstandliegestütz beherrschen – er ist eine hervorragende Übung zur Schulung von Kraft, Ganzkörperspannung und Gleichgewichtsgefühl.

Handstandliegestütz

● ● ● ●

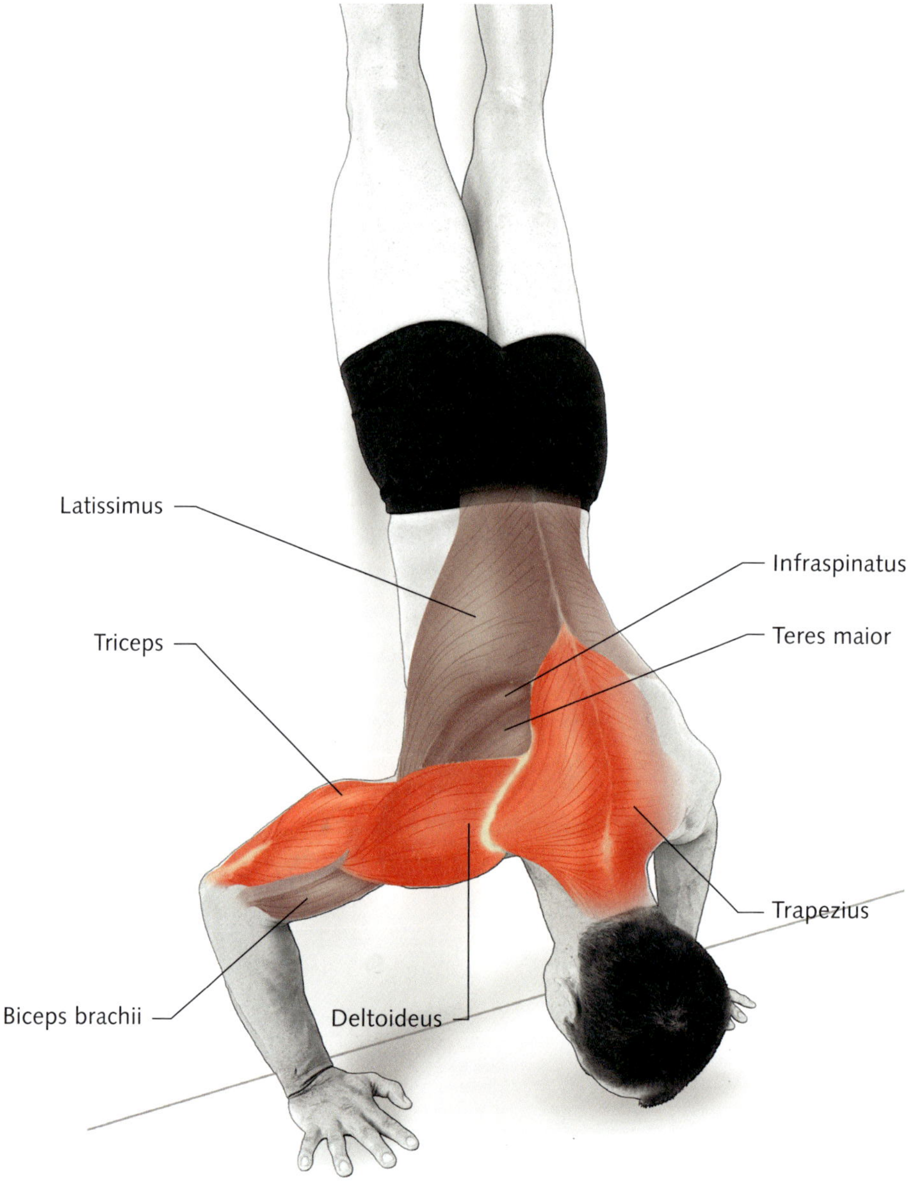

Übungsziele

- Kräftigung der Arm- und Schultermuskulatur
- Ganzkörperübung
- Koordination, Gleichgewicht

Hauptmuskulatur

Trizeps, Deltoideus, Trapezius

Unterstützende Muskulatur

Bizeps, Bauchmuskulatur, Rückenmuskulatur

Ausführung

Sie beginnen im Vierfüßlerstand mit den Füßen an der Wand.

Stützen Sie sich mit durchgestreckten Ellbogen auf beide Hände und wandern Sie mit den Füßen an der Wand hoch, so weit Sie können. Rücken Sie dabei allmählich Hand um Hand näher an die Wand, um die Füße noch höher zu schieben.

Achten Sie auf eine gute Ganzkörperspannung, bevor Sie nun langsam die Ellbogen beugen, den Kopf in Richtung Boden absenken und sich schließlich wieder hochstemmen.

So trainieren Sie gezielter

Trizeps: Die Hände zusammenschieben, bis die Finger ein Dreieck formen.

Trapezius: Im Handstand die Schultern heben und senken.

Stabilisierende Muskulatur: Allmählich zur einarmigen Variante übergehen, indem Sie in Handstandposition eine Hand unter den Kopf setzen und die andere vom Boden heben. Unbedingt auf beiden Seiten abwechselnd üben. Wenn Sie die an der Wand lehnenden Füße für diese Übung etwas öffnen, fällt es leichter, das Gleichgewicht zu halten.

Zu beachten

Vorbereitend sollten Sie den Military Press und den Handstand beherrschen, da diese Übung den Schultern viel abverlangt.

Zu vermeiden

Nicht ins Hohlkreuz rutschen, sonst werden Sie instabil: Bauchmuskeln anspannen.

Tipps

Auch für diese Fortgeschrittenenübung benötigen Sie neben starken Schultermuskeln einen festen Core, also stramme Bauch- und Rückenmuskeln. Im Gegensatz zur frontalen Abbildung beim freien Handstand sehen Sie an dieser Stelle besonders die beteiligte Schulter- und Rückenmuskulatur.

9

Bizeps und Unterarme

Spielen Sie Tennis? Dann kennen Sie sicher Menschen, die vom berüchtigten Tennisellbogen betroffen sind. Derartige Beschwerden gehen in der Regel auf eine Überlastung der Handstreckmuskulatur durch falsche Schlagtechnik, zu dicke Griffe oder eine ungünstige Schlägerbespannung zurück. Fast immer ist der Ansatz der **Handstrecker** (Extensoren) betroffen, der infolge der chronisch angespannten **Unterarmbeuger** (Flexoren) überlastet wird.

Flexoren

Zu den Flexoren, die den Unterarm anwinkeln, gehören neben dem gut sichtbaren **zweiköpfigen Oberarmmuskel** (M. Biceps brachii) auch der **Armbeuger** (M. brachialis) und der **Oberarmspeichenmuskel** (M. brachioradialis). Wenn der Bizeps aktiv wird, sind in der Regel auch diese weniger auffälligen, aber dennoch unverzichtbaren Muskeln beteiligt, was wir in diesem Buch jedoch nicht gesondert darstellen.

Eine zweite **Flexorengruppe** verläuft im Unterarm auf der Seite der Handfläche und reguliert das Abknicken des Handgelenks und der Finger.

Extensoren und Pronatoren

Die **Extensoren** im Unterarm verlaufen auf der Seite des Handrückens; sie strecken die Hände und Finger. Ergänzt werden sie durch die **Pronatoren**, die Unterarm und Hand so drehen, dass die Handflächen nach oben oder unten zeigen. All diese Muskeln setzen im Bereich des Ellbogens an den Gelenkknorren des Oberarms an.

Zu beachten

Es kommt darauf an, beide Muskelgruppen der Unterarme – Strecker und Beuger – gründlich zu dehnen, was beispielsweise durch Liegestütze (!) erreicht wird. Dach-

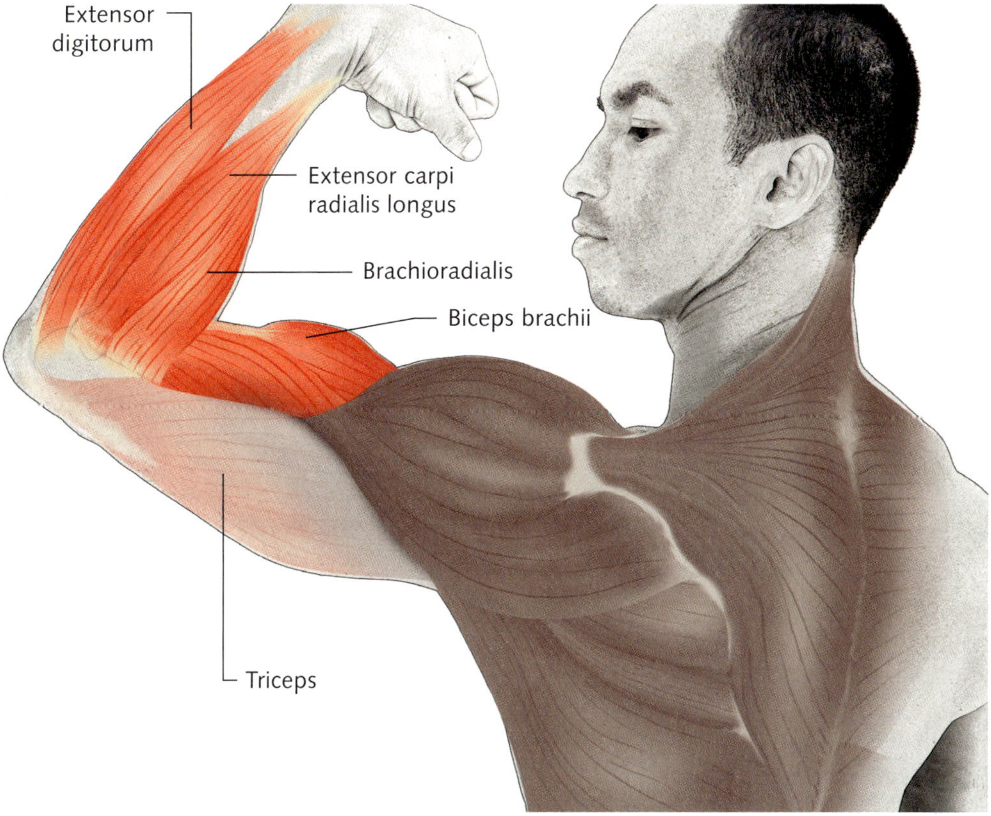

ten Sie etwa, in Kapitel 8 wäre es nur um ansehnliche, starke Schultern gegangen? Weit gefehlt!

Die nachfolgend dargestellten **Zugübungen** sprechen diejenigen Muskeln des Oberkörpers an, die bei den Drucktübungen aus Kapitel 8 nicht ausreichend belastet werden. Die Übungsauswahl ist nicht ganz so reichhaltig wie dort, aber Sie sollten stets etwas davon in Ihr Programm einbauen, um einseitigen Belastungen vorzubeugen.

Nach dem Training bitte sorgfältig dehnen und dabei auch auf die Brustwirbelsäule achten! Eine Überlastung oder Fehlhaltung in diesem Bereich kann Schulter- und Armschmerzen verursachen.

Greifen

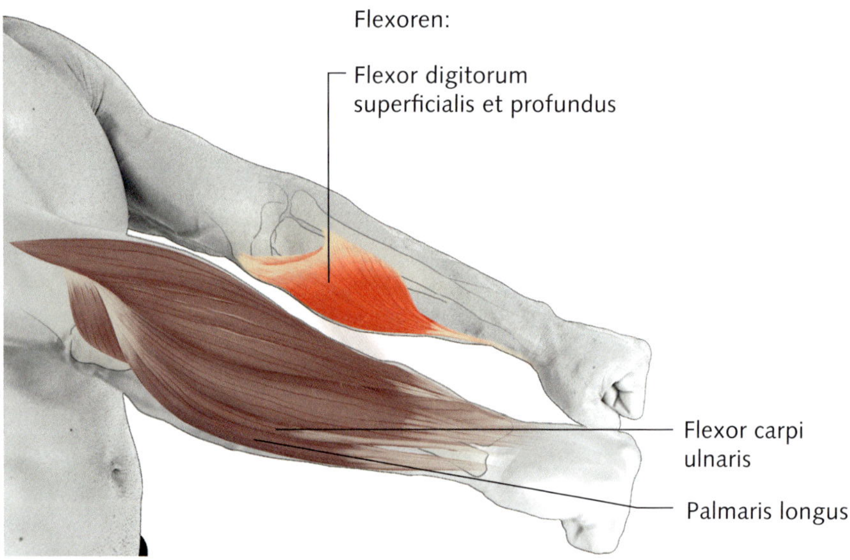
Flexoren:
Flexor digitorum superficialis et profundus
Flexor carpi ulnaris
Palmaris longus

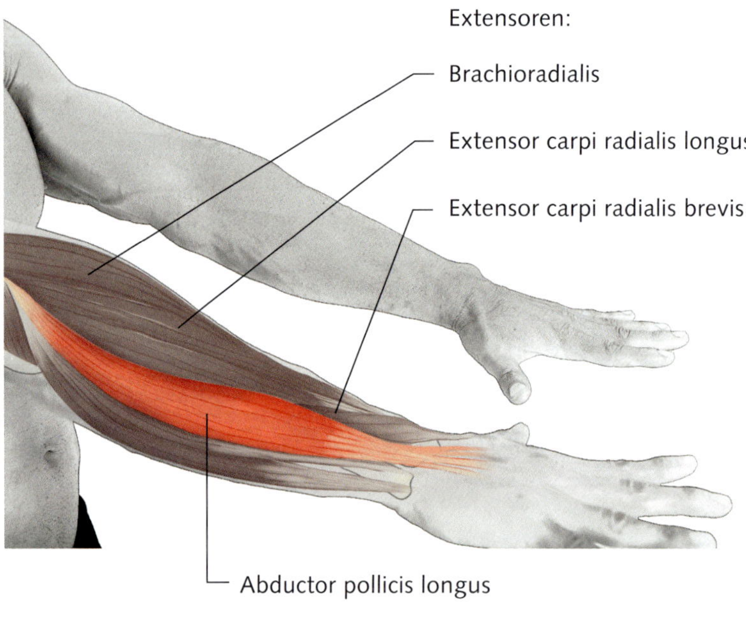
Extensoren:
Brachioradialis
Extensor carpi radialis longus
Extensor carpi radialis brevis
Abductor pollicis longus

Übungsziele

- Kräftigung der Fingermuskulatur
- Aufwärmen der Unterarmmuskulatur

Hauptmuskulatur

- **Beugen:** Flexores digitorum superficialis et profundus
- **Strecken:** Extensores digitorum

Unterstützende Muskulatur

restliche Unterarmmuskulatur

Ausführung

Ballen Sie beide Hände fest zur Faust und spreizen Sie beim Öffnen die Finger weit auseinander – sehr schnell und mindestens 50-mal nacheinander.

So trainieren Sie gezielter

Mit der Zeit dürfen Sie die Zahl auf 100 Wiederholungen erhöhen.

Zu beachten

Die Unterarmstrecker setzen am seitlichen unteren Ende des Oberarms an, dem *Epicondylus lateralis*. Ist dieser Punkt durch Überlastung der Muskulatur gereizt, schmerzt bereits ein leichter Druck, aber auch jede Bewegung. Achten Sie stets auf das behutsame Dehnen nach dem Training!

Zu vermeiden

Finger- und Handbeuger verlaufen unter einem festen Bindegewebsstreifen, dem *Karpaltunnel* des Handrückens, der eine natürliche Engstelle darstellt. Wenn der Karpaltunnel bei Ihnen bereits angegriffen ist oder bei Computerarbeit eine Neigung zu Sehnenscheidenentzündungen vorhanden ist, sollten Sie diese Übung eher mit Vorsicht machen. Für alle anderen beugt sie vielen Problemen vor.

Tipps

Diese Aufwärmübung für Bizeps und Unterarme schult insbesondere die Beugemuskeln der Finger, die am unteren Ende des Oberarmknochens *(Epicondylus medialis)* sowie am oberen Ende von Elle und Speiche ansetzen. Über Sehnen, welche in der hohlen Hand verlaufen, beugen diese Muskeln die Mittel- und Endgelenke der Finger. Die Gegenbewegung trainiert die häufig zu schwach ausgeprägten Streckmuskeln *(Extensoren)*. Das Handgelenk kann dabei voll gestreckt bis voll gebeugt sein.

Türziehen

● ○ ○ ○ bis ● ● ● ●

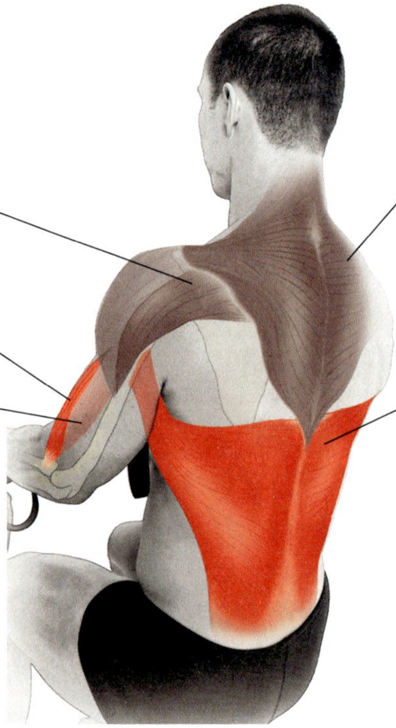

Übungsziele

- Kräftigung von Bizeps und Unterarmen
- Vielseitige Ganzkörperübung (stabilisierende Muskulatur)

Hauptmuskulatur

Bizeps, Latissimus dorsi

Unterstützende Muskulatur

Deltoideus (pars spinalis), Unterarmmuskulatur, Brachialis, Trapezius

Ausführung

In der hier dargestellten Basisvariante stehen Sie vor einer geöffneten Tür und legen jede Hand an einen Türgriff, innen und außen.

Platzieren Sie die Füße rechts und links von der Tür, sodass diese zwischen den Unterschenkeln klemmt. Die Fersen stehen direkt unter den Türgriffen. Wenn das anfangs zu schwer ist, dürfen die Füße auch etwas weiter hinten stehen (Zehen an der Türkante).

Knie beugen und mit geradem Rücken das Gesäß absenken, gleichzeitig allmählich die Arme strecken.

Dann die Brust nach vorne oben ziehen, bis sie die Tür berührt. Die Fußsohlen bleiben immer in Ausgangsposition; Oberschenkel und Oberkörper bilden einen rechten Winkel, ebenso Oberschenkel und Unterschenkel.

Langsam und kontrolliert wieder in die Ausgangsposition absenken, am tiefsten Punkt die Arme strecken und die Schulterblätter möglichst weit auseinanderziehen.

So trainieren Sie gezielter

Mehr Rückentraining (Latissimus, Trapezius, Rhomboideus, Levator scapulae, Brachialis): beim Hochziehen die Ellbogen dicht am Oberkörper belassen, am höchsten Punkt die Schulterblätter zusammenziehen, am tiefsten Punkt die Schulterblätter bewusst aufdehnen.

Oberer Rücken, Deltoideus pars spinalis und Bizeps: die Brust an die Hände ziehen.

Unterer Rücken: den Bauch an die Hände ziehen.

Handstrecker des Unterarms (Extensoren): die Türklinke von oben her umfassen (Handflächen nach unten).

Handbeuger des Unterarms (Flexoren): die Türklinke von unten her umfassen (Handflächen nach oben).

Unterarmmuskeln, Bizeps: Wickeln Sie ein Handtuch oder ein Seil um beide Türgriffe und halten Sie es dicht an der Tür fest, entweder mit beiden Händen oder mit einer Hand (verstärkte Forderung der Greifmuskulatur). Das Seil oder Handtuch können Sie auch zu einer Schlaufe verknoten. Wenn Sie die Handgelenke auswärtsdrehen, sodass die Handflächen leicht nach oben weisen, sprechen Sie Unterarme und Bizeps auf andere Weise an.

Unterfordert? Wickeln Sie ein langes Handtuch oder Seil um die Türklinken und umfassen Sie es in 30 Zentimeter Abstand. Platzieren Sie die Füße direkt unter den Türgriffen. Der erhöhte Abstand verlangt deutlich mehr Armkraft und fordert zugleich die Ganzkörperspannung.

Zu beachten

Behalten Sie bei der gesamten Übung den rechten Winkel zwischen Oberschenkel und Oberkörper bei. Schulterblätter zusammenziehen!

Zu vermeiden

Nicht barfuß, auf rutschigem Untergrund oder mit zu glatten Schuhsohlen trainieren.

Tipps

Für alle Varianten brauchen Sie eine stabile geöffnete Tür und eventuell ein Handtuch. Alternativ sind mit einem Handtuch oder einem Seil auch ein Geländer, ein dünner Baumstamm oder ein Laternenpfahl von Nutzen. Hauptsache, stabil!

Wenn die Schultern bei Ihnen gewohnheitsmäßig nach vorne sacken, sollten Sie bei dieser Übung bewusst die Schulterblätter zusammenziehen.

Umgekehrtes Bankdrücken

● ● ○ ○ bis ● ● ● ●

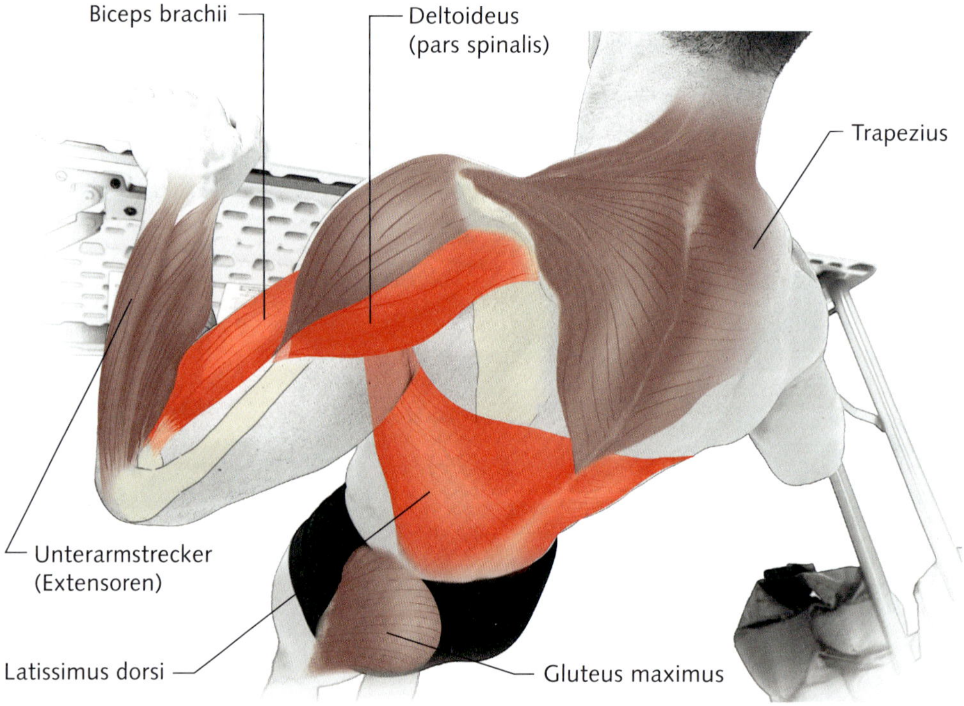

Übungsziele

- Zugübung zur Kräftigung der Armbeuger und der Unterarme
- Ganzkörperübung

Hauptmuskulatur

Bizeps, Latissimus dorsi, Deltoideus (pars spinalis)

Unterstützende Muskulatur

Unterarm- und Greifmuskulatur, Trapezius, Gluteus maximus

Ausführung

Platzieren Sie einen Besenstiel (oder eine andere stabile Stange) auf zwei maximal hüfthohen Stühlen oder Tischen und legen Sie sich mit der Brust direkt darunter auf den Rücken.

Die Stange mit beiden Händen umfassen. Die Beine sind gestreckt, die Fersen aufgestellt (einfacher wird die Übung, wenn Sie die Füße aufstellen und sich mit gebeugten Knien abstützen). Im Idealfall bildet der Körper vom Nacken bis zu den Füßen eine gerade Linie, während Sie nun die Arme beugen und die Brust nach oben ziehen.

Am höchsten Punkt die Schulterblätter zusammenziehen. Langsam und kontrolliert wieder absenken.

Am tiefsten Punkt Arme und Rücken bewusst strecken.

So trainieren Sie gezielter

Latissimus: die Hände weiter voneinander entfernen (mehr als schulterbreit).

Bizeps: die Hände mehr zusammenführen (weniger als schulterbreit).

Handstrecker (Extensoren): Die Handflächen weisen beim Umfassen der Stange zu den Füßen (Obergriff).

Handbeuger (Flexoren): Die Handflächen weisen beim Umfassen der Stange zum Kopf (Untergriff).

Außenseiten der Unterarme, Schultern, Oberarme: die Tischkanten seitlich umfassen, sodass die Handflächen zueinanderweisen.

Quadrizeps, hintere Beinmuskulatur, Bauch, Gesäß: die Füße erhöht auflegen, zum Beispiel auf eine Couch; den Rücken gerade lassen. Diese Muskulatur ist besonders gefordert, wenn Sie in dieser Position ein Bein gestreckt anheben.

Zu beachten

Achten Sie auf die Ganzkörperspannung von Bauch, Rücken, Gesäß und Beinen zur Stabilisierung der Schulterregion.

Zu vermeiden

- Das Kinn nicht an die Brust ziehen.
- Nicht ins Hohlkreuz gehen.

Tipps

Das umgekehrte Bankdrücken ist eine Variation des Ruderns. Es lässt sich auch unter einem nicht zu breiten Tisch durchführen: Umfassen Sie mit beiden Händen die seitlichen Tischkanten. Die Brust sollte direkt unter der vorderen Tischkante sein.

Wenn die Schultern bei Ihnen gewohnheitsmäßig nach vorne sacken, sollten Sie bei dieser Übung bewusst die Schulterblätter zusammenziehen.

Klimmzüge

● ● ○ ○ bis ● ● ● ●

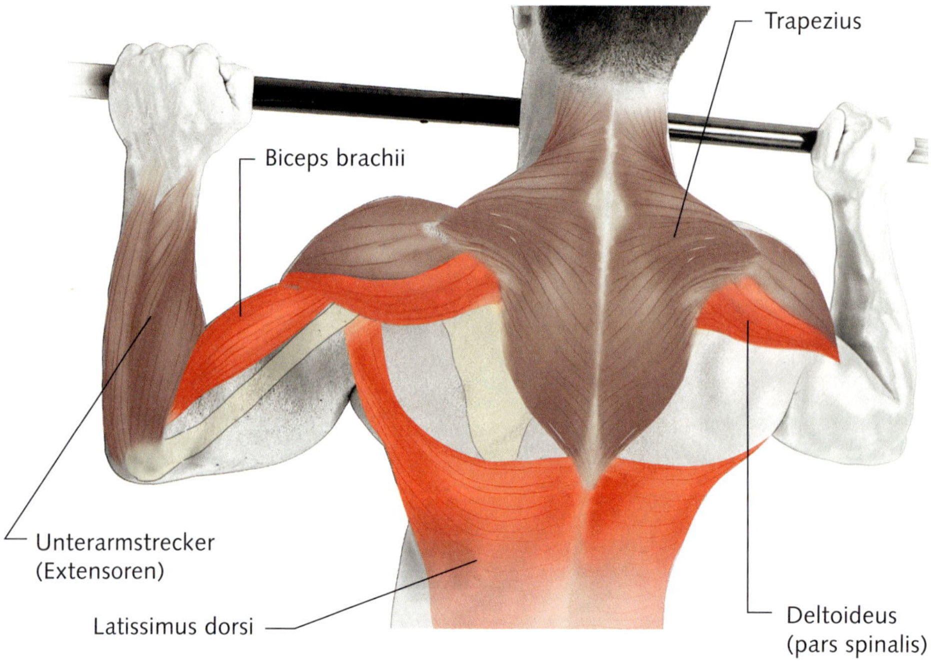

Übungsziele

- Kräftigung der Armbeuger und der Rückenmuskulatur

Hauptmuskulatur

Bizeps, Latissimus dorsi, Deltoideus (pars spinalis)

Unterstützende Muskulatur

Unterarmmuskulatur, Bauch- und Rückenmuskulatur, Trapezius

Ausführung

Stellen Sie sich vor eine stabile Tür, sichern Sie sie gut ab (siehe »Zu beachten«) und umfassen Sie mit beiden Händen die obere Türkante. Alternativ können Sie jede stabile Stange (zum Beispiel auf dem Spielplatz) oder auch einen passenden Ast nutzen.

Knie beugen, sodass Sie mit dem gesamten Gewicht an der Tür hängen. Die Oberschenkel dürfen die Tür berühren.

Jetzt hochziehen, bis das Kinn oberhalb der Türkante ist. Langsam absenken, bis die Arme wieder gestreckt sind – Sie sollten die Dehnung spüren.

So trainieren Sie gezielter

Latissimus: die Hände weiter voneinander entfernen (mehr als schulterbreit).

Bizeps: die Hände mehr zusammenführen (weniger als schulterbreit).

Handstrecker (Extensor): Die Handflächen weisen beim Umfassen der Türkante oder Stange vom Körper weg (Obergriff).

Handbeuger (Flexor): Die Handflächen weisen beim Umfassen der Stange zum Körper hin (Untergriff).

Außenseiten der Unterarme: eine dicke Stange oder einen Ast von beiden Seiten umfassen, sodass die Handflächen zueinanderweisen.

Unterfordert? Setzen Sie einen vollen Rucksack auf oder ziehen Sie sich weiter hoch, bis das Brustbein Türkante oder Klimmzugstange berührt. Position halten, dann langsam absenken.

Alternativ können Sie ein Handtuch um eine stabile Stange schlingen, sich mit jeder Hand ein Ende schnappen und sich für Ihre Klimmzüge an das Handtuch hängen. Das ist eine echte Herausforderung für die Greifkraft.

Zu beachten

Einen Klimmzug können Sie an jeder stabilen Stange machen, an einem festen Ast, an einer freitragenden Treppe (von unten an eine Stufe greifen) oder an einer ausreichend stabilen Tür.

Klemmen Sie in diesem Fall ein dickes Handtuch zwischen Tür und Rahmen, damit die Tür nicht zufallen kann. Legen Sie ein zweites Handtuch über die Türkante. Ein drittes Handtuch oder ein passendes Buch gehört unter die offene Seite der Tür, damit Sie die Tür mit Ihrem Gewicht nicht aus den Angeln hebeln.

Tipps

Mit bewusster Ganzkörperspannung fällt die Übung leichter.

Curl mit Handtuch

● ● ○ ○ bis ● ● ● ●

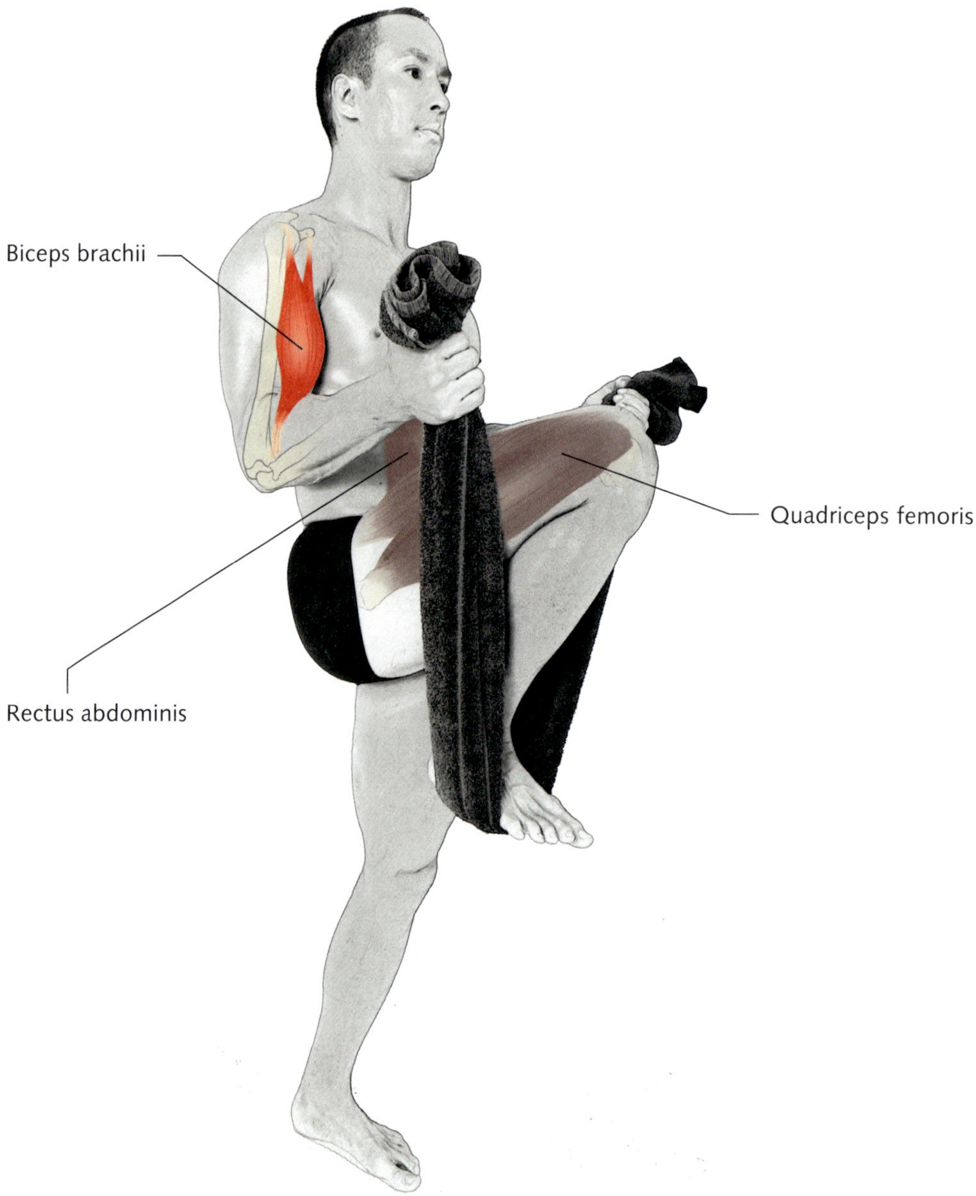

Übungsziele

- Kräftigung von Bizeps und Unterarmen
- Training der Halte- und Gleichgewichtsmuskulatur (Ganzkörperübung)

Hauptmuskulatur

Bizeps

Unterstützende Muskulatur

Unterarmmuskeln (Flexoren), Quadrizeps (verschiedene Anteile), Rectus abdominis

Ausführung

Sie brauchen ein Bade- oder Duschhandtuch.

Fassen Sie mit jeder Hand ein Ende des Handtuchs und stellen Sie ein Bein auf das Handtuch.

Das Bein durch Anspannen der Armbeuger über etwa fünf Sekunden hin allmählich bis auf einen Winkel von 30 Grad in die Höhe ziehen.

Leicht in das Handtuch treten und das Bein gegen den Widerstand der Armmuskeln in fünf Sekunden wieder nach unten führen.

Je stärker Sie mit dem Bein gegenarbeiten, desto mehr haben die Arme zu tun!

Zu beachten

- Es bewegen sich nur die Unterarme und das aktuell gewählte Bein.
- Oberarme und Ellbogen bleiben am Körper, der Rücken ist gerade, der Kopf aufgerichtet.
- Schulterblätter zusammendrücken, Bauch anspannen.

Zu vermeiden

Nicht auf Schnelligkeit trainieren! Es geht auch um Gleichgewichtsschulung und Körperbeherrschung.

Tipps

Diese effektive Übung lässt sich überall und jederzeit durchführen.

Curl mit Widerstand

● ● ○ ○ bis ● ● ● ●

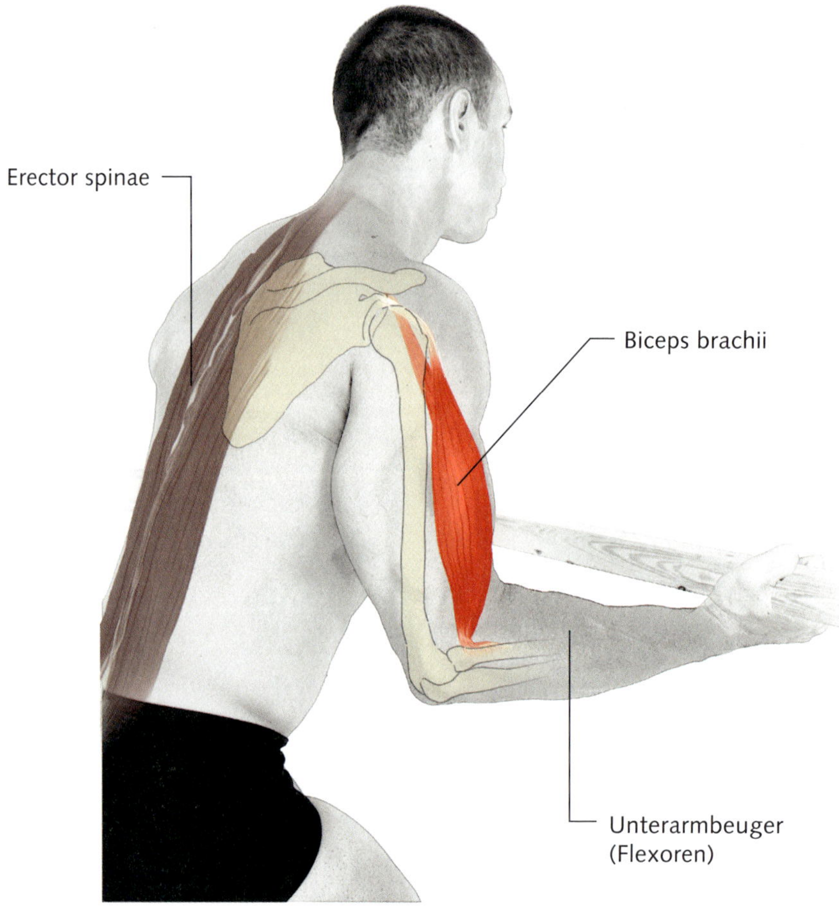

Übungsziele

- Kräftigung von Bizeps und Unterarmen
- Training der Halte- und Gleichgewichtsmuskulatur (Ganzkörperübung)

Hauptmuskulatur

Bizeps, Unterarmbeuger (Flexoren)

Unterstützende Muskulatur

Erector spinae

Ausführung

Legen Sie die Hände unter eine Fensterbank und strecken Sie die Arme. Versuchen Sie nun, die Fensterbank hochzuziehen, beugen Sie sich dabei jedoch mit geradem Rücken nach vorn, bis Ihr Kinn die Fensterbank berührt. Die Ellbogen bleiben dabei die ganze Zeit dicht am Körper, der Rumpf ist lang und stabil, die Schulterblätter sind nach hinten gezogen. Richten Sie den Oberkörper gegen den eigenen Widerstand wieder auf.

Fünf Wiederholungen mit jeweils fünf Sekunden Vorwärts- und Rückwärtsbewegung.

Zu beachten

Im Gegensatz zum Curl mit Handtuch arbeiten Sie nicht gegen die eigene Beinkraft, sondern gegen die eigene Rückenmuskulatur. Spannen Sie bei der Übung aber auch die Bauchmuskeln an!

Zu vermeiden

Beim Absenken nicht ins Hohlkreuz ausweichen.

Tipps

Diese Übung für Bizeps und Unterarme lässt sich überall durchführen, wo Sie einen waagerechten, stabilen und hüfthohen Gegenstand finden, unter den Sie Ihre Fäuste schieben können – ob Treppengeländer, Balkonbrüstung, Fensterbank oder die Arbeitsplatte in der Küche.

Bizeps-Curl

● ● ○ ○ bis ● ● ● ●

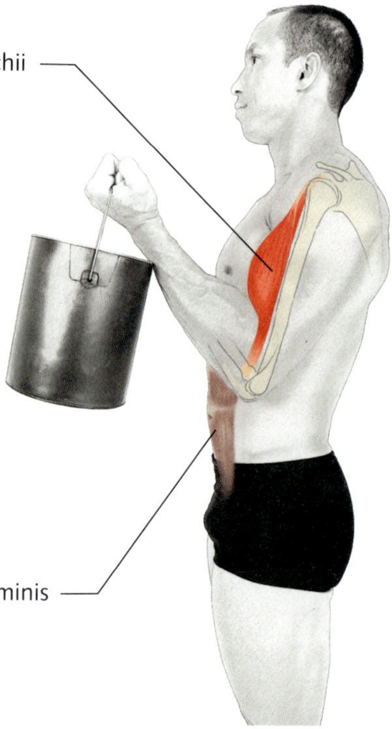

Übungsziele

- Kräftigung von Bizeps, Unterarmen und Händen
- Training der Haltemuskulatur (Ganzkörperübung)

Hauptmuskulatur

Bizeps

Unterstützende Muskulatur

Unterarmmuskeln (Flexoren), Rectus abdominis

Ausführung

Sie brauchen für beide Hände je ein beliebiges Gewicht.

Die Füße stehen schulterbreit auseinander, der Oberkörper ist aufrecht, die Bauchmuskeln sind aktiviert.

Schieben Sie die Schulterblätter bewusst zusammen und nach unten. Ellbogen und Arme bleiben seitlich am Körper, während Sie nun den Gegenstand allein durch Beugen des Unterarms nach oben ziehen.

So trainieren Sie gezielter

Handbeuger (Flexor): den Gegenstand so umfassen, dass die Handflächen nach vorne weisen.

Handstrecker (Extensor): den Gegenstand so umfassen, dass die Handflächen nach hinten weisen.

Trizeps und Bizeps (Variante ohne Gewicht): Umfassen Sie das Handgelenk Ihres zweiten Arms auf der Innenseite. Heben Sie den zweiten Arm an und drücken Sie zugleich so fest dagegen, dass das Heben fast unmöglich ist. Auf diese Weise arbeitet der Trizeps des drückenden Arms gegen den Zug von Bizeps und Unterarmen an.

Zu beachten

Das gewählte Gewicht sollte gut zu umfassen sein und eine gewisse Herausforderung darstellen.

Zu vermeiden

Ellbogen nicht abspreizen. Sie bleiben am Körper.

Tipps

Sie sind auf Reisen und vermissen Ihre Hanteln? Trainieren Sie Ihre Armkraft mit Wasserflaschen, Konservendosen oder einem vollen Rucksack oder Koffer.

Unterarm-Curl

● ○ ○ ○ bis ● ● ● ●

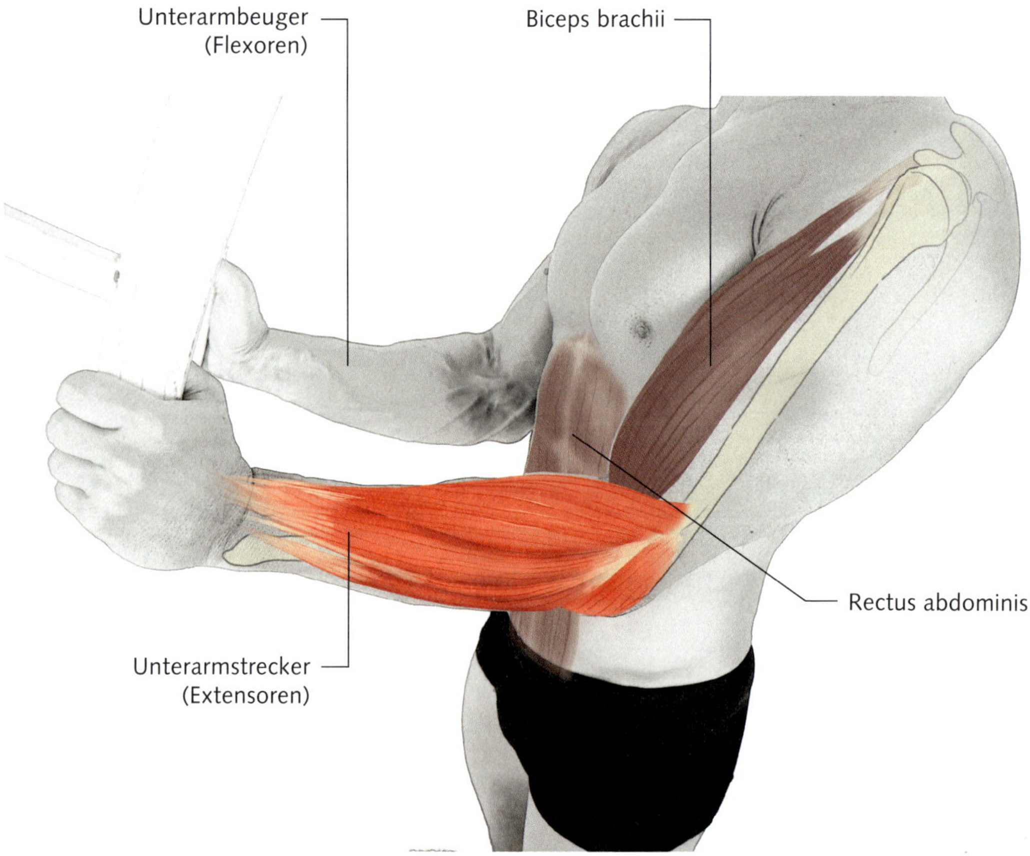

Übungsziele
- Kräftigung der Unterarme und Hände

Hauptmuskulatur
Unterarmmuskulatur

Unterstützende Muskulatur
Bizeps, Rectus abdominis

Ausführung
Sie brauchen einen beliebigen Gegenstand, den Sie gut greifen können. Der Oberarm liegt am Körper an, den Unterarm mit dem Gegenstand halten Sie parallel zum Boden.

Beugen und heben Sie das Handgelenk, um den Gegenstand auf und ab zu bewegen, und halten Sie am höchsten Punkt eine Sekunde aus.

So trainieren Sie gezielter
Handbeuger (Flexor): Die Handfläche weist nach oben.

Handstrecker (Extensor): Die Handfläche weist nach unten.

Beuger und Strecker: Das Handgelenk während der Übung drehen, sodass die Handfläche mal nach oben, mal nach unten weist.

Zu beachten
Je schwerer der Gegenstand, desto schwieriger ist die Übung.

Zu vermeiden
Übertriebener Ehrgeiz kann Finger und Handgelenke überlasten. Bauen Sie Ihre Kraft lieber schrittweise auf.

Tipps
Trainieren Sie ruhig beide Arme gleichzeitig!

10

Gesäß

Die Gesäß-, Rücken- und Beinmuskulatur ist intensiv miteinander verknüpft, weshalb die Abgrenzung nicht ganz einfach ist.

Das **Hüftgelenk** ist ein Kugelgelenk, das wegen der Einbettung des Oberschenkelhalses in die Hüftpfanne einen etwas geringeren Bewegungsumfang hat als das Schultergelenk. Seine Beweglichkeit entsteht durch Einbeziehung der Muskeln des unteren Rückens (Erector spinae als Rückenstrecker), durch Dehnung der straffen Bänder im Hüftbereich und durch den Einsatz diverser Oberschenkelmuskeln.

Der wichtigste **Hüftstrecker** ist der große Gesäßmuskel (Gluteus maximus) auf der Außenseite des Gesäßes. Ohne ihn könnten wir aus dem Sitzen nicht aufstehen. Er stabilisiert das Hüftgelenk, wirkt dem Hohlkreuz entgegen (Unterstützung der unteren Ansätze des Erector spinae) und wird in erster Linie beim Aufwärtssteigen beansprucht. Beim Gehen auf ebenem Untergrund ist er kaum gefordert. Der vierköpfige Oberschenkelmuskel (Quadrizeps) ist als Beinstrecker ein wichtiger Agonist.

Sein Antagonist ist als stärkster **Hüftbeuger** der Lenden-Darmbein-Muskel (M. iliopsoas), der im Inneren der Hüfte als Lendenmuskel (M. psoas) die Verbindung zwischen Rückenmuskulatur und Beinmuskulatur herstellt und als Darmbeinmuskel (M. iliacus) die Verbindung zum oberen Beckenrand sichert. Er steht bei den meisten Menschen unter zu starker Spannung, wodurch er sich verkürzt und zu viel Zug auf den Lendenwirbelbereich ausübt – es kommt zum Hohlkreuz und zu den damit verbundenen Rückenschmerzen. Der Iliopsoas muss beim und nach dem Training ausreichend gedehnt werden. Verzichten Sie nie auf das Cool-down mit den Dehnübungen und achten Sie bewusst auf das Training seiner Gegenspieler, M. gluteus maximus und M. biceps femoris!

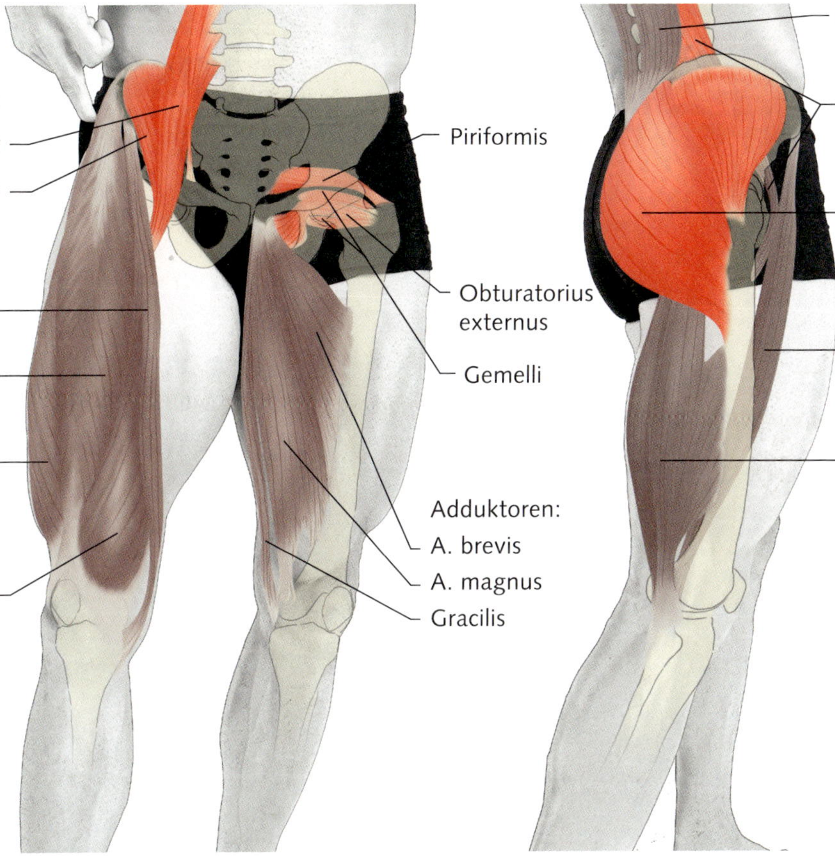

Die stabilisierende Hüftmuskulatur umfasst außerdem die **Abduktoren** (Ms. Gluteus medius und minimus unter dem großen Gesäßmuskel, M. piriformis), die das Bein auswärtsziehen, die **Adduktoren** (diverse Beinmuskeln an der Oberschenkelinnenseite, die das Becken mit Oberschenkeln und Knien verbinden und sämtlich zugleich zu den Hüftbeugern zählen) sowie die **Außenrotatoren** (M. piriformis, M. obturatorius externus und internus, M. gemellus superior, M. gemellus inferior und andere) und die **Innenrotatoren** (Ms. Gluteus medius und minimus, M. adductor magnus, M. tensor fasciae latae).

Good Morning

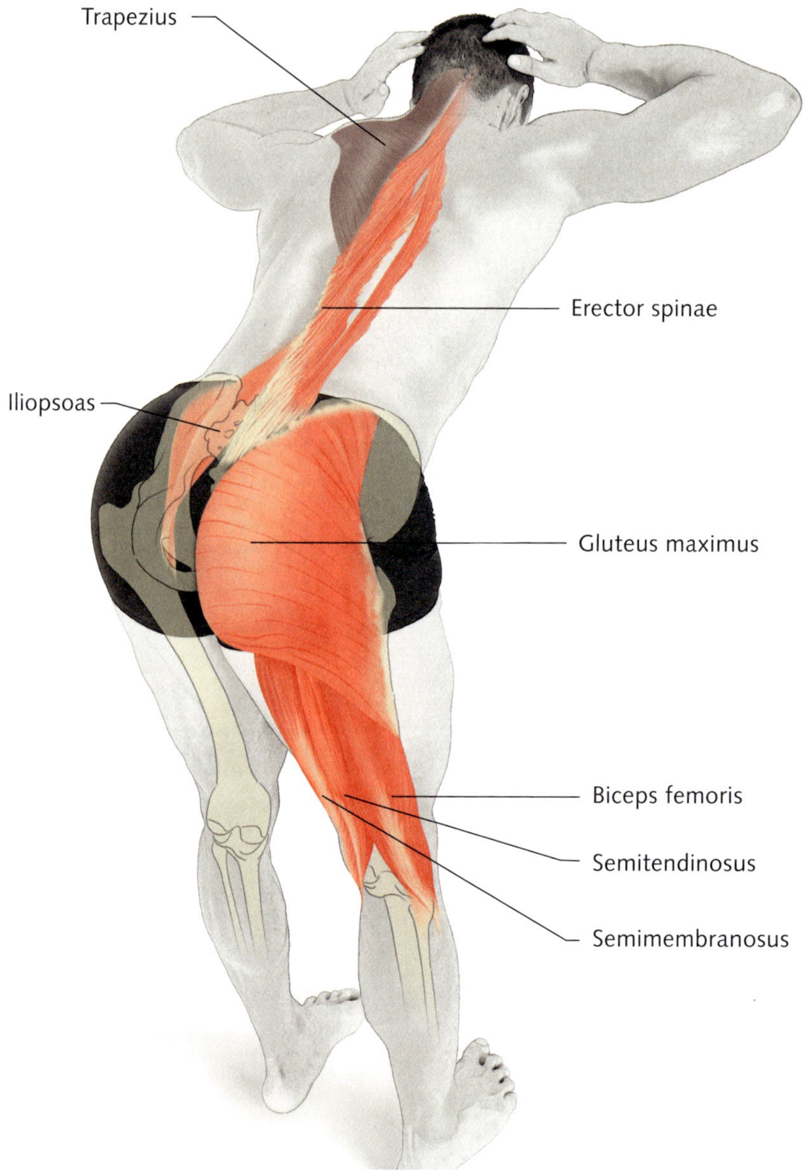

Übungsziele

- Kräftigung der Hüftbeuger
- Dehnung der Oberschenkelrückseite

Hauptmuskulatur

Gluteus maximus, ischiocrurale Gruppe (Biceps femoris, Semitendinosus, Semimembranosus), Erector spinae

Unterstützende Muskulatur

Trapezius, Iliopsoas

Ausführung

Sie stehen im schulterbreiten Stand, die Füße sind parallel zueinander, die Knie leicht gebeugt.

Setzen Sie die Fingerspitzen direkt hinter den Ohren an den Kopf. In der Taille nach vorne abknicken und möglichst waagerecht vorbeugen. Der Rücken bleibt dabei gerade.

Schieben Sie beim Bücken das Gesäß nach hinten. Spüren Sie die Dehnung der Beinrückseite?

Langsam in die Ausgangsposition zurückkehren.

Zu beachten

Schieben Sie die Hüfte bewusst nach hinten, als wollten Sie jemanden treffen, der hinter Ihnen steht.

Zu vermeiden

Die Schultern sollen nicht nach vorne absacken: Ziehen Sie die Schulterblätter bewusst nach hinten unten.

Tipps

Good Morning ist eine gute Aufwärmübung, bevor die Muskeln des rückwärtigen Oberschenkels stärker gefordert werden.

Dirty Dog

● ○ ○ ○

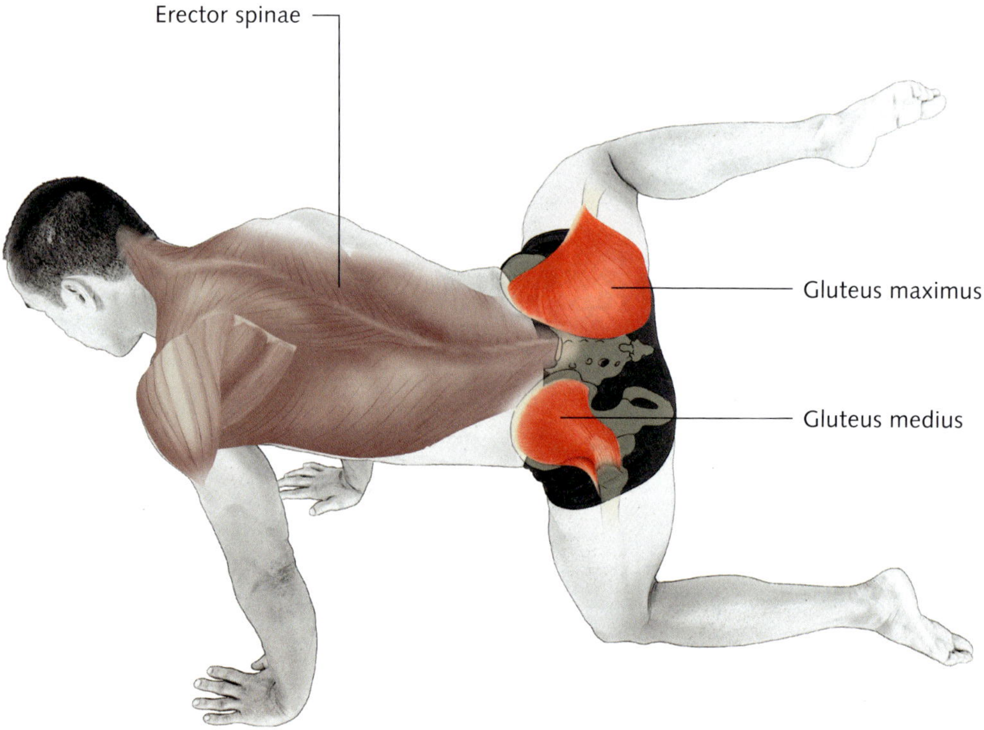

Übungsziele
- Kräftigung der Gesäß- und Hüftmuskulatur
- Beweglichkeit der Hüfte sichern

Hauptmuskulatur
Gluteus maximus, medius und minimus

Unterstützende Muskulatur
Iliopsoas, (v. a. untere) Rückenmuskulatur

Ausführung
Die Ausgangsposition ist der Vierfüßlerstand: Knie unter den Hüften, Hände unter den Schultern, gerader Rücken. Die Fußspitzen sind nach hinten ausgestreckt.

Heben Sie ein Bein im rechten Winkel zur Seite an und ziehen Sie es so hoch wie möglich. Das Knie bleibt dabei rechtwinklig, also wie in der Ausgangsposition.

An der höchsten Position das Bein durch Anspannen der Gesäßmuskeln drei Sekunden halten. Das Bein kontrolliert absetzen und die Seite wechseln.

So trainieren Sie gezielter
Mehr Kraft: Die Übung auf einer Seite wiederholen, bis nichts mehr geht, erst dann das Bein wechseln. Alternativ können Sie auch die Haltezeit am höchsten Punkt verlängern.

Zu beachten
- Konzentrieren Sie sich auf die Anspannung in den Gesäßmuskeln.
- Wenn die Spannung in Rücken und Bauch zu stark ansteigt, sollten Sie Ihre Haltung überprüfen.

Zu vermeiden
- Nicht in der Hüfte verdrehen und nicht ins Hohlkreuz ausweichen, wenn das Bein Ihrer Meinung nach nicht hoch genug gelangt. Zum Schutz der Bandscheiben die Beweglichkeit des Hüftgelenks lieber langsam ausweiten.
- Nicht auf Schnelligkeit üben.

Maultiertritt

● ● ● ●

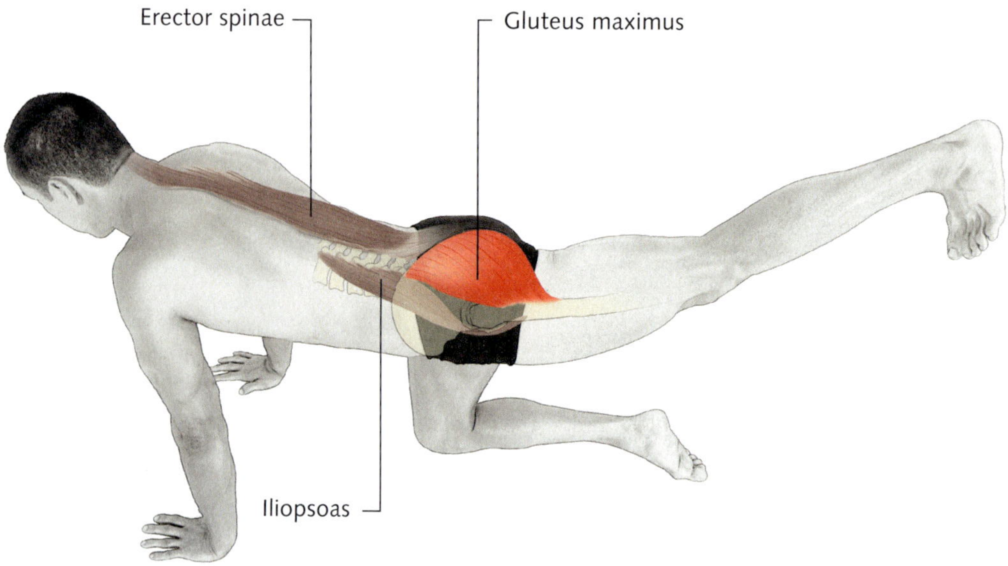

Übungsziele

- Kräftigung der Gesäß- und Hüftmuskulatur
- Beweglichkeit der Hüfte sichern

Hauptmuskulatur

Gluteus maximus

Unterstützende Muskulatur

Iliopsoas, untere Rückenmuskulatur

Ausführung

Die Ausgangsposition ist der Vierfüßlerstand.

Strecken Sie ein Bein gerade nach hinten aus und heben Sie es so hoch wie möglich an. Die höchste Position fünf Sekunden halten.

In die Ausgangsposition zurückkehren und die Seite wechseln.

So trainieren Sie gezielter

Mehr Kraft: Die Übung auf einer Seite wiederholen, bis nichts mehr geht, erst dann das Bein wechseln.

Zu beachten

Die Hüftknochen bleiben die ganze Zeit waagerecht über dem Boden – nicht auswärtsdrehen!

Tipps

Der Maultiertritt gehört zu den Anfänger- und Aufwärmübungen für die Hüftmuskulatur.

Seitliches Beinheben im Stehen

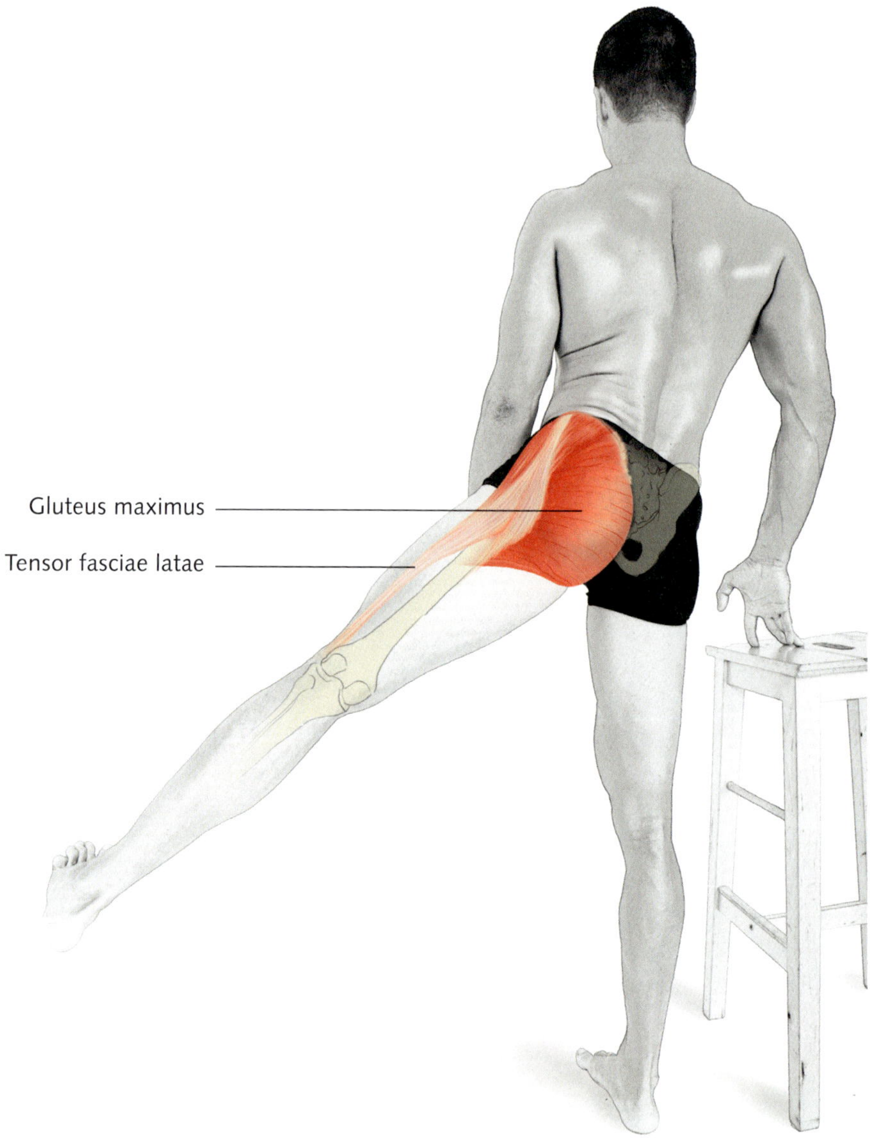

Übungsziele

- Kräftigung der Gesäß- und Hüftmuskulatur
- Stabilisierung der Hüfte
- Beweglichkeit der Hüfte sichern

Hauptmuskulatur

Gluteus maximus, medius und minimus; übrige Abduktoren und Adduktoren der Hüfte

Ausführung

Ausgangsposition ist der schulterbreite Stand, die Füße sind nach vorn gerichtet. Heben Sie das äußere Bein langsam bis auf etwa 45 Grad zur Seite an. Das angehobene Bein bleibt dabei gerade, der Oberkörper ebenfalls. Die Zehenspitzen bleiben angezogen, das Standbein ist ganz leicht gebeugt.

Am höchsten Punkt für zwei Sekunden die Gesäßmuskeln anspannen, dann das Bein langsam absenken, ohne die Gesäßmuskeln zu lösen.

Nach einem Satz die Seite wechseln.

Zu beachten

Schultern und Hüfte bleiben während dieser Übung auf gleicher Höhe und im Lot.

Zu vermeiden

Zehen beim Anheben des Beins nicht strecken.

Tipps

Halten Sie sich anfangs mit einer Hand an einem Tisch oder Stuhl fest, wenn Ihnen das Gleichgewicht Schwierigkeiten bereitet. Ihr Ziel ist die saubere Ausführung im freien Stand – behalten Sie es im Blick!

HOOYA!

Das seitliche Hüftheben im Stehen ist – wie alle Übungen für die seitliche Hüftstabilität – besonders für Frauen empfehlenswert, da sie aufgrund eines größeren Quadrizepswinkels und hormonell bedingter Flexibilität der Gelenke vermehrt zu Knieproblemen neigen.

Bein-Curl im Stehen

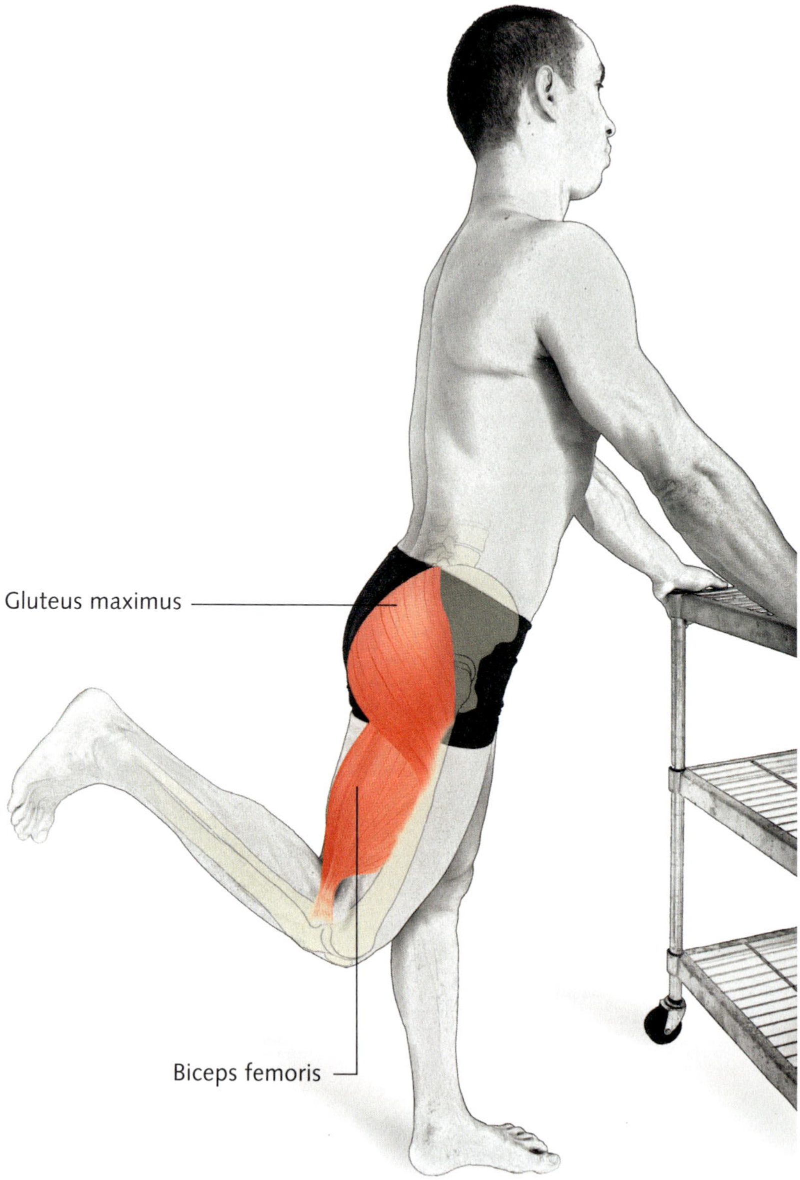

Übungsziele

- Kräftigung der Gesäß- und Hüftmuskulatur
- Beweglichkeit der Hüfte sichern

Hauptmuskulatur

Gluteus maximus und andere Gesäßmuskeln, ischiocrurale Gruppe (Beinrückseite)

Ausführung

Sie stehen im schulterbreiten Stand vor einem Stuhl oder einer Tischkante, mit deren Hilfe Sie sich gegebenenfalls ausbalancieren können.

Ein Knie beugen und die Ferse möglichst nah zum Gesäß führen. Sie dürfen sich dabei leicht nach vorne neigen.

Diese Position drei Sekunden halten, Bein- und Gesäßmuskeln anspannen und das Bein wieder absetzen. Nach einem Satz die Seite wechseln.

Zu beachten

Bei dieser Übung wird der Quadrizeps auf der Oberschenkelvorderseite gedehnt. Er sollte deshalb bereits aufgewärmt sein. Gleichzeitig bereitet die Dehnung auf intensivere Belastungen vor.

Zu vermeiden

Die Ferse nicht mit der Hand ans Gesäß ziehen.

Tipps

Die ischiocrurale Gruppe wird leicht vernachlässigt und kann mit dieser Übung aktiv gekräftigt werden.

König der Trottel

● ○ ○ ○ bis ● ● ● ●

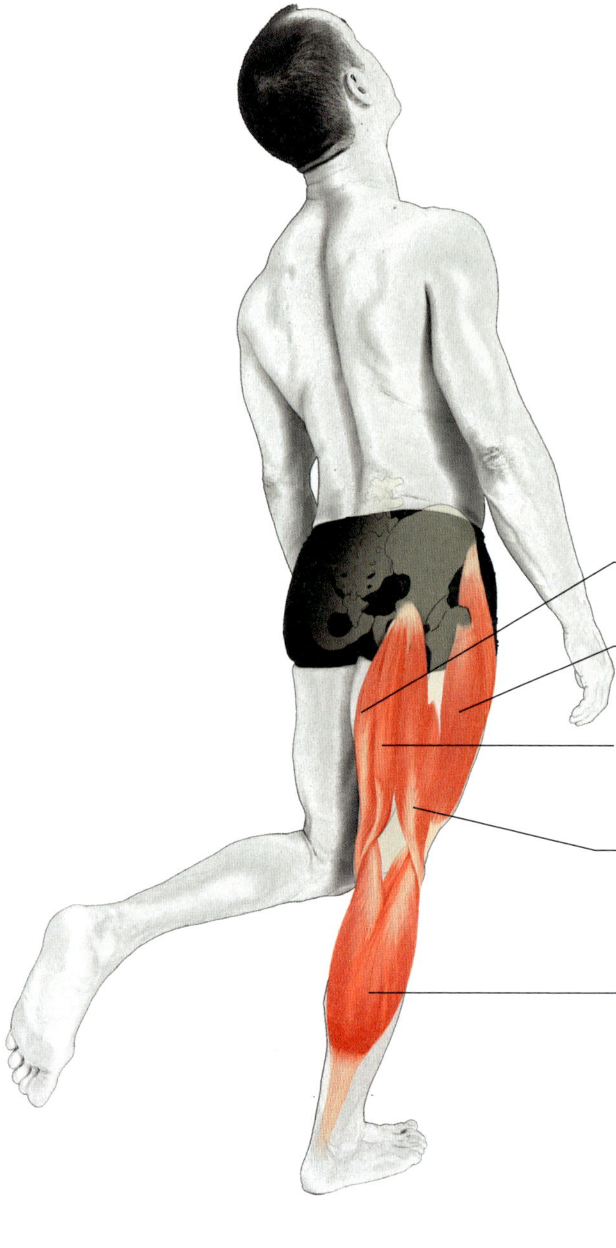

Übungsziele

- Kräftigung der Gesäß- und Hüftmuskulatur (Balance)
- Beinkraft (Standbein)
- Ganzkörperübung (Körperspannung, Balance)

Hauptmuskulatur

Triceps surae, Quadrizeps, Hüftbeuger, ischiocrurale Gruppe

Unterstützende Muskulatur

Diverse Hüft- und Rumpfmuskeln, die für das Gleichgewicht zuständig sind

Ausführung

Sie stehen auf einem Bein und schließen die Augen. Wie lange können Sie so stehen bleiben?

So trainieren Sie gezielter

Sobald Sie eine Minute schaffen, dürfen Sie die Übung mit offenen Augen machen und dabei den Kopf in den Nacken legen.

Wenn auch dies eine Minute lang klappt, schließen Sie die Augen.

Auf der nächsten Stufe stellen Sie sich beim Üben auf eine weiche Unterlage, Kopf in den Nacken, Augen schließen.

Als Königsdisziplin balancieren Sie einbeinig mit geschlossenen Augen und zurückgelegtem Kopf auf einer abgerundeten Oberfläche oder einer Matratze.

Zu beachten

Mit unterschiedlichen Untergründen können Sie die Übung beliebig erschweren.

Zu vermeiden

Nicht mit den Armen das Gleichgewicht halten, sondern allein durch Körperspannung.

Tipps

Mit dieser scheinbar simplen Übung trainieren Sie Waden (Triceps surae), Quadrizeps, Hüftbeuger, ischiocrurale Gruppe (Biceps femoris, Semitendinosus, Semimembranosus) und diverse Muskeln aus Hüfte und Rumpf, die an der Körperbalance beteiligt sind.

Kreuzheben auf einem Bein

● ● ○ ○

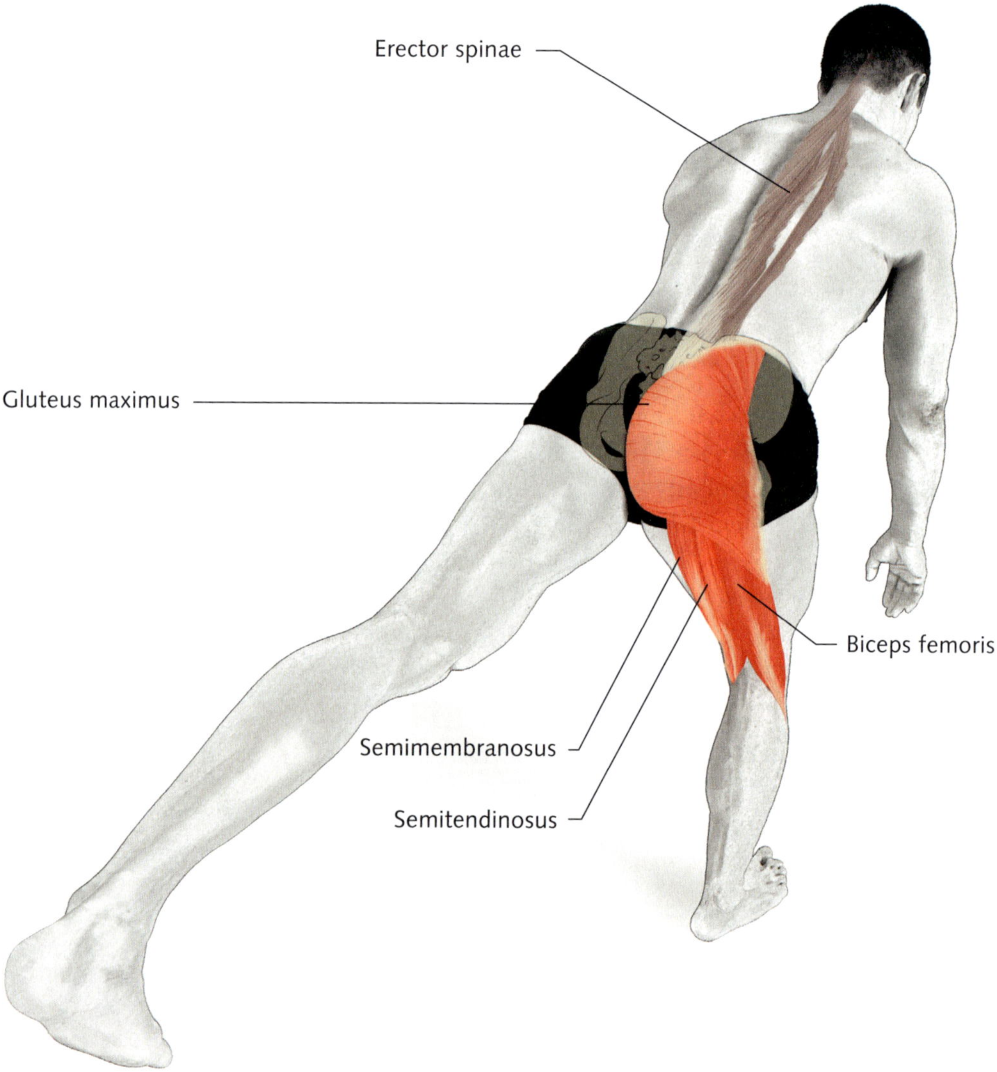

Übungsziele

- Kräftigung der Gesäß- und Hüftmuskulatur
- Dehnung der rückwärtigen Beinmuskulatur
- Förderung der Balance

Hauptmuskulatur

Gluteus maximus, ischiocrurale Gruppe (Hüftadduktoren und -strecker sowie Kniebeuger)

Unterstützende Muskulatur

Erector spinae

Ausführung

Aufrechter Stand mit geschlossenen Füßen, der Blick geht nach vorn.

Beugen Sie sich nach vorne, strecken Sie das rechte Bein nach hinten oben aus und berühren Sie mit den Fingerspitzen des gestreckten rechten Arms auf der Innenseite des linken Fußes den Boden. Rücken und Standbein bleiben gerade.

In die Ausgangsposition zurückkehren und wieder vorbeugen, dabei das rechte Bein heben und die Fingerspitzen des linken Arms an die Innenseite des linken Fußes führen.

Anschließend beide Varianten wiederholen und dabei das linke Bein anheben.

So trainieren Sie gezielter

Schwerer wird die Übung auf einer instabilen Unterlage (Kissen, Matte).

Noch anspruchsvoller wird sie, wenn man auf dem Standbein hochspringt und auf beiden Beinen landet. Fortgeschrittene springen dabei auf eine erhöhte, stabile Fläche ihrer Wahl.

Zu beachten

- Das Bild zeigt den ersten Teil der Übung, damit die Muskeln besser erkennbar sind.
- Beide Füße bleiben während der gesamten Übung in neutraler Position. Das heißt, die Zehen weisen gerade nach vorne oder aber zum Boden.

Zu vermeiden

Das Knie des Standbeins soll nicht einrasten.

Tipps

Diese Übung spricht viele Gegenspieler des Iliopsoas an. Deshalb lege ich sie aus eigener Erfahrung allen Triathleten ans Herz.

Hüftstrecker

● ● ○ ○ bis ● ● ● ●

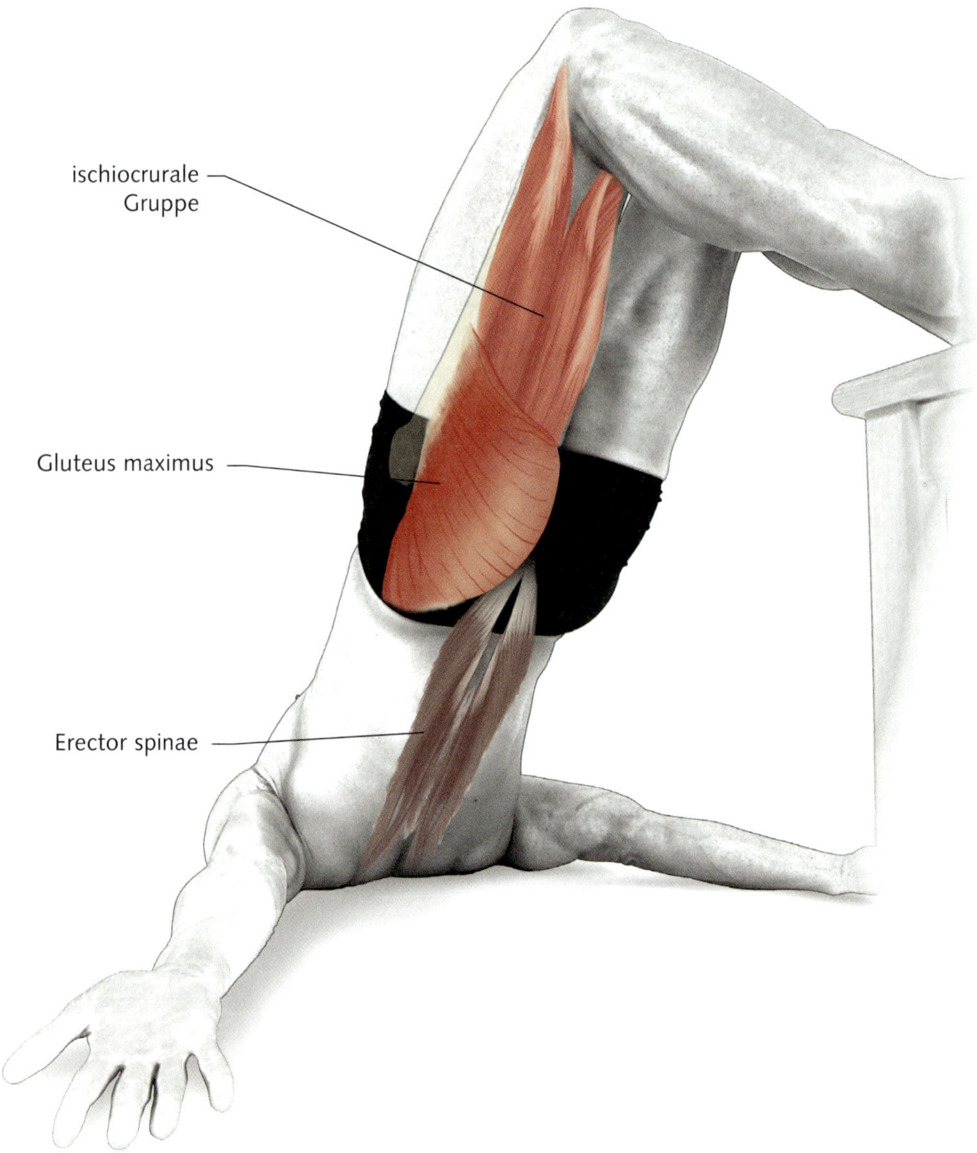

Übungsziele

- Kräftigung der Gesäß- und Hüftmuskulatur
- Dehnung der Hüftmuskulatur
- Ganzkörperübung mit viel Core-Beteiligung

Hauptmuskulatur

Gluteus maximus, ischiocrurale Gruppe

Unterstützende Muskulatur

Erector spinae (Iliocostalis, Longissimus)

Ausführung

Legen Sie sich vor einem Stuhl oder Sofa auf den Rücken und setzen Sie die Fersen darauf. Die Beine sind an der Hüfte und in den Knien rechtwinklig gebeugt, die Arme liegen unmittelbar neben dem Körper mit den Handflächen auf dem Boden.

Heben Sie die Hüften mit Beinkraft an, bis die Oberschenkel eine gerade Linie mit dem Oberkörper bilden. Zwei Sekunden halten und dabei Gesäßmuskeln und Beinrückseite fest anspannen.

So trainieren Sie gezielter

Quadrizeps: Wenn Sie an der höchsten Position ein Bein nach oben strecken (immer noch in Verlängerung des Oberkörpers), wird die Übung noch anspruchsvoller.

Zu beachten

- Auf dem Bild ist die Beteiligung der Rückenmuskulatur gut zu erkennen.
- Bauchmuskeln anspannen, um die Lendenwirbelsäule zu entlasten.

Zu vermeiden

Nicht ins Hohlkreuz gehen. Die Hauptarbeit leisten Gesäß und Hüfte, nicht die Rückenstrecker.

Fliegende Grätsche

● ● ● ○

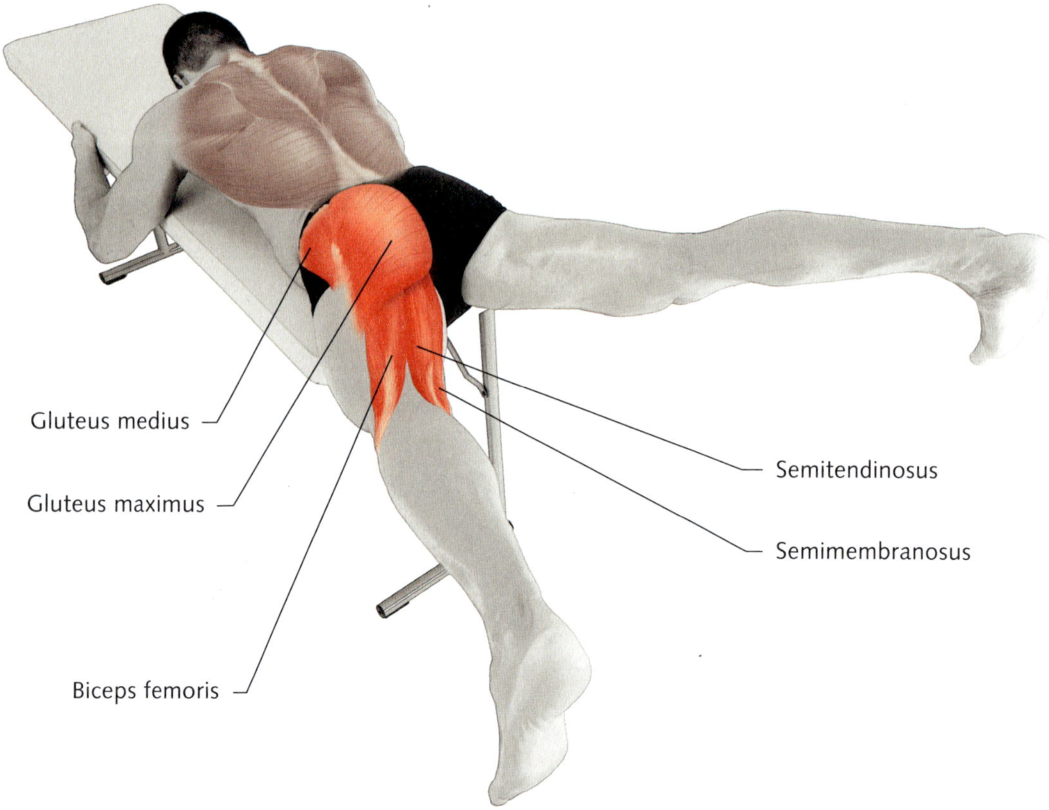

Übungsziele

- Kräftigung der Gesäß- und Hüftmuskulatur

Hauptmuskulatur

Gluteus maximus, medius, minimus; Abduktoren

Unterstützende Muskulatur

Rückenmuskulatur

Ausführung

Als Auflage benötigen Sie eine stabile erhöhte Fläche, zum Beispiel ein Bett oder einen Tisch.

Legen Sie sich mit dem Bauch darauf, sodass die Hüften genau auf der Kante liegen. Halten Sie sich mit den Händen gut fest, damit der Oberkörper stabil bleibt!

In der Ausgangsposition hängen die Beine leicht gespreizt locker nach unten. Schließen Sie die Beine und heben Sie sie über das Gesäß hinaus an, sodass Rücken und Beine einen leichten Bogen bilden.

Am höchsten Punkt das Gesäß fest anspannen und drei Sekunden halten. Die Beine spreizen und langsam absenken.

Zur Gesäßstraffung führen Sie mehrere Sätze mit je zehn Wiederholungen durch.

Zu beachten

- Wenn Sie sich auf einen Tisch legen, sollten Sie die Tischkante mit einem Kissen abpolstern.
- Die Beine bleiben während der gesamten Bewegung eher einwärtsgedreht. Die Zehen sollen zum Boden weisen.

Tipps

Die fliegende Grätsche sollte als Ausgleichsübung nach Ausfallschritten oder Kniebeugen durchgeführt werden.

11 Beine

Die Beinmuskulatur umfasst diverse Muskeln an Ober- und Unterschenkeln und geht in die Fußmuskulatur über.

Oberschenkelmuskulatur

An der **Oberschenkelaußenseite** setzen die Abduktoren an, deren Muskelmasse größtenteils im Bereich von Hüfte und Gesäß liegt (M. gluteus maximus, medius und minimus, M. piriformis). Unterstützt werden sie vom Schneidermuskel (M. sartorius), einem Hüft- und Kniebeuger, der sich über den Quadrizeps zieht.

An der **Oberschenkelinnenseite** sitzen die Adduktoren (M. adductor longus und brevis, M. gracilis, M. pectineus), die im Rahmen der Beugung der Hüfte teils zur Außenrotation (Add. longus, Add. brevis), teils zur Innenrotation (M. pectineus, M. gracilis) beitragen. Diese Muskelgruppe stabilisiert beim Gehen und Laufen das Ausbalancieren des Beckens und wird daher beim Langstreckenlauf, im Fußball, aber auch beim Reiten besonders gefordert. Aus anatomischer Sicht zählen sie streng genommen zur Hüftmuskulatur (siehe Kapitel 10, Hüfte und Gesäß, Seite 118).

Die Muskeln der **Oberschenkelrückseite** (Biceps femoris, M. semitendinosus, M. semimembranosus) werden auch als **ischiocrurale Gruppe** bezeichnet. Sie sind die wichtigsten Hüftbeuger, neigen zur Abschwächung und sind für das Ziehen an der Oberschenkelrückseite verantwortlich, wenn man versucht, die eigenen Zehen zu berühren. Es ist wichtig, sie regelmäßig gezielt zu dehnen.

Ihr Antagonist ist der von Natur aus stärkere **vierköpfige Oberschenkelmuskel** (Quadrizeps) auf der **Oberschenkelvorderseite**, der sich aus den Anteilen Vastus intermedius, lateralis und medialis sowie dem kräftigen geraden Oberschenkelmuskel Rectus femoris zusammensetzt. Als Schenkelstrecker hat

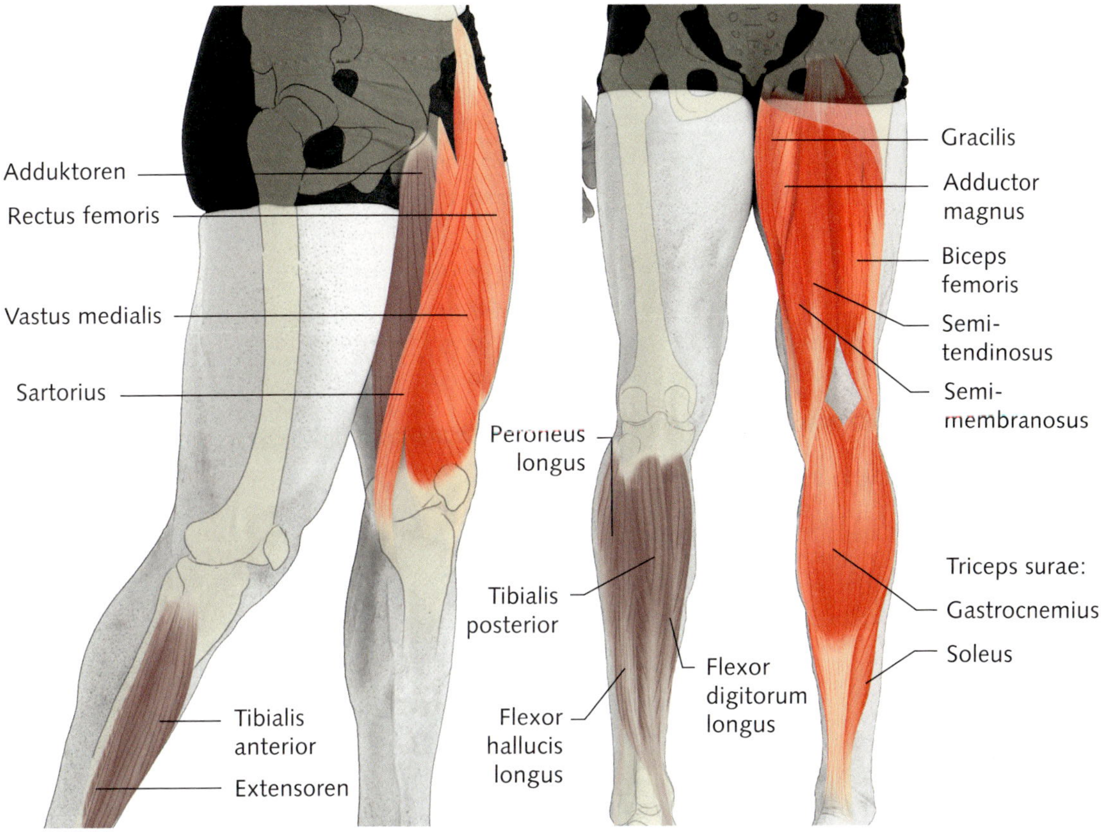

er erheblichen Anteil am aufrechten Gang des Menschen.

Als **Kniebeuger** betätigen sich insbesondere der M. gracilis, der M. gastrocnemius und die ischiocrurale Gruppe; als **Kniestrecker** dient vor allem der Quadrizeps. Ein unausgewogenes Verhältnis zwischen Kniebeugern und -streckern ist eine häufige Ursache für hartnäckige Knieprobleme. Die unterschiedlichen Anteile des Quadrizeps stabilisieren den sauberen Lauf der Kniescheibe: Der äußere Schenkelmuskel (M. vastus lateralis) als kräftigster Oberschenkelmuskel zieht die Kniescheibe nach außen und ist meist stärker als der einwärtsdrehende **innere Schenkelmuskel** (M. vastus medialis). Eine gezielte Kräftigung des Vastus medialis hilft, Kniebeschwerden zu vermeiden. Der **mittlere Schenkelmuskel** (M. vastus intermedius) stabilisiert unter anderem die Kniegelenkkapsel.

Wadenmuskulatur

Die Wadenmuskulatur besteht aus den Muskeln an **Unterschenkelrückseite** (M. gastrocnemius und M. soleus, M. tibialis posterior sowie die Zehenbeuger, M. flexor digitorum longus und M. flexor hallucis longus) und **Unterschenkelvor-**

derseite (M. tibialis anterior sowie die Zehenstrecker, M. extensor digitorum longus und M. extensor hallucis longus).

Auf der **Außenseite** verlaufen zudem die **Pronatoren** (M. peroneus longus und brevis), die die Außenkante des Fußes heben und für die Erhaltung des Fußgewölbes maßgeblich sind. Die Kräftigung der Pronatoren ist eine wichtige Vorbeugemaßnahme gegen das Einknicken des Fußes nach innen mit den entsprechenden Fehlstellungen und gegen das »Umknicken« (in der Regel nach außen) mit den entsprechenden Verletzungen wie Zerrungen oder Bänderrisse.

Der zweiköpfige Gastrocnemius und der darunterliegende Soleus werden beim Absenken und Abdrücken des Fußes beim Gehen aktiv. Weil sie praktisch dieselbe Funktion haben und beide an der **Achillessehne** ansetzen, werden sie auch gern zusammenfassend als **dreiköpfiger Unterschenkelmuskel** (Triceps surae) bezeichnet.

Dehnübungen dieser Muskeln (Tipp: Fuß nach hinten setzen und die Ferse achtsam mit gestrecktem sowie leicht gebeugtem Knie in den Boden drücken) beugen Verletzungen der Achillessehne vor.

Kniebeuge

● ○ ○ ○ bis ● ● ● ●

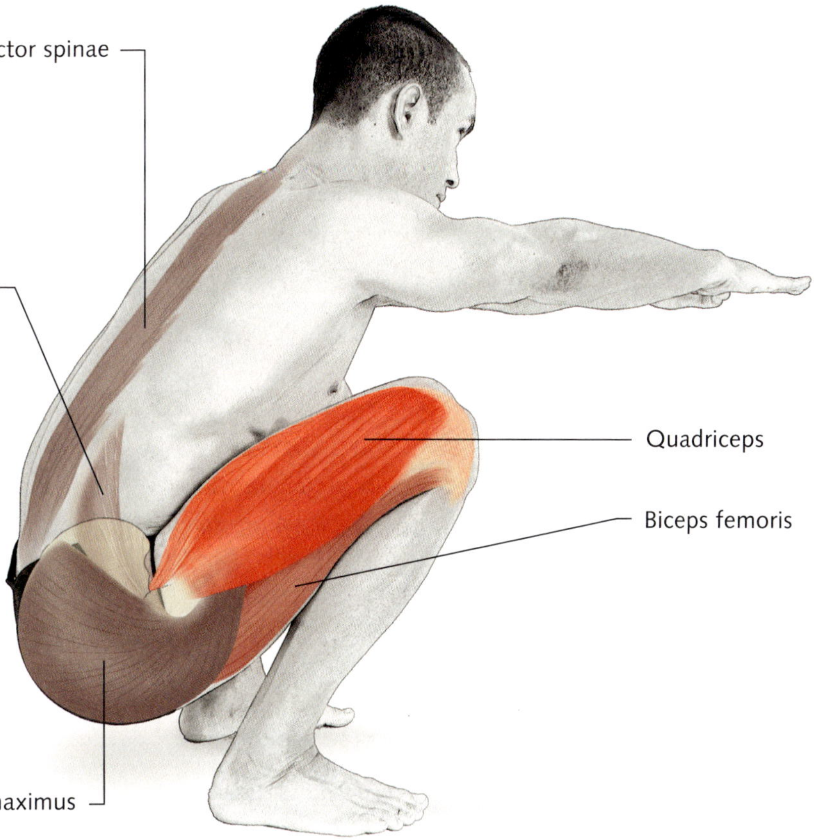

Übungsziele

- Kräftigung der Bein- und Hüftmuskulatur
- Ganzkörperübung für Kondition und Stabilität

Hauptmuskulatur

Quadrizeps, Biceps femoris, Semitendinosus, Semimembranosus

Unterstützende Muskulatur

Gluteus maximus, Iliopsoas, Sartorius, Erector spinae

Ausführung

Für die gezeigte Variante der Kniebeuge (Stufe 2) stehen Sie im schulterbreiten Stand. Die Zehen weisen nach vorn oder leicht nach außen, der Rücken bleibt die ganze Zeit möglichst lang und gerade. Schulterblätter bewusst nach hinten ziehen, Blick nach vorne.

Strecken Sie zur Entlastung der Knie und für ein besseres Gleichgewicht die Arme nach vorne und beugen Sie die Knie möglichst tief, indem Sie die Hüften erst gerade nach hinten und dann nach unten schieben. Das Gesäß sollte dicht über dem Boden schweben; die Knie ragen nicht über die Fußspitzen hinaus. Achten Sie darauf, dass der untere Rücken gerade bleibt und sich nicht rundet.

Drücken Sie sich allein mit Beinkraft wieder in die Ausgangsposition zurück.

So trainieren Sie gezielter

Für Einsteiger (Stufe 1): weniger tief in die Hocke gehen oder festhalten (aber nicht hochziehen!).

Mehr Stabilität für Hüfte, Knie und Füße (Stufe 2 bis 3): während der Übung einen Fuß bis zu eine Fußlänge vor den anderen setzen. Dabei wird der Fußbeuger des hinteren Fußes besonders beansprucht, und Sie erkennen gut, ob Sie bei der Kniebeuge dazu neigen, die Hüfte seitlich zu verschieben. Die Hüfte immer gerade nach hinten schieben und beide Füße gleichmäßig belasten!

Mehr Kraft (Stufe 2 bis 3): einen schweren Rucksack aufsetzen.

Bessere Körperbeherrschung und Gleichgewicht (Stufe 3 bis 4): wenn Sie die Arme zur Seite, ausgebreitet nach oben oder senkrecht nach oben strecken, ist die Stabilität von Knöcheln, Hüfte, Brustwirbelsäule und Schultern zunehmend gefordert. Zusätzlich oder alternativ können Sie die Füße enger zusammenstellen.

Besondere Herausforderung (Stufe 4): Setzen Sie sich ein Kind oder einen leichten Erwachsenen auf die Schultern (der dabei ebenfalls auf sein Gleichgewicht und eine stabile Haltung achten sollte). Diese Variante trainiert auch Rücken, Gesäß und Schultern sehr intensiv. Sie stellt hohe Anforderungen an Kondition und Gleichgewicht, weil Sie sich jetzt oberhalb Ihres Körperschwerpunkts ausbalancieren müssen.

Zu beachten

Steigern Sie den Schwierigkeitsgrad erst, wenn Sie die Grundform und die vorherigen Stufen perfekt beherrschen.

Zu vermeiden

Füße nicht einwärtsdrehen, sonst wird der ohnehin stärkere Vastus lateralis noch mehr gestärkt. Die Knie nicht nach innen abkippen lassen.

Tipps

Überprüfen Sie nach jeder Wiederholung Ihre Haltung. Die Zehen sollten gerade nach vorne oder nur leicht auswärts weisen. Gerade aufrichten, Bauch einziehen und fest anspannen.

HOOYA!

Die ideale Fußposition bei der Kniebeuge gibt immer wieder Anlass zu Debatten. Welche ist am besten? Sollen die Füße hüftbreit oder schulterbreit stehen? Zehen geradeaus oder auswärts (und wenn ja, wie weit)? Die Antwort hängt von Ihren Trainingszielen ab – die optimale Technik richtet sich nach den Spielregeln. Ein Gewichtheber will einen breiten Stand mit auswärtsgerichteten Zehen, der den Bewegungsspielraum einschränkt und in erster Linie die Gesäßmuskeln fordert. Bei Olympiateilnehmern müssen die Füße direkt unter den Hüften stehen und die Zehen nach außen zeigen, um mit stark auswärtsgedrehten Oberschenkeln möglichst tief ansetzen zu können. Das verkürzt die Entfernung zwischen Boden und Knien sowie Knien und Hüften und somit die Hebelwirkung, und das Gewicht am Ende eines kurzen Hebels ist bekanntlich leichter zu heben als das am Ende eines langen Hebels.

Im Bodybuilding hingegen geht es im Wettkampf nicht um Gewichtsrekorde. Hier lassen sich mit unterschiedlichen Fuß- und Beinstellungen unterschiedliche Muskeln entwickeln. Zum Beispiel können Sie gezielt den Vastus medialis als Teil des Quadrizeps herausarbeiten, indem Sie die Füße um mehr als 30 Grad auswärtsdrehen und enger zusammenstellen.

Für die funktionelle Leistungsfähigkeit außerhalb des Studios eignet sich am besten der hüft- bis schulterbreite Stand mit vorwärtsgerichteten Zehen. Konzentrieren Sie sich darauf, die Hüfte nach hinten zu schieben und die Oberschenkel nicht auswärtszudrehen, um die ischiocrurale Gruppe zu aktivieren, die Gelenke sauber auszurichten und die Knie zu schonen. Damit erzielen Sie beim Gewichtheben vermutlich keine Rekorde, behaupten sich aber besser »in freier Wildbahn«. Das gilt besonders für alle Sportarten, die schnelle Seitbewegungen verlangen – wer dabei gewohnheitsmäßig die Beine auswärtsdreht, kann sich hier leicht verletzen. Wenn Sie kein Gewichtheber sind, sollten Becken, Knie und Füße immer in dieselbe Richtung weisen. Perfekte Leistung beruht auf perfektem Training. Trainieren Sie so, wie Sie kämpfen!

Unsichtbarer Stuhl

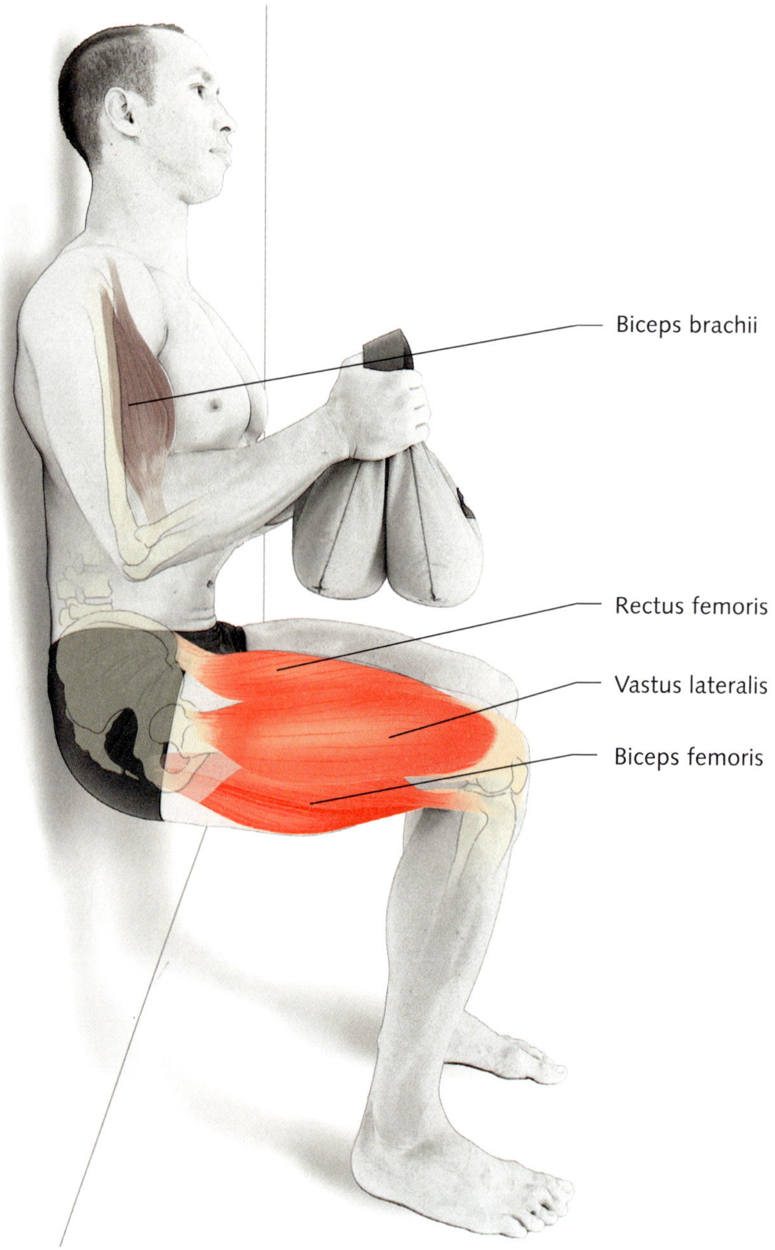

Übungsziele

- Kräftigung der Bein- und Hüftmuskulatur

Hauptmuskulatur

Quadrizeps, ischiocrurale Gruppe (Biceps femoris, Semitendinosus, Semimembranosus)

Unterstützende Muskulatur

Biceps femoris, Gesäßmuskulatur

Ausführung

Sie lehnen rücklings an einer Wand.

Schieben Sie die Füße langsam so weit nach vorne, bis die Knie im 90-Grad-Winkel gebeugt sind und über den Fersen stehen. Die Oberschenkel sind jetzt parallel zum Boden, als würden Sie auf einem unsichtbaren Stuhl sitzen. Hüften und Rücken berühren die Wand.

Harren Sie möglichst lange so aus.

So trainieren Sie gezielter

Mehr Kraft für die Körpermitte, bessere Balance: die Arme zum V nach oben recken, bis die Handgelenke an der Wand liegen.

Mehr Kraft für Schultern und Beine: Halten Sie ein ausreichend schweres Gewicht vor der Brust. Sie dürfen das Gewicht auch vorstrecken (Training für Deltoideus, Trizeps und Bauchmuskulatur).

Zu beachten

Mit Ganzkörperspannung wird die Übung leichter. Nabel zur Wirbelsäule ziehen und den unteren Rücken flach an die Wand drücken.

Tipps

Diese Übung ist jederzeit und überall durchführbar.

Sumo-Kniebeuge

● ○ ○ ○ bis ● ● ○ ○

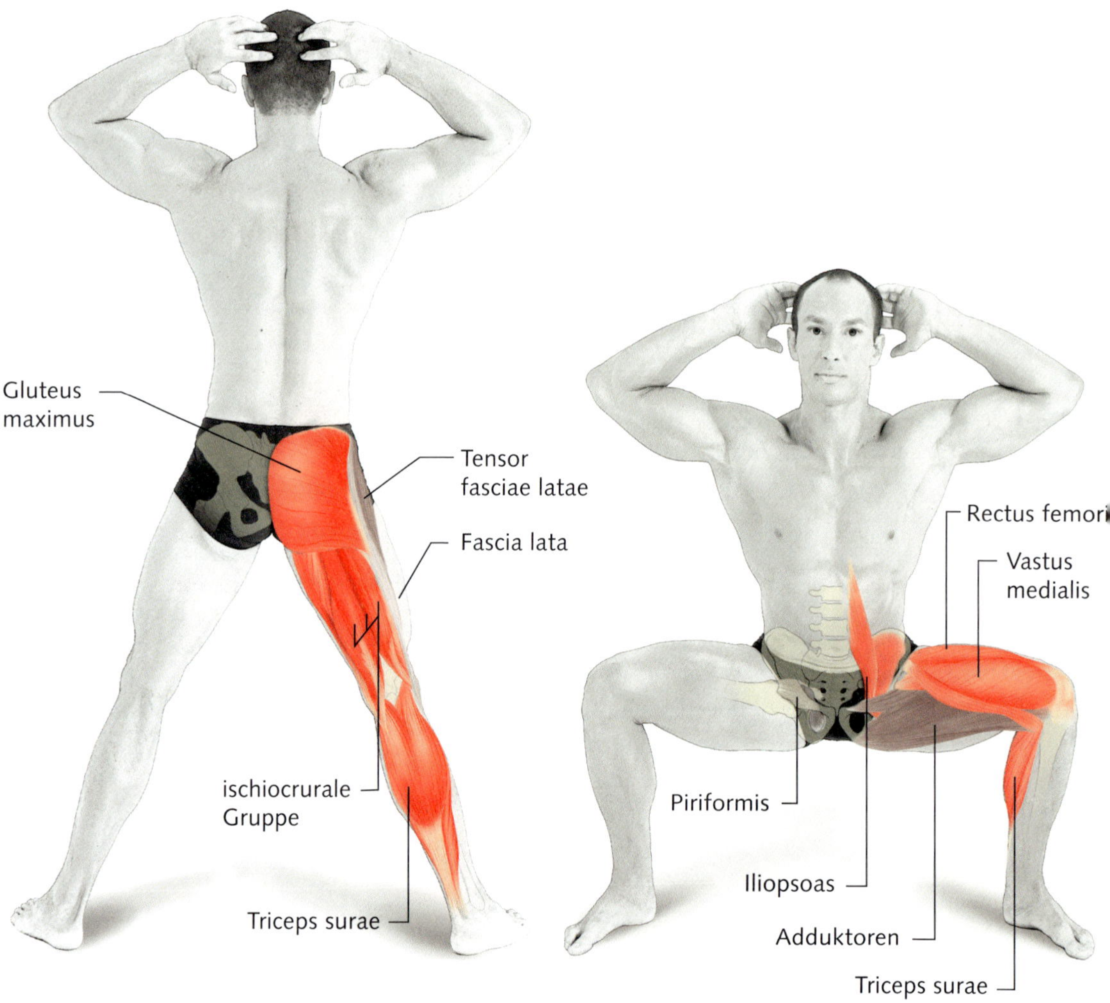

Übungsziele

– Kräftigung der Bein- und Hüftmuskulatur

Hauptmuskulatur

Ischiocrurale Gruppe (Biceps femoris, Semitendinosus, Semimembranosus), Quadrizeps, Triceps surae, Iliopsoas, Gluteus maximus

Unterstützende Muskulatur

Tensor fasciae latae, Außenrotatoren, Adduktoren

Ausführung

Die Ausgangsposition ist eine breite Grätsche, die Knie sind nicht durchgedrückt. Beide Fußspitzen weisen etwa 30 Grad nach außen, der Rücken ist gerade, der Blick geht nach vorn.

Beugen Sie die Arme hinter dem Kopf und senken Sie den Körper ab, bis die Oberschenkel parallel zum Boden sind.

Wieder hochkommen und dabei die Gesäßmuskeln möglichst fest anspannen. Die Spannung im Gesäß im Stehen noch einige Sekunden halten.

So trainieren Sie gezielter

Mehr Kraft für Unterschenkel- und Fußmuskulatur: in der Kniebeuge auf die Zehenspitzen gehen. Position halten.

Zu vermeiden

– Die Knie nicht über die Fußspitzen hinausschieben.
– Die Knie nicht nach innen oder außen abknicken lassen.
– Unteren Rücken nicht abrunden.

Tipps

Der Schenkelbindenspanner (Tensor fasciae latae) ist ein relativ kleiner Muskel im Hüftbereich der Oberschenkelaußenseite, den alle Laufsportler beim Training berücksichtigen sollten. Er trägt zur Beweglichkeit der Hüfte bei (Innenrotation, Abduktion, Beugung), strafft die breite, schützende Bindegewebshülle über der äußeren Oberschenkelmuskulatur und stabilisiert das Knie.

Sumo für Fortgeschrittene

bis

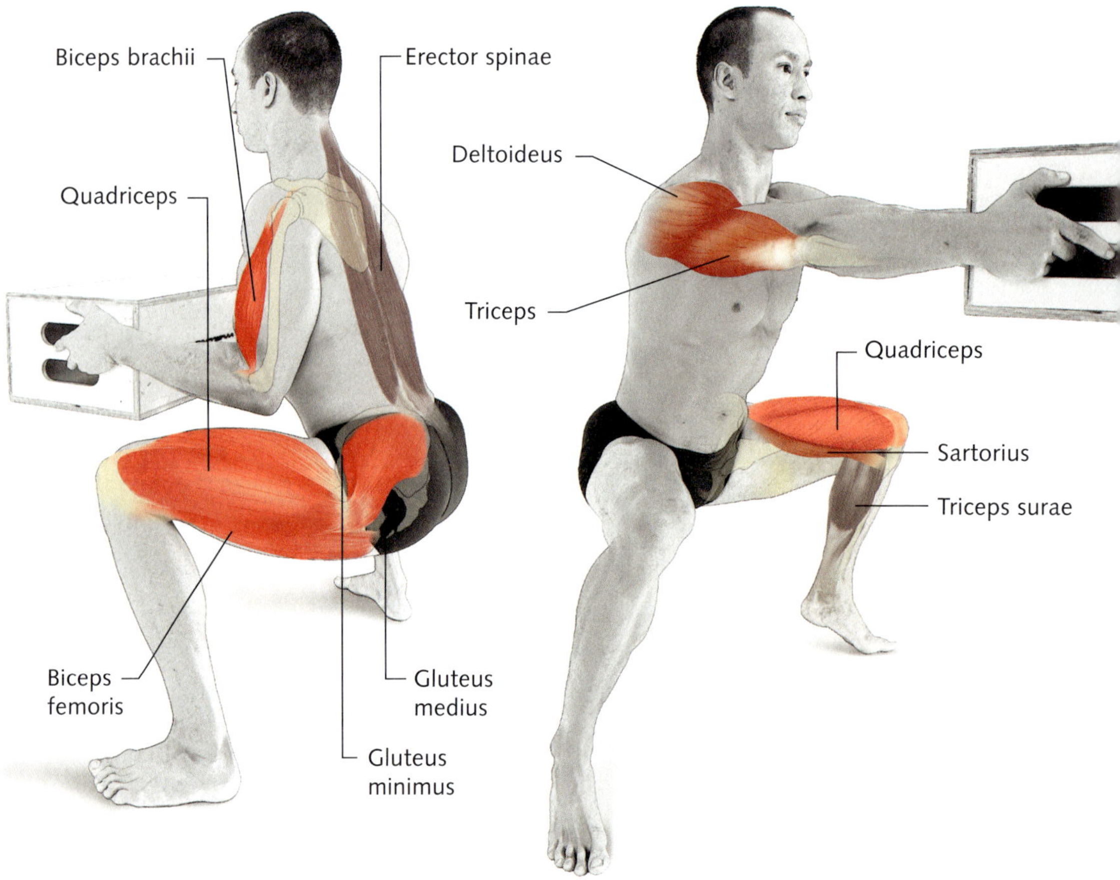

Übungsziele
- Kräftigung der Beinmuskulatur
- Ganzkörperübung zum allgemeinen Kraftaufbau

Hauptmuskulatur
Ischiocrurale Gruppe (Biceps femoris, Semitendinosus, Semimembranosus), Quadrizeps, Sartorius, Biceps brachii, Triceps brachii, Deltoideus, Gluteus medius und minimus

Unterstützende Muskulatur
Erector spinae, Iliopsoas, Triceps surae

Ausführung
Die Ausgangsposition ist eine breite Grätsche, die Knie sind nicht durchgedrückt. Beide Fußspitzen weisen etwa 30 Grad nach außen, der Rücken ist gerade, der Blick geht nach vorn. Auf Höhe des Bauchnabels halten Sie ein beliebiges Gewicht in beiden Händen. Die Ellbogen bilden einen rechten Winkel.

Gehen Sie mit geradem Rücken in die Sumo-Kniebeuge, bis die Oberschenkel parallel zum Boden sind. Schieben Sie das Gewicht mit beiden Händen nach vorn und heben Sie es dabei auf Schulterhöhe an. Die Fersen anheben und wieder absenken.

Das Gewicht zum Körper zurückführen und die Arme dabei anwinkeln. Gesäßmuskeln fest anspannen und in die Ausgangsposition zurückkehren.

So trainieren Sie gezielter
Mehr Kraft: Je schwerer das Gewicht und je länger Sie es vor den Körper halten, desto mehr Kraft bauen Sie auf.

Zu beachten
Spannen Sie zur Unterstützung der Rücken- und Gesäßmuskulatur die Bauchmuskeln an.

Zu vermeiden
Die Knie nicht über die Fersen schieben!

Tipps
Als Gewicht eignet sich zum Beispiel ein gefüllter Karton, ein Wasserkanister oder ein gefüllter Rucksack.

Ausfallschritt vorwärts

● ○ ○ ○ bis ● ● ● ●

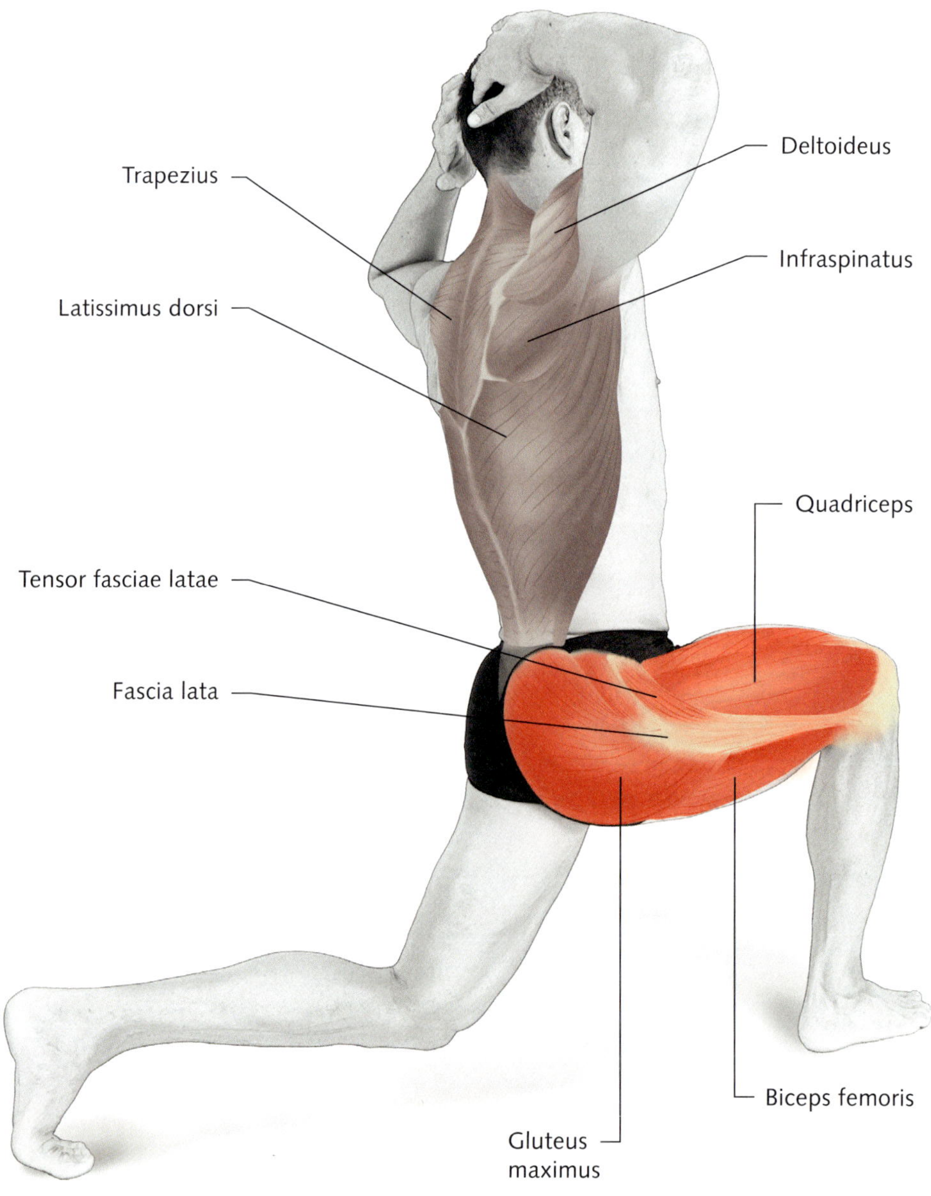

Übungsziele

- Kräftigung der Beinmuskulatur
- Ganzkörperübung
- Schulung der Balance

Hauptmuskulatur

Quadrizeps, Iliopsoas, Gluteus maximus, ischiocrurale Gruppe (Biceps femoris, Semitendinosus, Semimembranosus)

Unterstützende Muskulatur

Adduktoren, Gluteus medius und minimus, Rückenmuskulatur (Stabilisierung), Infraspinatus, Deltoideus

Ausführung

Schulterbreiter Stand, die Fußspitzen sind nach vorne gerichtet. Die Hände liegen hinter dem Hinterkopf, der Blick geht nach vorn.

Treten Sie mit dem rechten Bein einen Schritt vor, beugen Sie das rechte Knie und senken Sie Hüfte und Gesäß ab, bis das linke Knie fast den Boden berührt. Am tiefsten Punkt der Bewegung befinden sich beide Knie im rechten Winkel, wobei das vordere Knie über der Ferse verharrt.

Gesäß anspannen, aus dem hinteren Bein hochdrücken und in die Ausgangsposition zurückkehren. Bein wechseln.

So trainieren Sie gezielter

Mehr Bein- und Rumpfkraft: den Schritt besonders weit nach vorne setzen. In jede Hand ein Gewicht nehmen.

Mehr Arm- und Schulterkraft, bessere Balance: Gewichte oder einen Sandsack mit gestreckten Armen über den Kopf stemmen und Ausfallschritte machen.

Bessere Balance und mehr Kraft: einen schweren Rucksack aufsetzen.

Koordination, Balance und Kraft: mit Ausfallschritten vorwärts- oder rückwärtsgehen, zum Beispiel auf einer Wiese. Wie viele Schritte schaffen Sie?

Zu beachten

Rücken, Nacken und Kopf bleiben während der gesamten Bewegung senkrecht aufgerichtet.

Tipps

Wenn die Kraft nachlässt und die Bewegungen unsauber werden, schalten Sie auf eine leichtere Stufe zurück. Arbeiten Sie Schritt für Schritt an Ihrer Muskelkraft, ohne durch Fehlbelastung Knie-, Hüft- oder Schultergelenke zu schädigen!

Seitlicher Ausfallschritt

●●○○ bis ●●●●

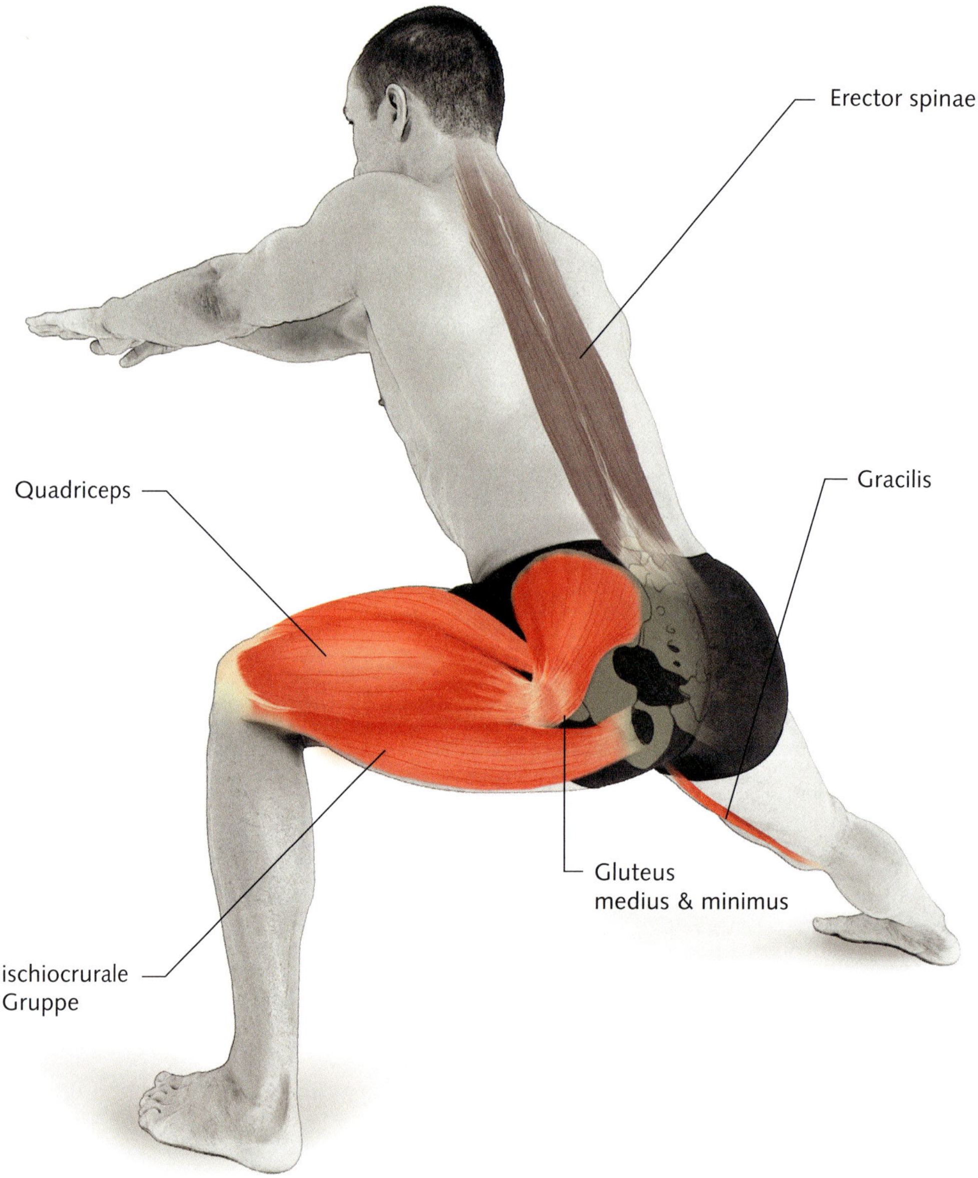

Übungsziele

- Kräftigung der Beinmuskulatur
- Schulung der Balance
- Bewegungsspielraum der Hüfte erhalten und erweitern

Hauptmuskulatur

Quadrizeps, Gluteus medius und minimus, ischiocrurale Gruppe, Gracilis

Unterstützende Muskulatur

Weitere Abduktoren und Adduktoren der Hüfte, Erector spinae

Ausführung

In der Ausgangsposition stehen Sie schulterbreit mit leicht auswärtsweisenden Füßen. Die Arme hängen gerade herunter, die Hände befinden sich vor den Hüften. Der Oberkörper ist aufrecht, der Blick geht nach vorn.

Machen Sie einen Schritt nach links in eine breite Grätsche und strecken Sie die Arme nach vorne. Sobald der linke Fuß den Boden berührt, beugen Sie mit geradem Rücken das linke Knie, bis der linke Oberschenkel parallel zum Boden ist. Sie dürfen sich leicht nach vorn neigen und das Gesäß nach hinten schieben. Das rechte Bein bleibt gestreckt.

Zwei Sekunden halten, dann in die Ausgangsposition zurückkehren. Machen Sie auf einer Seite so viele Wiederholungen wie möglich, ehe Sie das Bein wechseln.

Zu beachten

Beim Vorneigen im Ausfallschritt den Bauch anspannen.

Zu vermeiden

Das gebeugte Knie des Standbeins bleibt beim Ausfallschritt über der Ferse – nicht nach vorne schieben oder seitlich abknicken! Hüfte nach hinten schieben.

Tipps

Mit dem seitlichen Ausfallschritt kann man sehr gut Kraft für die einbeinige Kniebeuge sowie für stabile Seitbewegungen aufbauen.

Iron Mike

● ● ● ○

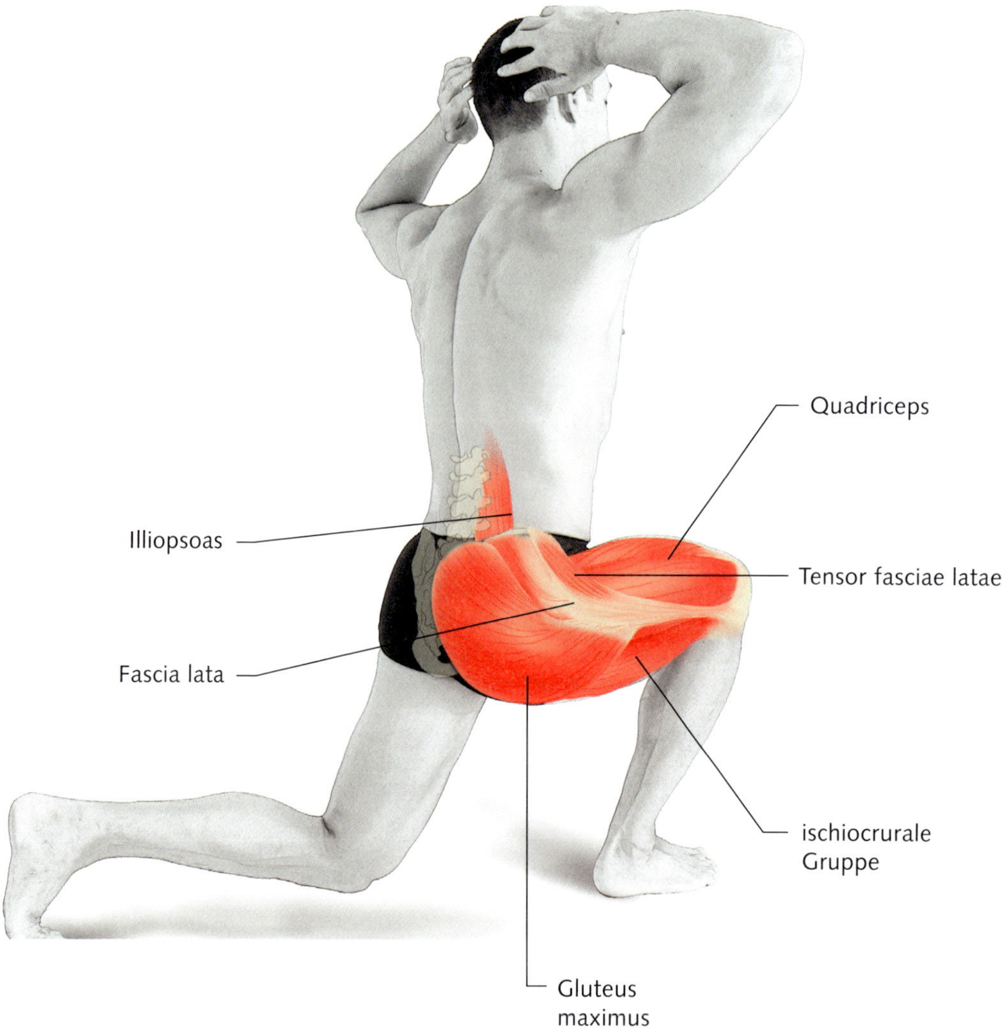
Quadriceps
Illiopsoas
Tensor fasciae latae
Fascia lata
ischiocrurale Gruppe
Gluteus maximus

Übungsziele

- Ganzkörperübung mit Betonung der Beine
- Schulung von Schnellkraft, Koordination und Gleichgewicht

Hauptmuskulatur

Quadrizeps, Gluteus maximus, Iliopsoas, ischiocrurale Gruppe (Biceps femoris, Semitendinosus, Semimembranosus)

Unterstützende Muskulatur

Rumpfmuskulatur (Bauch, Rücken)

Ausführung

Legen Sie die Hände an den Hinterkopf. Der Rücken ist gerade, Schultern und Bauchmuskeln gestrafft. Machen Sie mit dem linken Fuß einen Ausfallschritt vorwärts und senken Sie das hintere Knie so ab, dass es rechtwinklig gebeugt ist, aber noch etwas über dem Boden schwebt. Das linke, vordere Knie steht senkrecht über der Ferse.

Stoßen Sie sich aus dieser Ausgangsposition mit dem vorderen Fuß kräftig nach oben und wechseln Sie im Sprung die Beine: Jetzt ist das rechte Knie vorne und das linke hinten, und Sie senken beide Knie direkt nach dem Landen wieder ab. Trainieren Sie so lange, wie Sie die Übung in jeder Phase sauber durchführen können.

Mehr Wadenkraft, bessere Balance: die Übung auf den Fußballen durchführen.

Zu beachten

Vor dieser Übung den ganzen Körper gut aufwärmen, insbesondere die Beinmuskulatur. Eine gute Vorbereitung sind Ausfallschritte rückwärts.

Zu vermeiden

Wegen der hohen Anforderungen an die stabilisierende Muskulatur kann diese Übung Knie und Fußgelenke überlasten. Gehen Sie nicht zu ehrgeizig vor, sondern achten Sie auf Ihre tatsächliche Leistungsfähigkeit und konzentrieren Sie sich auf eine korrekte Durchführung.

Tipps

In Bezug auf den vorderen Fuß ist die Hüfte zurückgeschoben, der Oberkörper bleibt aufrecht. Der Iron Mike ist eine Herausforderung – nicht aufgeben, wenn er nicht auf Anhieb gelingt. Achten Sie auch auf eine ausreichende Magnesiumzufuhr und eine gute Dehnung nach dem Training. Die starke Beanspruchung der Wadenmuskulatur kann sonst Wadenkrämpfe begünstigen.

Kastensprung

● ○ ○ ○ bis ● ● ● ●

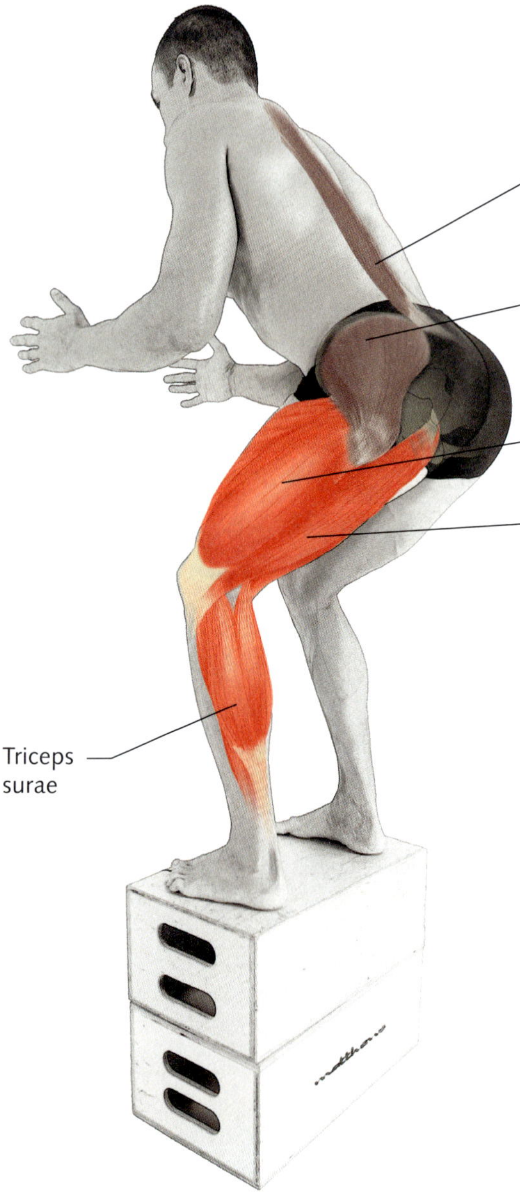

Übungsziele

- Sprungkraft der Beine stärken
- Schulung von Koordination und Gleichgewicht

Hauptmuskulatur

Quadrizeps, ischiocrurale Gruppe (Biceps femoris, Semitendinosus, Semimembranosus), Triceps surae

Unterstützende Muskulatur

Gesäß (Gluteus maximus, medius, minimus), Hüftbeuger, unterer Rücken, Erector spinae

Ausführung

Sie brauchen einen stabilen Gegenstand, auf den Sie springen können. Einsteiger beginnen am besten mit einer Treppenstufe (Stufe 1). Später wählen Sie allmählich höhere Hindernisse (Stufe 2), die Ihrem Körpergewicht und der Belastung durch den Aufprall standhalten, zum Beispiel einen Baumstamm oder eine kleine Mauer.

In der Ausgangsposition stehen Sie schulterbreit vor dem Hindernis, gehen leicht in die Kniebeuge, holen mit beiden Armen nach hinten Schwung und springen mit beiden Füßen gleichzeitig auf den Gegenstand. Den richtigen Abstand müssen Sie ausprobieren.

Steigen Sie mit einem Ausfallschritt rückwärts wieder herunter und benutzen Sie dabei abwechselnd das linke und das rechte Bein. An einer Treppe können Sie auch mit beiden Füßen auf und ab springen.

So trainieren Sie gezielter

Bein- und Hüftmuskulatur (Stufe 3): allmählich zu tieferen Kniebeugen übergehen, bis das Gesäß in der Ausgangsposition dicht über dem Boden ist.

Mehr Sprungkraft (Stufe 4): Bei entsprechendem Trainingsstand und sehr gut aufgewärmt dürfen Fortgeschrittene (!) die Sprungkraft noch mehr ausbilden, indem sie sehr schnell auf einen 15 bis 60 Zentimeter hohen Gegenstand und wieder auf den Boden zurückspringen. Dabei berühren die Füße sowohl den Gegenstand als auch den Boden jeweils nur den Bruchteil einer Sekunde.

Zu beachten

- Die Füße stehen auch beim Landen schulterbreit nebeneinander, die Zehenspitzen weisen geradeaus.
- Wählen Sie stets eine Höhe, die Sie bewältigen können, die aber bei mehreren Sprüngen eine Herausforderung darstellt.

Zu vermeiden

- Nicht mit den Füßen hängen bleiben – heben Sie die Beine beim Sprung hoch genug an.
- Nicht bis zur Erschöpfung trainieren, sonst steigt die Unfallgefahr.

Tipps

Schieben Sie direkt beim Landen immer aggressiv die Hüften nach hinten. Dann müssen Sie sich niemals Gedanken darüber machen, ob Sie »leicht aufsetzen«.

Einbeiniger Kastensprung

● ● ○ ○ bis ● ● ● ●

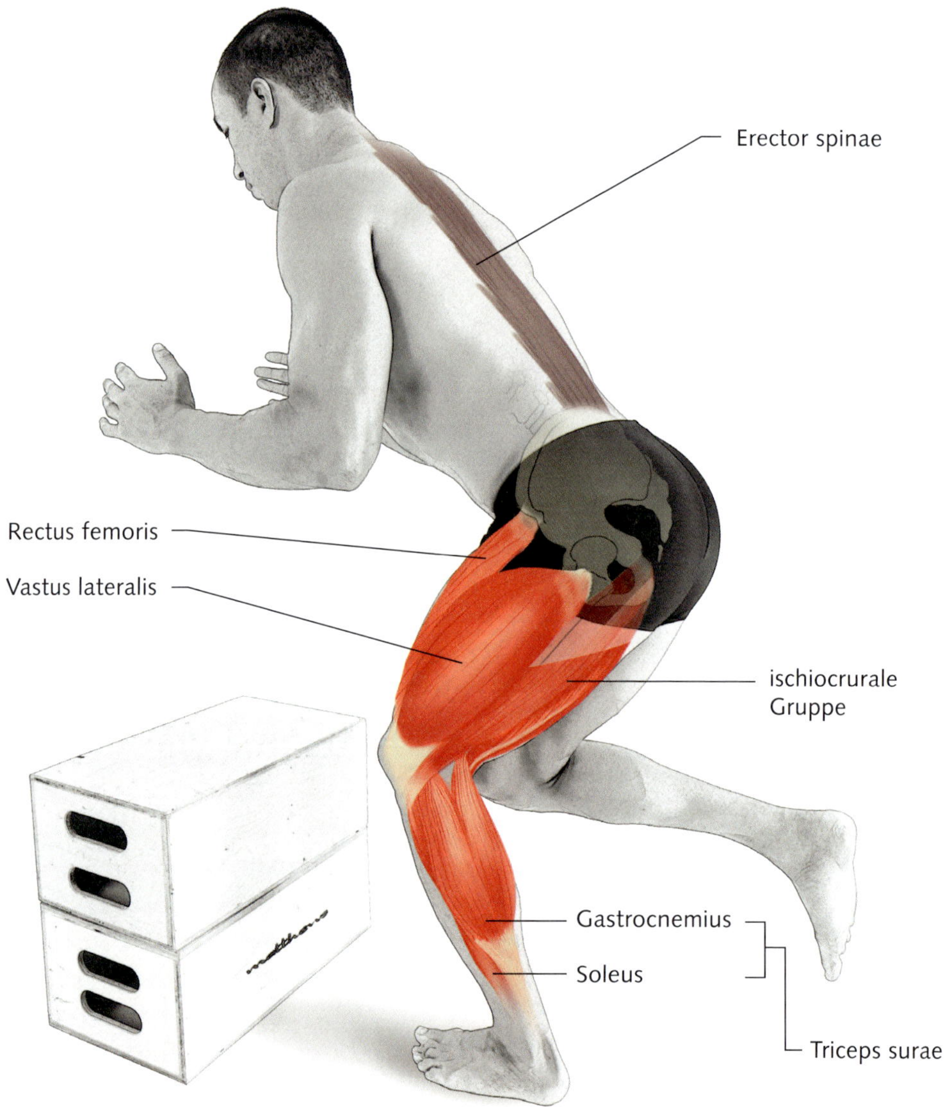

Übungsziele

- Sprungkraft der Beine stärken
- Schulung von Koordination und Gleichgewicht

Hauptmuskulatur

Quadrizeps, ischiocrurale Gruppe (Biceps femoris, Semitendinosus, Semimembranosus), Triceps surae

Unterstützende Muskulatur

Gluteus maximus, medius, minimus, Hüft- und Rumpfmuskulatur, Erector spinae

Ausführung

Die Durchführung entspricht dem normalen Kastensprung, aber Sie springen zuerst auf einem Bein, dann auf dem anderen auf ein angemessenes Hindernis, bis Sie nicht mehr können.

Danach zweibeinige Sprünge anschließen.

Zu beachten

- Beginnen Sie auch beim einbeinigen Kastensprung mit Treppenstufen (Stufe 1) und arbeiten Sie sich langsam höher.
- Bei dieser Übung ist die korrekte Ausrichtung der Gelenke besonders wichtig: Knie und Zehen weisen nach vorne, die Hüfte wird nach hinten geschoben.

Tipps

Gut für die Schnellkraft sind auch Seitsprünge über eine Linie, ein Seil oder einen Ast auf dem Boden. Springen Sie im schulterbreiten Stand von links nach rechts über die Linie und zurück, so lange und so schnell Sie können. Anstrengender wird die Übung auf einem Bein. Trainieren Sie nur so lange, wie Knie und Fuß beim Landen absolut stabil bleiben, und schließen Sie danach noch möglichst viele Seitsprünge auf zwei Beinen an.

Einbeinige Kniebeuge

● ● ● ○ bis ● ● ● ●

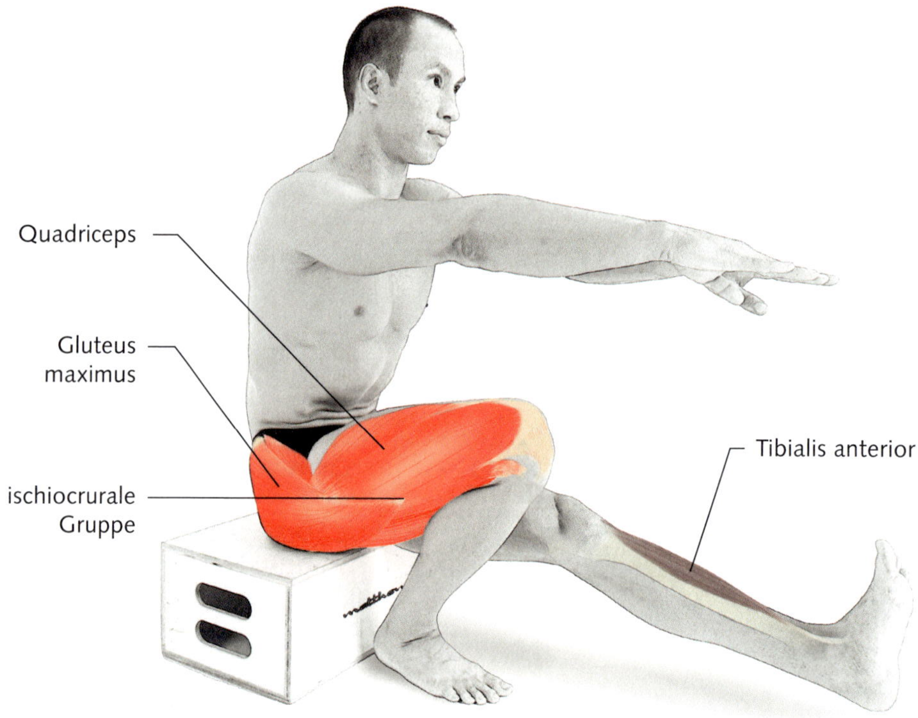

Übungsziele

- Kräftigung der Beinmuskulatur
- Schulung von Koordination, Gleichgewicht und Ausdauer
- Ganzkörperübung (Varianten einbeziehen)

Hauptmuskulatur

Quadrizeps, Iliopsoas, ischiocrurale Gruppe, Gluteus maximus

Unterstützende Muskulatur

Unterer Rücken, Hüftbeuger allgemein, Tibialis anterior

Ausführung

Mit einer Hand an einem etwa hüfthohen, stabilen Gegenstand festhalten, der auf der Seite des unbelasteten Beins steht. Stellen Sie sich auf ein Bein und strecken Sie das andere nach vorne.

Beugen Sie das Standbein, bis der Oberschenkel parallel zum Boden ist. Der Oberkörper bleibt gerade, aber Sie neigen ihn nach vorn, bis die Schultern über das Knie hinausragen. Der zweite Fuß bleibt die ganze Zeit angehoben und das Bein gestreckt.

Aus dieser Position allein durch Beinkraft wieder hochdrücken. Das Knie nicht vollständig strecken. Möglichst viele Wiederholungen durchführen, dann die Seite wechseln.

So trainieren Sie gezielter

Mehr Kraft für Beine und Gesäß: Strecken Sie bei der Ausführung beide Arme nach vorn. Das ist zugleich eine ausgezeichnete Gleichgewichtsschulung.

Noch mehr Kraft für Beine und Gesäß: Winkeln Sie im Stehen ein Bein nach hinten an und umfassen Sie es mit der Hand (wie beim Dehnen des Oberschenkels). Den Arm auf der Seite des Standbeins strecken Sie auf Schulterhöhe nach vorn. Senken Sie das Standbein ab, bis das Knie des angewinkelten Beins den Boden berührt. Sie können beim Absenken und auch beim schnellen Hochkommen eine Pause machen, um noch mehr Haltekraft aufzubauen.

Noch mehr Kraft für Beine, Gesäß, Rumpf, Arme und Schultern: Halten Sie mit dem ausgestreckten Arm ein möglichst schweres Gewicht. Je eine Wiederholung pro Bein reicht völlig aus!

Zu beachten

Wählen Sie einen weichen Untergrund (Rasen, Teppich, Isomatte), wenn Sie das angewinkelte Knie in Variante 2 auf dem Boden absetzen.

Zu vermeiden

- Der haltende Arm dient nur zur Stabilisierung, nicht zur Unterstützung der Bewegung.
- Das Knie beim Beugen nicht über die Zehen schieben.

Tipps

Die Abbildung zeigt eine tiefe Variante der einbeinigen Kniebeuge zur Vorbereitung auf die Pistole. Beziehen Sie Hilfsmittel ein, um Ihre Ziele über Zwischenstufen zu erreichen.

Pistole

● ● ● ●

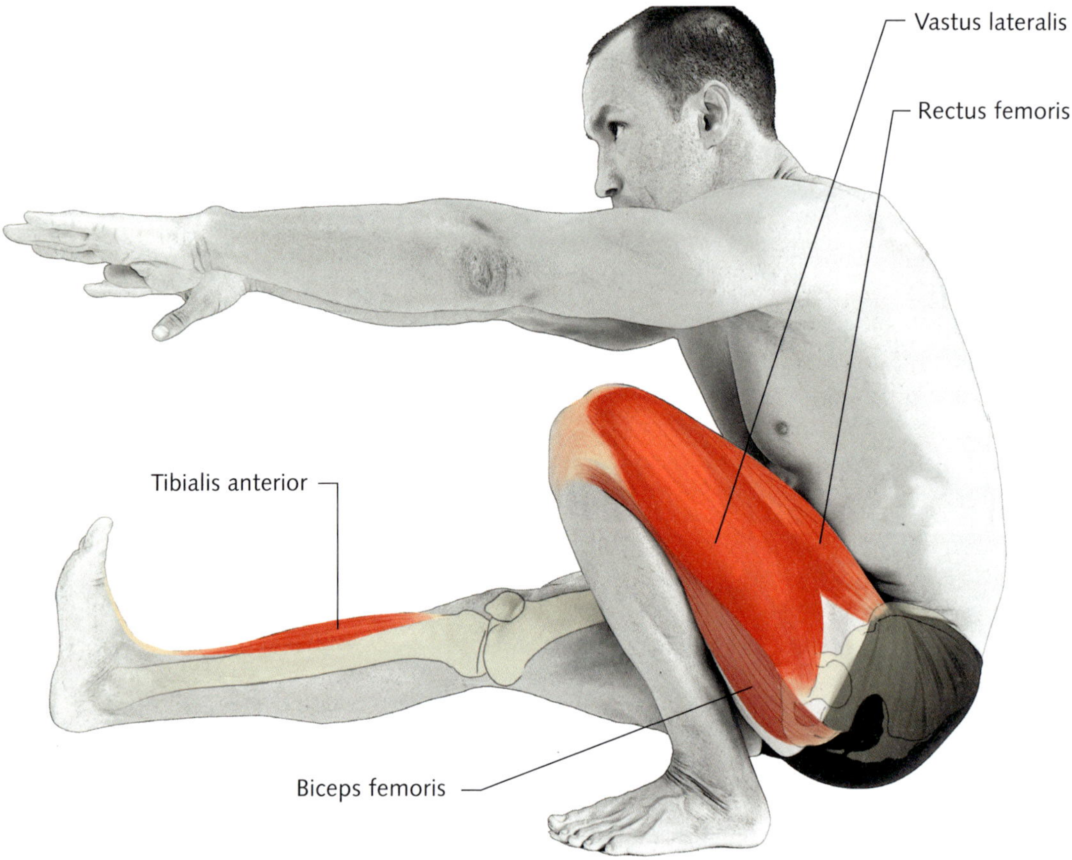

Übungsziele

- Kräftigung der Bein- und Hüftmuskulatur
- Schulung von Gleichgewicht und Koordination
- Ganzkörperübung

Hauptmuskulatur

Quadrizeps (Rectus femoris, Vastus lateralis, medialis und intermedius), Iliopsoas und ischiocrurale Gruppe (Biceps femoris, Semitendinosus, Semimembranosus), Gluteus maximus

Unterstützende Muskulatur

Tibialis anterior, Extensor hallucis longus, Triceps surae

Ausführung

Senken Sie das Gesäß in der einbeinigen Kniebeuge langsam bis auf Fersenhöhe ab und kommen Sie dann explosionsartig wieder hoch (Stufe 3).

So trainieren Sie gezielter

Beweglichkeit von Hüftbeugern und Fußgelenken langsam erhöhen (Stufe 2): Wenn Ihre Beweglichkeit noch nicht ausreicht, können Sie beispielsweise einen Flipflop oder ein schmales Buch unter die belastete Ferse legen.

Mehr Kraft für Beine, Rumpf, Arme und Schultern (Stufe 4): Halten Sie mit beiden Händen und gestreckten Armen ein beliebiges Gewicht (gefüllter Rucksack, Wasserflasche) auf Brusthöhe.

Für Sprungkraft, Gleichgewicht und Koordination (Stufe 4): Springen Sie nach der einbeinigen Kniebeuge hoch und landen Sie sanft auf dem anderen Bein. Den Fuß rollen Sie dabei vom Ballen zur Ferse hin ab und gehen sofort in die nächste Kniebeuge über. Sie dürfen auch auf einen nicht zu hohen Gegenstand springen.

Zu beachten

Bei Problemen mit der Hüfte oder der Haltekraft können Sie die Pistole anfangs auf einem stabilen Tisch ausführen, zum Beispiel im Freien auf einem Grillplatz. Die Innenseite des belasteten Fußes steht dabei unmittelbar an der Tischkante, und das unbelastete Bein hängt während der Übung herunter. Bei dieser Variante müssen Sie allerdings besonders auf das Gleichgewicht achten und sollten bei Koordinationsschwierigkeiten ausreichend Platz haben, um ungefährdet abzuspringen.

Tipps

Auf der Abbildung ist der Tibialis anterior hervorgehoben, ein Anteil der Unterschenkelmuskulatur, der hier – wie auch der Triceps surae auf der Unterschenkelrückseite – ebenfalls stark gefordert ist.

Wadenheben

● ○ ○ ○ bis ● ● ● ●

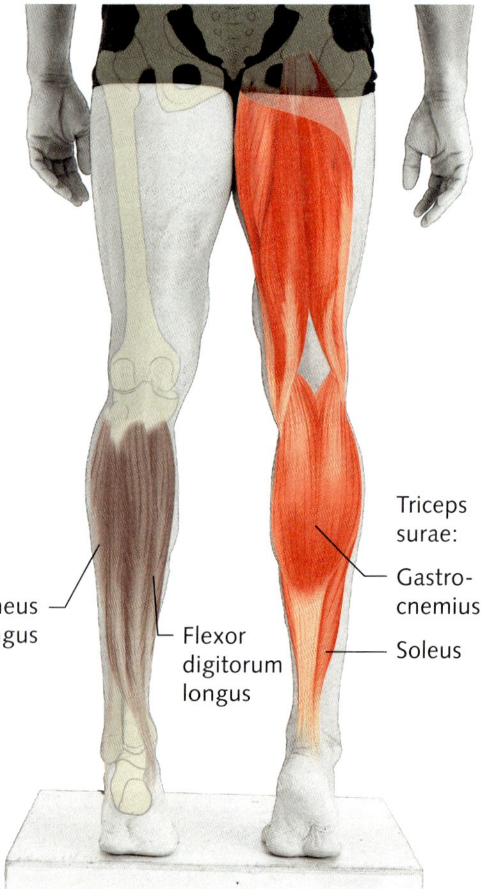

Übungsziele

– Dehnung und Kräftigung der Wadenmuskulatur

Hauptmuskulatur

Triceps surae (Gastrocnemius, Soleus), Tibialis anterior

Ausführung

Stellen Sie sich mit den Fußballen so auf eine Treppenkante oder eine beliebige stabile, etwas erhöhte Fläche, dass die Fersen in der Luft hängen. Sie dürfen sich dabei leicht an einer Wand oder einem Geländer abstützen. Der gesamte Körper ist aufgerichtet.

Senken Sie die Fersen erst so tief wie möglich ab und gehen Sie dann auf die Zehenspitzen. Am höchsten und tiefsten Punkt jeweils eine Sekunde halten. So viele Wiederholungen wie möglich!

So trainieren Sie gezielter

Mehr Schnellkraft: Führen Sie möglichst viele Bewegungen innerhalb von zehn oder 20 Sekunden durch, um die Muskelfasern für die Schnellkraft stärker anzusprechen. Dazu müssen die Waden zuvor sehr gut aufgewärmt sein, und Sie müssen den vollen Bewegungsspielraum ausnutzen!

Kräftigung der Wadeninnenseite (Supinatoren: Extensor und Flexor hallucis longus): die Fußspitze leicht auswärtsdrehen.

Kräftigung der Wadenaußenseite (Pronatoren: Peroneus longus und brevis): die Fußspitze leicht einwärtsdrehen.

Oberer Anteil der Wade (Gastrocnemius): den oberen Teil auf den Zehenspitzen betonen und den Fuß nur bis in die Waagerechte absenken.

Unterer Anteil der Wade (Soleus): den unteren Teil der Bewegung betonen, also die Ferse möglichst tief absenken und möglichst weit hochdrücken. Diese Variante erhöht den Bewegungsspielraum des Fußgelenks und erleichtert Kniebeugen und Hockstellungen aller Art.

Mehr Kraft (Stufe 2): Führen Sie die Übung auf einem Bein durch. Sie können dabei auch eine Treppe hinaufsteigen und auf jeder Stufe je acht bis zehn Wiederholungen pro Bein absolvieren.

Noch mehr Kraft (Stufe 3 bis 4): Beugen Sie die Hüfte rechtwinklig vor und stützen Sie sich mit Händen oder Unterarmen leicht ab. Das Gesäß strecken Sie nach hinten. Wenn Sie die Knie während der Bewegung leicht beugen (Ober-/Unterschenkelwinkel mehr als 90 Grad) und in dieser Position verharren, wird der Soleus stärker trainiert. Sie dürfen dafür auch eine zweite Person auf den Rücken nehmen (Stufe 4).

Ultimative Herausforderung (Stufe 4): Setzen Sie einen schweren Rucksack auf und halten Sie einen gefüllten Kanister auf Schulterhöhe. So trainieren Sie zusätzlich Trapezius, Schultern und Unterarme. Mit beiden Gewichten mindestens zwei Wiederholungen pro Bein, danach ohne Kanister mehrere Sätze gebeugtes Wadenheben wie bei Stufe 3 beschrieben, danach noch einmal zehn Wiederholungen ohne Kanister. Erst dann das Bein wechseln und den kompletten Durchgang wiederholen.

Zu vermeiden

Die Knie sind nicht eingerastet, sondern leicht gebeugt.

Tipps

Der Triceps surae ist ein Muskel mit dreifachem Ansatz auf der Wadenrückseite. Der flache Schollenmuskel (Soleus) liegt dabei unterhalb des Zwillingswadenmuskels (Gastrocnemius), der sich in der Regel deutlich abzeichnet. Der wichtigste Antagonist des Triceps surae ist der vordere Schienbeinmuskel (Tibialis anterior).

Cliffhanger

● ● ● ●

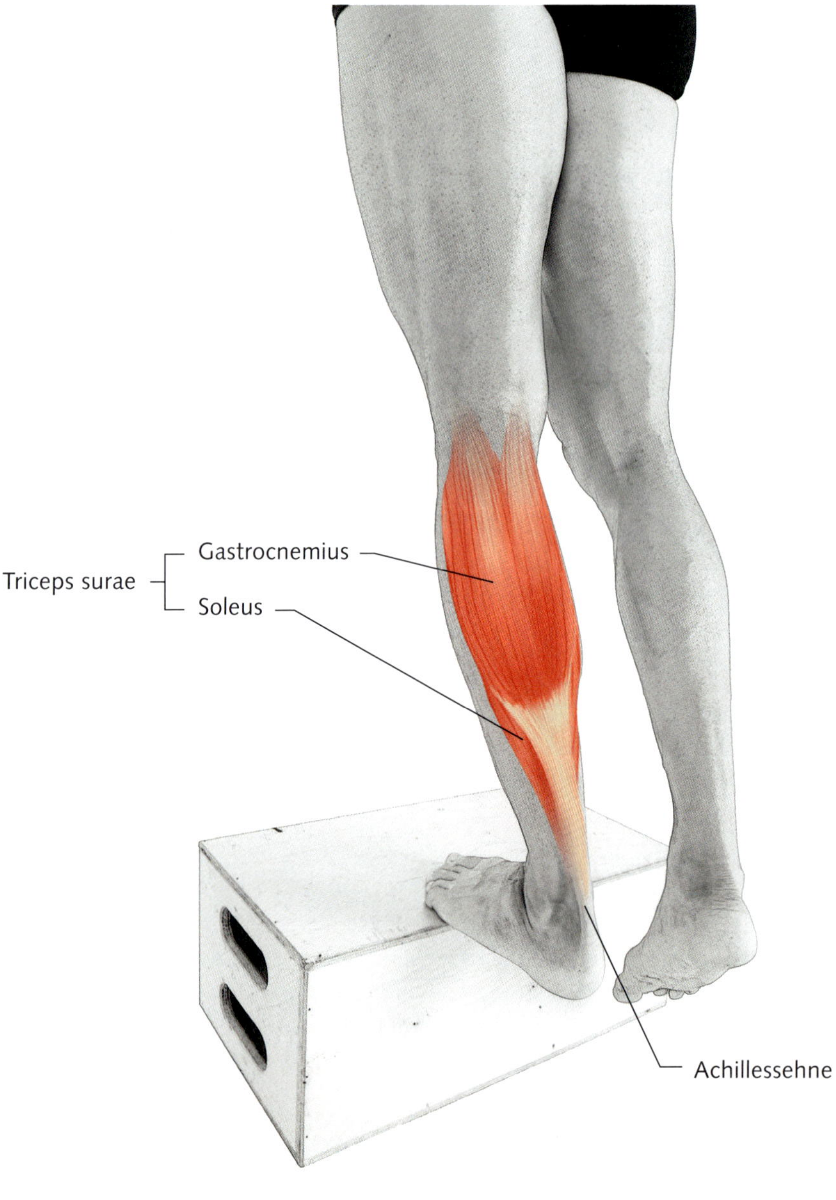

Übungsziele

- Dehnung und Kräftigung der Waden- und Fußmuskulatur
- Schulung von Gleichgewicht und Koordination

Hauptmuskulatur

Tibialis anterior, Triceps surae

Unterstützende Muskulatur

Fuß- und Wadenmuskulatur insgesamt, rückwärtige Beinmuskulatur

Ausführung

Der Ablauf ist genau wie beim einbeinigen Wadenheben, das heißt, Sie stehen mit einem Fußballen auf einer Treppenstufe oder einer stabilen erhöhten Fläche, senken die Ferse möglichst tief ab und gehen anschließend auf die Zehenspitzen.

Diesmal dürfen Sie sich jedoch nicht festhalten! Sie werden rasch merken, wie Sie um Ihr Gleichgewicht ringen müssen.

So trainieren Sie gezielter

Besondere Herausforderung: Wer diese Übung fünf Minuten durchführen kann, darf dabei einen schweren Rucksack aufsetzen und auch gern einen schweren Kanister mit beiden Händen vor die Schultern halten.

Tipps

Variieren Sie diese Übung, indem Sie auf den Fersen laufen – vorwärts, rückwärts und seitwärts. Dabei die Zehen nach oben ziehen und die Beine nach innen drehen (die Füße dürfen nicht auswärtsweisen). Diese Variante eignet sich besonders für Langstreckenläufer, die zu Schienbeinschmerzen neigen (Schienbeinkanten-Syndrom beziehungsweise Shin-splints).

Schienbeintraining

● ○ ○ ○ bis ● ● ● ●

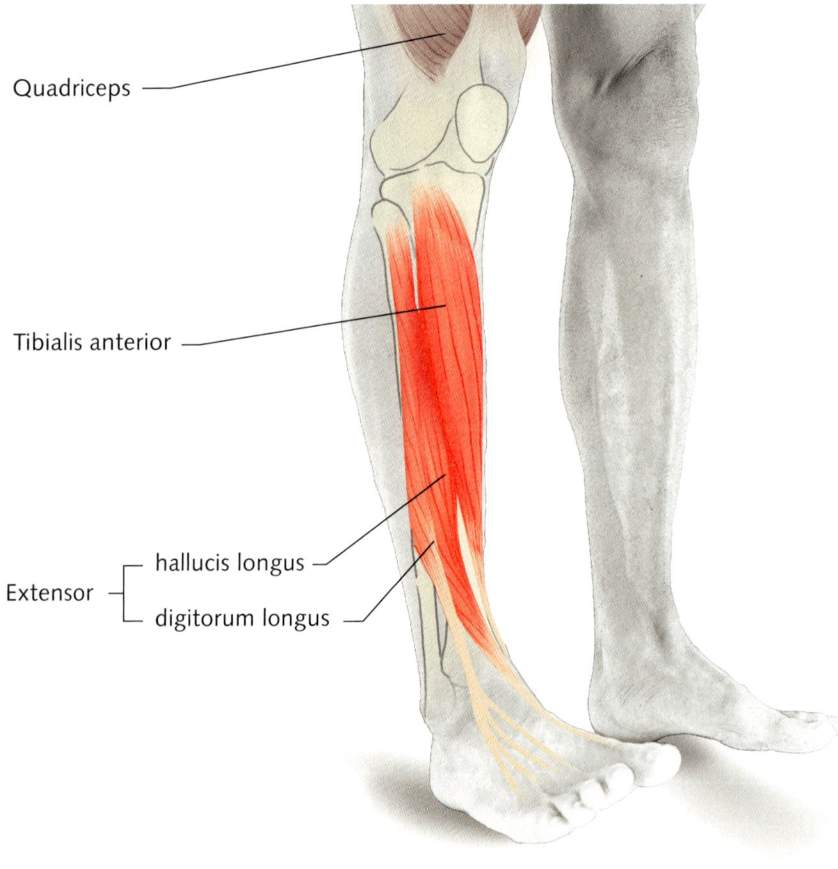

Übungsziele

- Kräftigung der vorderen Wadenmuskulatur (Fußheber)
- Schulung des Gleichgewichts
- Je nach Variante auch hervorragende Ganzkörperübung

Hauptmuskulatur

Tibialis anterior, Extensor digitorum longus und Extensor hallucis longus (Zehenstrecker)

Unterstützende Muskulatur

Quadrizeps

Ausführung

Wie beim Wadenheben benötigen Sie eine flache Stufe. Stellen Sie sich diesmal jedoch mit den Fersen auf deren Kante. Sie dürfen sich gern leicht an der Wand oder am Geländer abstützen.

Senken Sie die Fußspitzen tief ab und ziehen Sie diese anschließend möglichst hoch. Der Körper bleibt aufrecht, nur die Füße bewegen sich. So viele Wiederholungen wie möglich ausführen.

So trainieren Sie gezielter

Mehr Kraft und Gleichgewicht (Stufe 2): Strecken Sie beide Arme auf Schulterhöhe nach vorn. Jetzt müssen Sie viel mehr um Ihr Gleichgewicht ringen und aktivieren zugleich diverse stabilisierende Muskelgruppen.

Noch mehr Kraft (Stufe 3 und 4): Führen Sie die Übung bis zur Erschöpfung erst auf einem, dann auf dem anderen Bein und dann auf beiden Beinen durch. Auf einem Bein dürfen Sie sich anfangs noch festhalten, sollten jedoch auch hier darauf hinarbeiten, die Übung frei durchzuführen.

Besondere Herausforderung: Setzen Sie in Stufe 3 und 4 einen schweren Rucksack auf und halten Sie, wenn möglich, mit ausgestreckten Armen ein Gewicht vor dem Körper. Das ist eine extrem anspruchsvolle Ganzkörperübung *für* Arme, Schultern, Rumpf, Gesäß *und* Beine.

Zu vermeiden

Die Knie werden während der Übung nicht durchgestreckt.

Tipps

Besonders Langstreckenläufer bekommen es schmerzhaft zu spüren, wenn die vordere Schienbeinmuskulatur zu schwach entwickelt ist.

Knieheben im Stehen

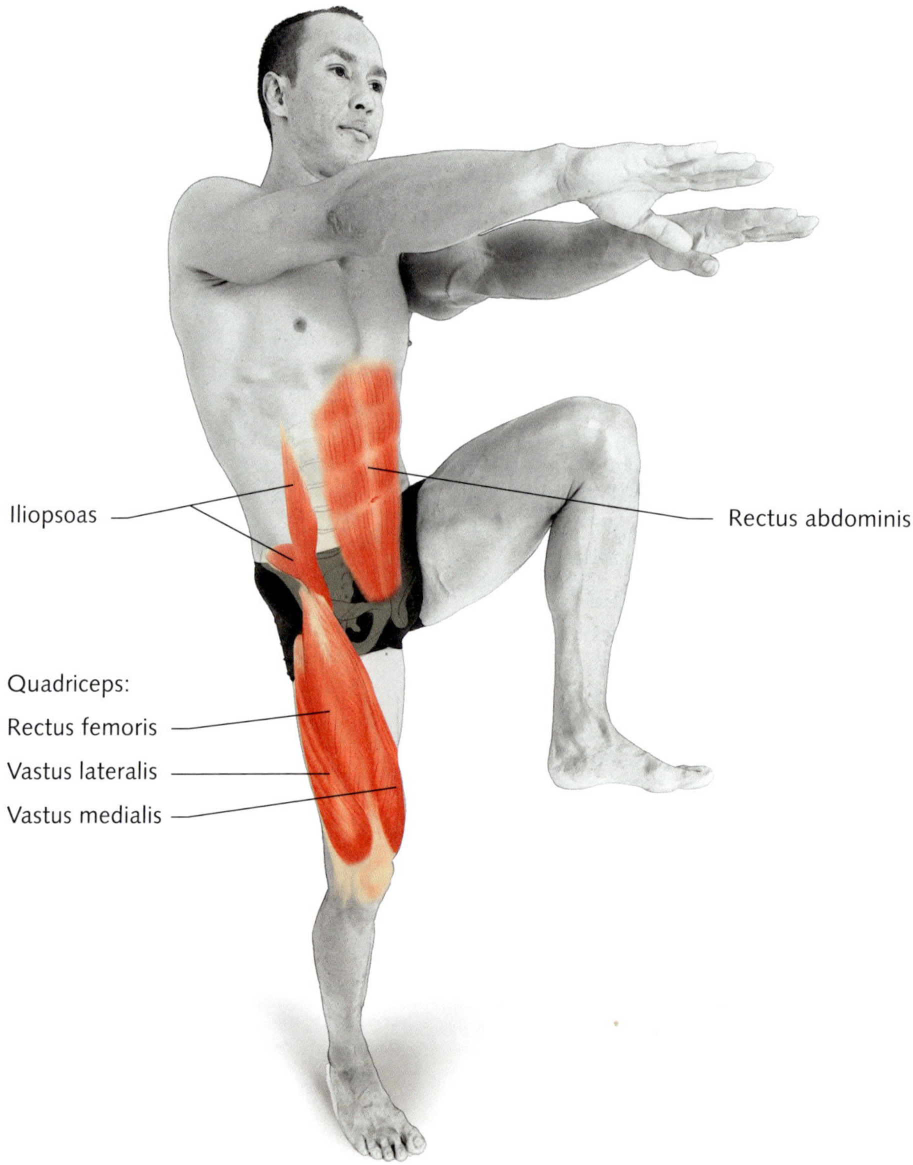

Übungsziele

- Kräftigung der Bein- und Hüftmuskulatur
- Ganzkörperübung
- Aufwärmübung für verstärkte Aktivierung der Rumpfmuskulatur

Hauptmuskulatur

Iliopsoas (gebeugtes Bein), Quadrizeps (Standbein)

Unterstützende Muskulatur

Gluteus maximus, Rectus abdominis

Ausführung

In der Ausgangsposition stehen Sie schulterbreit und strecken die Arme auf Schulterhöhe nach vorn. Bauchmuskeln anspannen, ein Knie möglichst hoch anheben und diese Position drei Sekunden halten. Langsam absenken und die Seite wechseln.

Tipps

Diese Übung ist eine gute Überleitung zu den Rumpfübungen in Teil V. Neben der Beinmuskulatur aktiviert sie auch den Hüftbeuger Iliopsoas und dessen wichtigsten Gegenspieler, den Gluteus maximus, und die gerade Bauchmuskulatur (Rectus abdominis). Weil die Muskeln des Standbeins beim Halten des Gleichgewichts stark gefordert sind, ist das Knieheben im Stehen noch bei den Beinübungen aufgeführt.

12 Rumpf

Die Rumpfmuskulatur der Körpermitte wird in Sport und Bodybuilding gern als Core-Muskulatur bezeichnet. Dieser Begriff stellt stärker heraus, worum es geht, nämlich um die stabilisierende Kernmuskulatur des Körpers.

Körpervorderseite

Auf der Körpervorderseite zählen hierzu die **inneren und äußeren Zwischenrippenmuskeln** (Ms. intercostalis internus und externus), welche die Brustwand bilden und beim Sport Ein- und Ausatmung unterstützen. Oberhalb des Bauchnabels sollte bei gut trainierten, schlanken Menschen der **gerade Bauchmuskel** (M. rectus abdominis) als Sixpack erkennbar sein – fülligere Zeitgenossen besitzen ihn auch, nur versteckt er sich hier leider unter dem Bauchfett. Er wird beidseits von der inneren und äußeren **schrägen Bauchmuskulatur** (M. obliquus internus und externus abdominis) flankiert und nach unten hin von ihr abgeschlossen.

Ebenfalls zur Bauchmuskulatur zählt der **quadratische Lendenmuskel** (M. quadratus lumborum), der an der hinteren Bauchwand zwischen der untersten Rippe und dem oberen Beckenrand verläuft und die Wirbelsäule zur Seite beugt.

Alle Bauchmuskeln neigen ohne regelmäßiges Training zur Erschlaffung und können dann ihren Teil zur Aufrichtung des Körpers nicht mehr beitragen, was eine Überlastung der Rückenmuskulatur zur Folge hat.

Der **vordere Sägemuskel** (M. serratus anterior) gleich oberhalb der schrägen Bauchmuskeln ist, anatomisch gesehen, Teil der Schultermuskulatur und dient insbesondere der Stabilisierung der Schulterblätter.

Körperrückseite

Auf der Körperrückseite verläuft als tief liegende Muskulatur entlang der Wirbelsäule das lange Bündel der **Rückenstrecker**

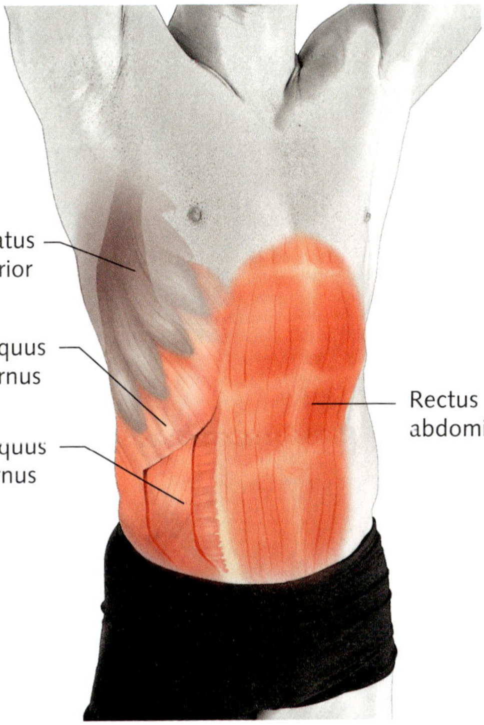

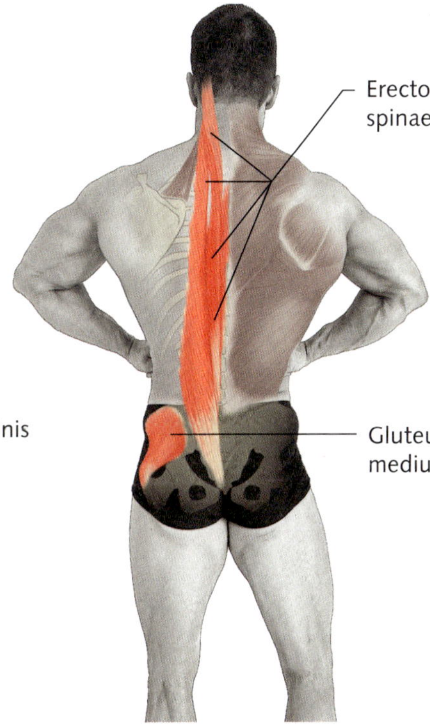

(M. erector spinae, mitunter auch als M. erector trunci – Rumpfstrecker – bezeichnet). Dieser Teil der Core-Muskulatur ist neben der Rumpfaufrichtung für die seitliche Beweglichkeit der Wirbelsäule und für Rotationsbewegungen verantwortlich.

Einige Muskeln wie der **Darmbein-Rippen-Muskel** (M. iliocostalis) und der **Langmuskel** (Longissimus) verlaufen dabei über sieben und mehr Wirbelabschnitte, andere wie die Ms. rotatores oder der M. splenius sitzen zwischen zwei Wirbeln oder verbinden kleinere Abschnitte (M. semispinalis, M. multifidus).

Alle Rückenstrecker neigen zur Verkürzung, sind also eher zu kräftig. Sie müssen durch gezieltes Training der Bauchmuskulatur gedehnt werden, damit es nicht zu Verspannungen und hartnäckigen Rückenschmerzen kommt. Andererseits bedürfen auch die Rückenstrecker selbst eines gezielten Trainings, weil sie wesentlich zur Stabilisierung der Wirbelsäule und zur Bewegungsfreiheit beitragen.

Der M. trapezius, die Rhomboiden und selbst der eindrucksvolle M. latissimus dorsi, welche die Rückenstrecker überlagern, zählen anatomisch zur Schultermuskulatur. Sobald Core-Übungen die Schultern und Arme einbeziehen, sind sie funktionell beteiligt.

Am unteren Rücken beginnt mit den Ms. gluteus maximus, medius und minimus die stabilisierende Hüft- und Gesäßmuskulatur, die bei Core-Übungen in der Regel ebenfalls gefordert ist.

Strandschere

● ○ ○ ○ bis ● ● ● ●

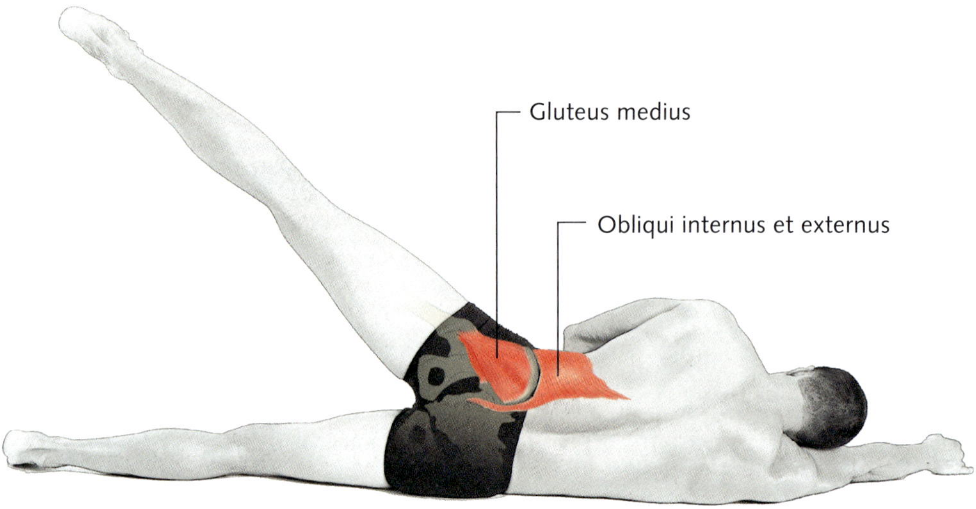

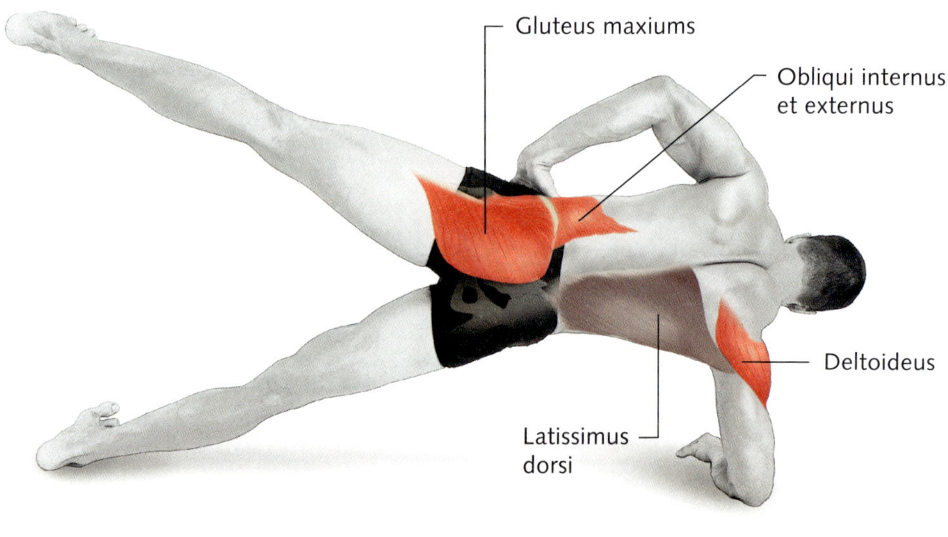

Übungsziele

- Dehnung und Kräftigung der Körperseiten
- Kräftigung der schrägen Bauchmuskulatur und der Gesäß- und Hüftmuskulatur

Hauptmuskulatur

Gluteus medius und minimus, Obliquus internus und externus

Unterstützende Muskulatur

Deltoideus, Gluteus maximus (Variante), Latissimus dorsi

Ausführung

Ausgangsposition ist die Seitenlage mit gestreckten Beinen. Der Kopf ruht auf dem unteren Arm, die andere Hand liegt vor der Brust auf dem Boden. Spannen Sie Gesäß und Bauchmuskulatur an und heben Sie das obere Bein so hoch wie möglich an. Die Zehen weisen dabei zum Boden (Innenrotation). Drei Sekunden halten. Langsam absenken, nicht ablegen und die Übung wiederholen. Machen Sie so viele Wiederholungen wie möglich, bevor Sie das Bein wechseln (Stufe 1 bis 2).

So trainieren Sie gezielter

Schräge Bauchmuskulatur, Hüftmuskulatur (Stufe 2 bis 3): mit dem erhobenen Bein kleinere oder größere Kreise nach beiden Richtungen beschreiben.

Schräge Bauchmuskulatur, Rumpfmuskulatur insgesamt, Gesäß (auch Gluteus maximus), Deltamuskel (Stufe 3 bis 4): Stützen Sie sich auf den unteren Arm und den unteren Unterschenkel und heben Sie das Becken an. Achten Sie auf eine gerade Körperlinie von Kopf bis Fuß, während Sie das obere Bein in dieser Position gestreckt nach oben abspreizen und wieder anziehen.

Zu beachten

In der hochgestützten Position ist die gesamte Core-Muskulatur deutlich mehr gefordert, und mit dem Deltoideus wird auch die Schulterpartie einbezogen.

Zu vermeiden

Nicht nach vorne oder hinten kippen. Bleiben Sie in gerader Seitenlage.

Seitliches Hüftheben

● ● ● ○ bis ● ● ● ●

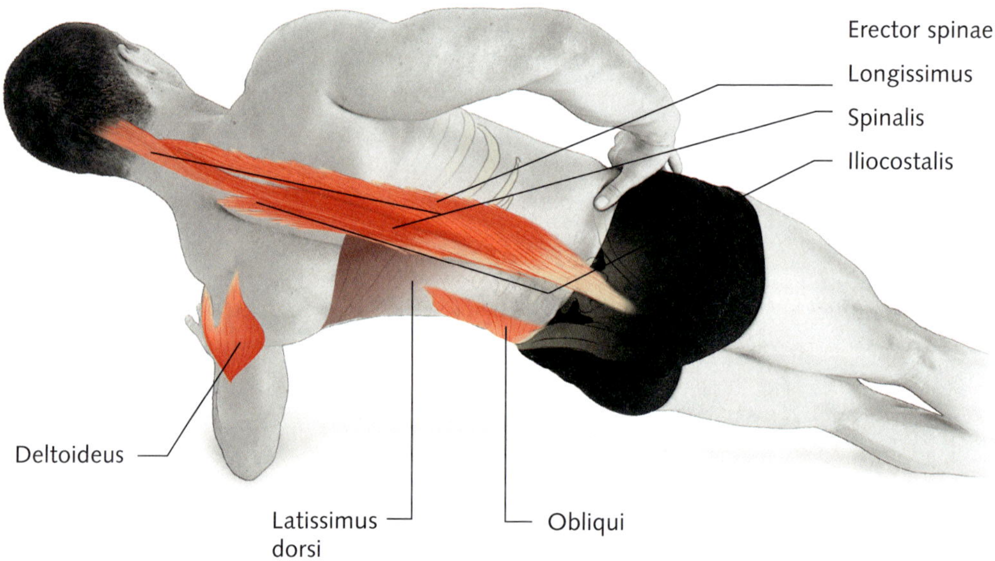

Übungsziele

- Ganzkörperübung für Schultern, Rumpf, Gesäß und Beine

Hauptmuskulatur

Obliquus externus und internus,
Erector spinae: Longissimus, Spinalis und Iliocostalis, Deltoideus

Unterstützende Muskulatur

Latissimus dorsi

Ausführung

Ausgangsposition ist die Seitenlage. Stützen Sie sich direkt unter der Schulter so auf den Ellbogen, dass der Unterarm nach vorne zeigt. Das obere Bein ruht auf dem unteren, die freie Hand liegt auf der Hüfte. Heben Sie das Becken an, bis der Körper eine gerade Linie bildet, ohne dass sich die Hüfte nach vorne oder hinten neigt. Langsam absenken, nicht absetzen und wiederholen. Nach zehn Wiederholungen die Seite wechseln.

So trainieren Sie gezielter

Mehr Kraft: Stützen Sie sich nicht auf Unterarm und Ellbogen, sondern auf die Hand.

Schräge Bauchmuskulatur: Die angehobene Position im Unterarmstütz möglichst lange halten und mit dem Becken möglichst lange leicht auf und ab wippen, ohne vorwärts oder rückwärts abzuknicken. Wer noch nicht ausgelastet ist, spreizt zusätzlich das obere Bein nach oben.

Zu vermeiden

In allen Positionen nicht nach vorne oder hinten wegkippen, sondern immer in Seitenlage bleiben.

Tipps

Auf der Abbildung ist der Erector spinae hervorgehoben, insbesondere der Longissimus, dazu sehen Sie die Ansätze der verschiedenen Schichten der schrägen Bauchmuskulatur (Obliquus externus und internus).

Crunch

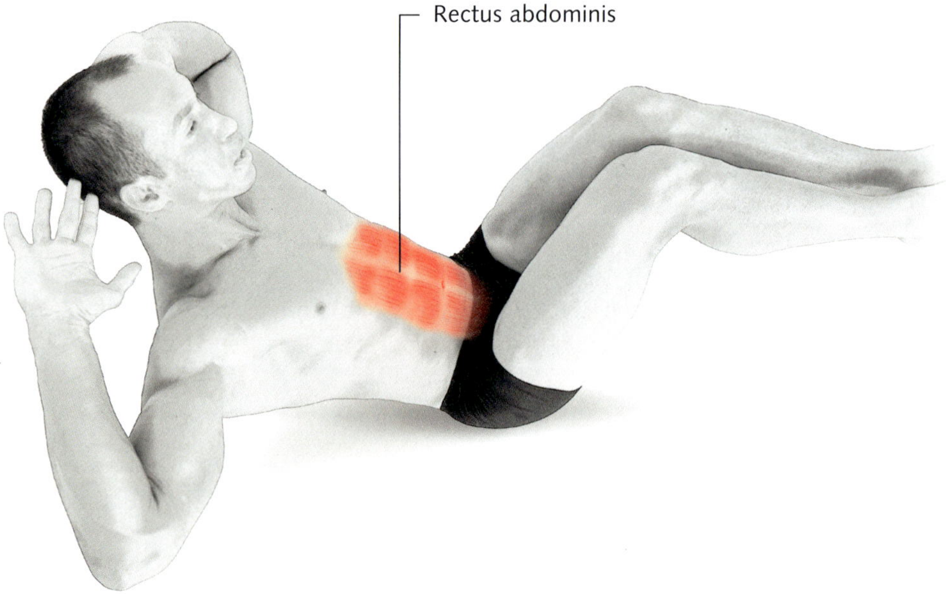

Übungsziele

- Kräftigung der geraden Bauchmuskulatur
- Entlastung der Rückenmuskulatur
- Stabilität in der Körpermitte

Hauptmuskulatur

Rectus abdominis (besonders oberer Anteil)

Ausführung

In der Ausgangsposition liegen Sie auf dem Rücken. Die Hände ruhen seitlich am Hinterkopf.

Heben Sie beide Beine rechtwinklig an, sodass die Knie senkrecht über den Hüften schweben, und kreuzen Sie die Füße. Bauchmuskeln anspannen, Kopf, Schultern und Brust leicht anheben, dabei den Nacken so gerade wie möglich lassen.

Halten, ausatmen und wieder absenken.

So trainieren Sie gezielter

Mehr Kraft: Wenn Sie es schaffen, können Sie die Schulterblätter vom Boden lösen. Den Kopf dabei nicht mit den Händen nach vorne ziehen; zwischen Kinn und Brust soll mindestens eine Faust Platz haben.

Unterer Anteil des Rectus abdominis: Rollen Sie aus der Rückenlage das Gesäß nach oben, als wollten Sie in eine Kerze kommen, heben Sie die Hüfte an und ziehen Sie die Knie in Richtung Kinn. Die Arme liegen dabei ausgestreckt neben dem Körper. Obere Position halten, dann langsam abrollen.

Zu beachten

Der Nacken bleibt in allen Varianten so gerade wie möglich in Verlängerung des Rückens.

Zu vermeiden

Die Crunch-Varianten nicht mit Schwung durchführen, sondern stets kontrolliert. Nicht mogeln!

Tipps

Die klassische Übung für die gerade Bauchmuskulatur. Für einen ansehnlichen Sixpack ist der Crunch unerlässlich. (Vernünftig ernähren müssen Sie sich natürlich auch.)

Schräger Crunch (Kreuzcrunch)

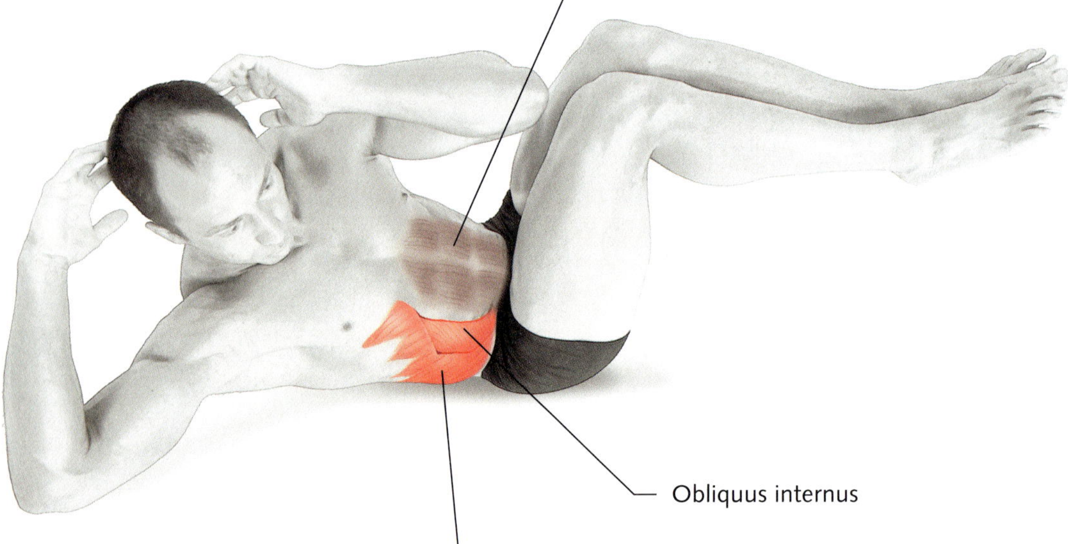

Übungsziele

- Kräftigung der schrägen Bauchmuskulatur
- Entlastung der Rückenmuskulatur
- Stabilität in der Körpermitte

Hauptmuskulatur

Obliquus externus und internus

Unterstützende Muskulatur

Rectus abdominis

Ausführung

Ausgangsposition ist die Rückenlage. Die Hände ruhen seitlich am Hinterkopf. Heben Sie beide Beine rechtwinklig an, sodass die Knie über den Hüften schweben, und kreuzen Sie die Füße.

Heben Sie Kopf und oberen Rücken durch Anspannen der Bauchmuskeln vom Boden und berühren Sie mit dem linken Ellbogen das rechte Knie, dann mit dem rechten Ellbogen das linke Knie.

Schultern absenken und wiederholen.

Zu beachten

Auch bei dieser Crunch-Variante bleibt der Nacken möglichst gerade.

Zu vermeiden

Nicht das Knie zum Ellenbogen ziehen, sondern den Ellbogen in Richtung Knie heben. Die Übung soll in erster Linie die Bauchmuskeln ansprechen, nicht Gesäß und Beine.

Tipps

Der Kreuzcrunch schult neben dem geraden Bauchmuskel (Rectus abdominis) verstärkt die hier hervorgehobene schräge Bauchmuskulatur (Obliqui).

Crunch It up

● ○ ○ ○ bis ● ● ○ ○

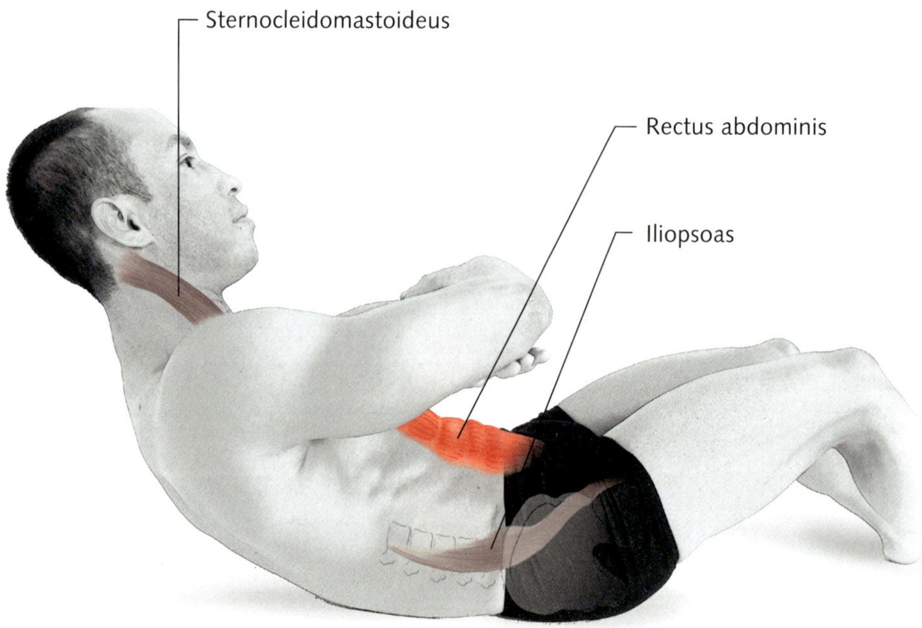

Übungsziele

- Kräftigung der geraden Bauchmuskulatur
- Entlastung der Rückenmuskulatur
- Stabilität in der Körpermitte

Hauptmuskulatur

Rectus abdominis

Unterstützende Muskulatur

Iliopsoas, Sternocleidomastoideus

Ausführung

Ausgangsposition ist die Rückenlage mit angewinkelten Beinen. Die Füße stehen auf dem Boden. Die Arme sind vor der Brust verschränkt und liegen fest am Körper an.

Bauchmuskeln anspannen und den Oberkörper langsam vom Boden lösen, bis die Ellbogen die Oberschenkel berühren. Langsam wieder bis auf die Schulterblätter absenken, also nicht vollständig ablegen.

Ihr Ziel sind 100 Wiederholungen am Stück!

Zu beachten

Achten Sie auf das langsame Absenken; es ist noch effektiver als das Anheben.

Zu vermeiden

- Die Lendenwirbelsäule bei der Übung nicht wölben. Die Kraft soll wirklich aus dem Bauch kommen, nicht aus dem Rücken.
- Die Füße nicht an einem Hilfsmittel unterklemmen und bei der Bewegung möglichst nicht anheben. Das Aufrichten erfolgt in erster Linie durch Bauchkraft.

Beinheber

● ○ ○ ○ bis ● ● ○ ○

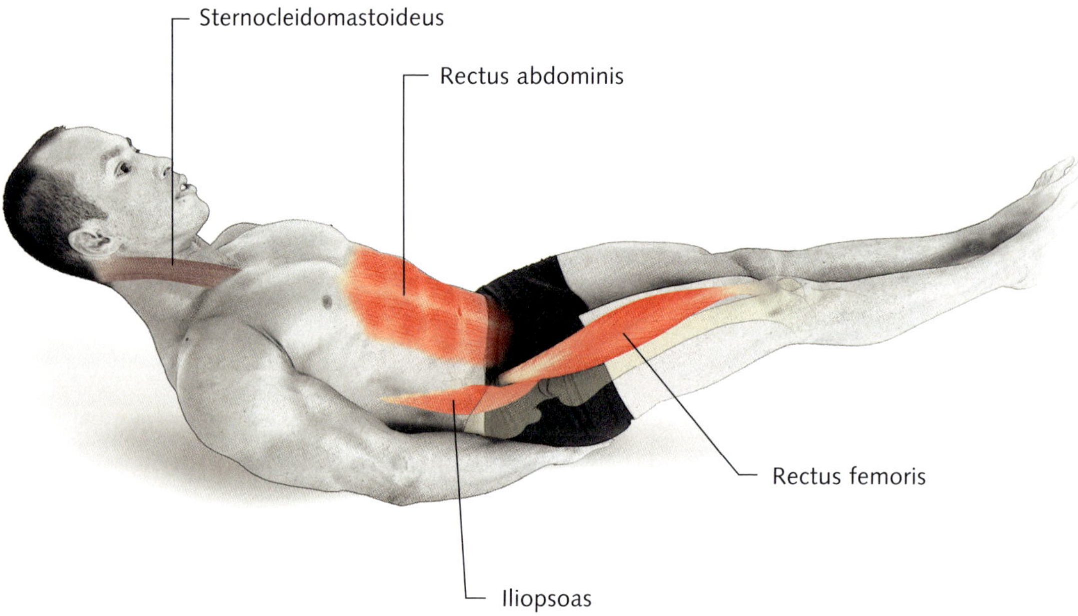

Übungsziele

- Kräftigung der Bauch- und Hüftmuskulatur
- Entlastung der Rückenmuskulatur
- Stabilität in der Körpermitte

Hauptmuskulatur

Rectus abdominis (unterer Anteil), Iliopsoas, Rectus femoris

Unterstützende Muskulatur

Quadrizeps (restliche Anteile), Sternocleidomastoideus

Ausführung

Sie liegen mit gestreckten Beinen auf dem Rücken. Schieben Sie die Hände so unter das Gesäß, dass sich die Daumen und Zeigefinger berühren. Heben Sie die Beine etwa zwei Handbreit über den Boden (Ausgangsposition).

Beine auf etwa 45 Grad anheben, halten und wieder in Ausgangsposition absenken. Möglichst oft wiederholen.

So trainieren Sie gezielter

Schräge Bauchmuskulatur, Gesäß: Schreiben Sie mit geschlossenen, erhobenen Beinen Ihren Namen (oder den Ihrer besseren Hälfte) in die Luft.

Nacken: Um auch den Nacken zu kräftigen, heben Sie den Kopf etwas an.

Zu beachten

- Die Lendenwirbelsäule in die Hände drücken.
- Je flacher Sie die Beine in der Ausgangsposition oder aber beim Schreiben halten, desto anstrengender wird die Übung.

Zu vermeiden

Nicht die Luft anhalten und nicht den Nacken verkrampfen, egal, ob Sie den Kopf anheben oder nicht.

Tipps

Der Rectus femoris ist bei dieser Übung zugleich als Strecker des Kniegelenks beteiligt.

HOOYA!

Für alle Rumpfübungen in Rückenlage gilt: Den Nabel während der gesamten Übung in Richtung Wirbelsäule ziehen und den unteren Rücken auf den Boden drücken.

Beinscheren-Crunch

● ● ○ ○

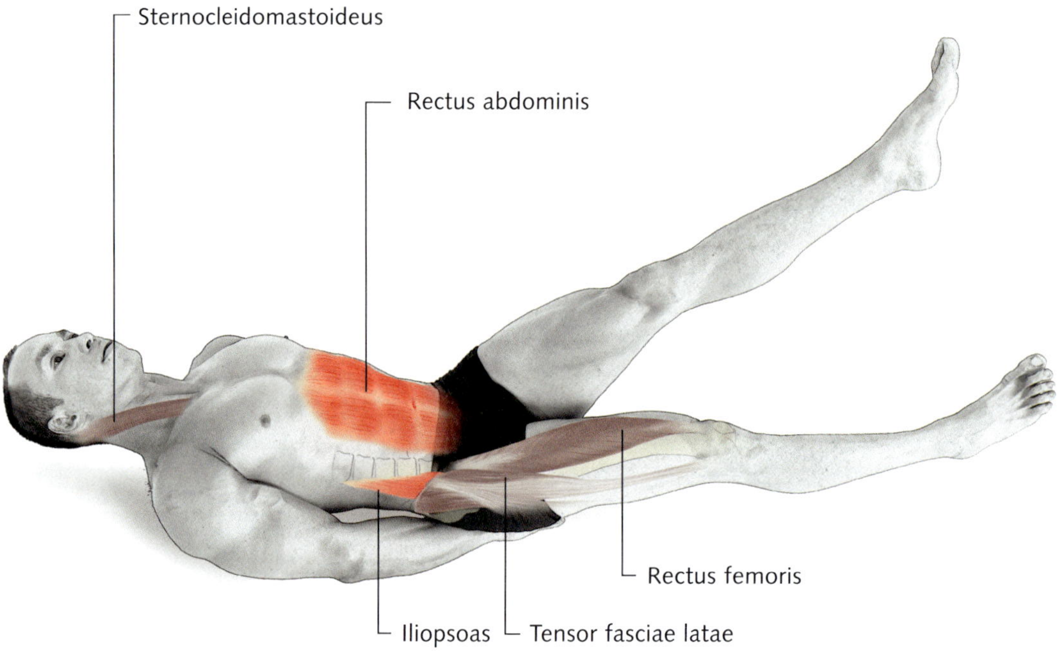

Übungsziele

- Kräftigung der Bauch- und Hüftmuskulatur
- Entlastung der Rückenmuskulatur
- Stabilität in der Körpermitte

Hauptmuskulatur

Rectus abdominis (unterer Anteil), Iliopsoas

Unterstützende Muskulatur

Tensor fasciae latae, Gluteus medius und minimus, Rectus femoris (Quadrizeps), Sternocleidomastoideus

Ausführung

Sie liegen mit gestreckten Beinen auf dem Rücken. Schieben Sie die Hände so unter das Gesäß, dass sich die Daumen und Zeigefinger berühren.

Die Beine etwa zwei Handbreit über den Boden anheben (Ausgangsposition). Aus dieser Position heraus heben Sie die Beine abwechselnd auf etwa 45 Grad an, während das jeweils andere Bein in Ausgangsposition verharrt. Den Nabel während der gesamten Übung in Richtung Wirbelsäule ziehen und den unteren Rücken in die Hände drücken.

So trainieren Sie gezielter

Nackenkraft: den Kopf bei der Übung leicht anheben.

Mehr Bauchkraft: die Arme bei der Übung vor der Brust verschränken.

Zu beachten

Die korrekte Ausführung ist wichtiger als ein schnelles Tempo. Langsam und kontrolliert ist die Übung effektiver.

Zu vermeiden

Beim Anheben des Kopfes nicht den Nacken verkrampfen. Das Kinn nicht an die Brust ziehen.

Gegrätschter Beinscheren-Crunch

● ● ○ ○

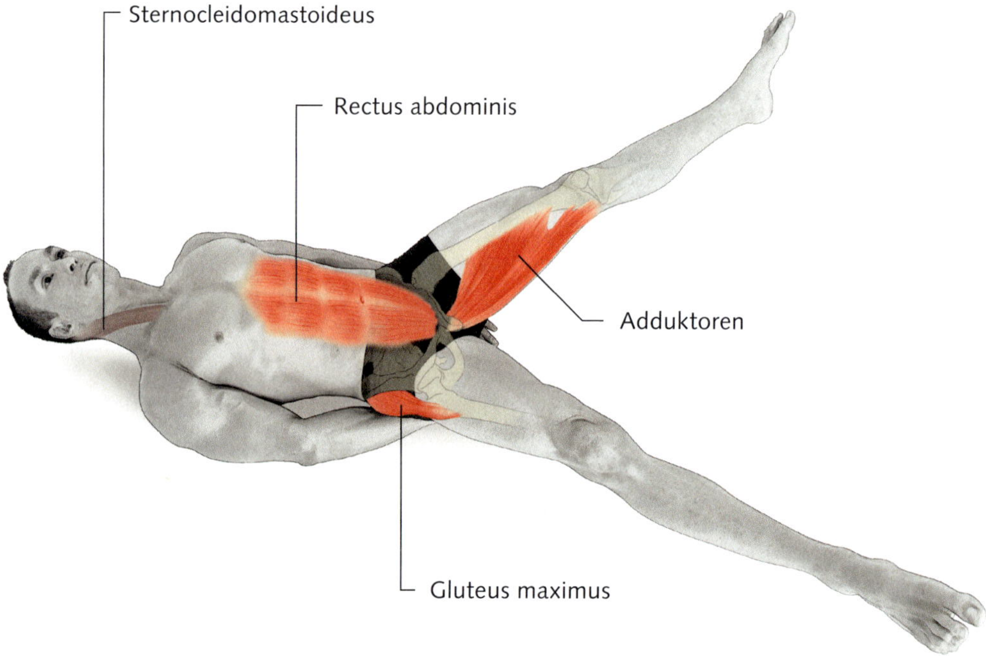

Übungsziele

- Kräftigung der Bauch- und Hüftmuskulatur
- Kräftigung und Dehnung der Adduktoren
- Stabilität in der Körpermitte

Hauptmuskulatur

Rectus abdominis (unterer Anteil), Gluteus maximus, medius und minimus, Adduktoren

Unterstützende Muskulatur

Hüftmuskulatur, unterer Rücken, Sternocleidomastoideus

Ausführung

Sie liegen mit gestreckten Beinen auf dem Rücken. Die Hände befinden sich unter dem Gesäß, Daumen und Zeigefinger berühren sich. Der Kopf ist leicht angehoben.

Die Beine etwa zwei Handbreit über den Boden anheben und in dieser Höhe zur

Grätsche spreizen und wieder schließen. Den Nabel während der gesamten Übung in Richtung Wirbelsäule ziehen und den unteren Rücken in die Hände drücken.

So trainieren Sie gezielter

Mehr Kraft für Bauch und Beine: die Arme bei der Übung vor der Brust verschränken und beim Schließen die Füße überkreuzen, dabei den oberen und den unteren Fuß jedes Mal wechseln.

Stärkung der Innenrotatoren und Abduktoren: die großen Zehen während der gesamten Übung senkrecht zur Decke ausrichten. Die Füße nicht nach außen abknicken lassen.

Zu beachten

Ein gezieltes Training der Adduktoren ist wichtig für alle Sportarten mit schnellen Richtungswechseln.

Zu vermeiden

Nacken nicht verkrampfen.

Tipps

Mit der gegrätschten Beinschere werden neben der Bauchmuskulatur diverse Adduktoren am Oberschenkel angesprochen: Pectineus, Gracilis und Adductor longus, brevis und magnus. Auch die Gesäßmuskeln (Gluteus maximus, medius und minimus) sind gefordert, was zeichnerisch in dieser Position jedoch kaum noch darstellbar ist.

Fahrradfahren

● ● ○ ○

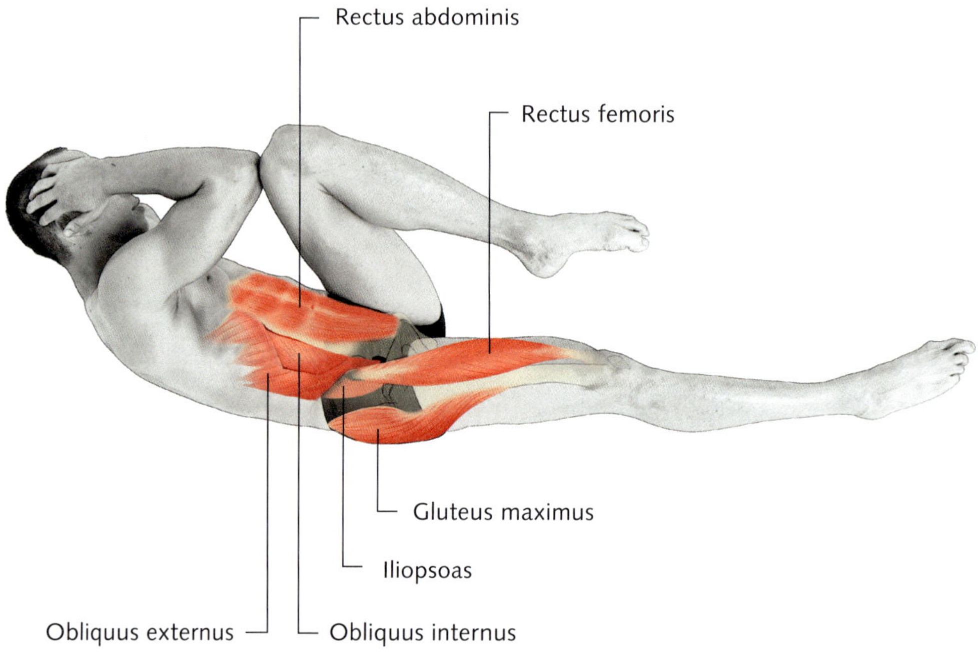

Übungsziele

- Kräftigung der Bauch- und Hüftmuskulatur
- Stabilität in der Körpermitte

Hauptmuskulatur

Rectus abdominis, Obliqui, Iliopsoas, Gluteus maximus, Rectus femoris

Unterstützende Muskulatur

Intercostalis

Ausführung

Beginnen Sie in Rückenlage mit gestreckten Beinen. Die Hände liegen an den Ohren. Für die Ausgangsposition heben Sie Kopf, Schultern und Beine etwa 30 Grad an.

Ein Knie zur Brust ziehen und dabei den Ellbogen der Gegenseite zum Knie führen (rechter Ellbogen ans linke Knie, linker Ellbogen ans rechte Knie). »Fahren« Sie los und wenden Sie den Oberkörper dabei jeweils dem angezogenen Knie zu. Das andere Bein jeweils komplett durchstrecken.

Zu beachten

Am effektivsten sind langsame, kontrollierte Bewegungen!

Zu vermeiden

Nicht im Nacken verkrampfen und den Nacken nicht gewaltsam vorschieben.

Tipps

Die Zwischenrippenmuskeln (Intercostalis) sind hier nicht dargestellt, damit es nicht zu unübersichtlich wird, aber sie sind ebenfalls sehr schön gefordert. Ihrem Namen entsprechend befinden sie sich unter dem oberen Ansatz der schrägen Bauchmuskulatur im Bereich der Rippen.

V-up

● ● ○ ○

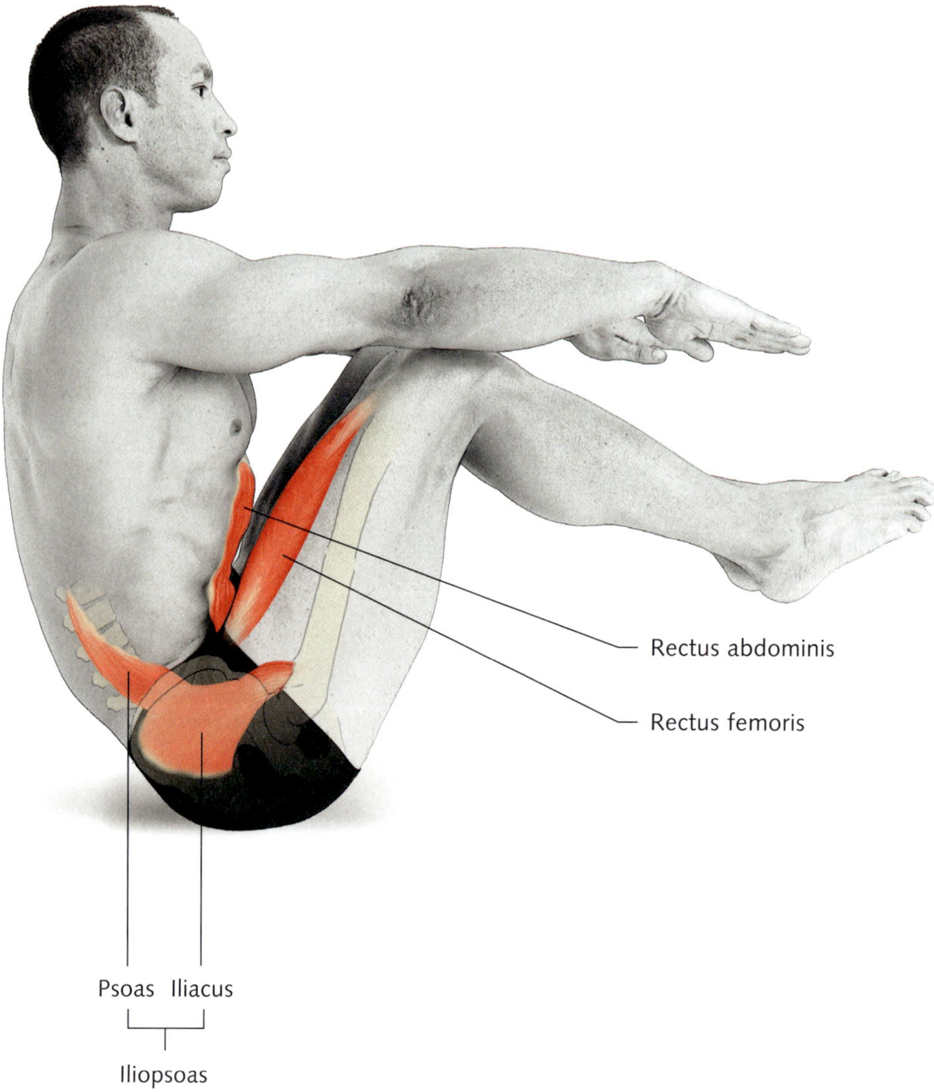

Übungsziele

- Kräftigung der Bauch- und Hüftmuskulatur
- Stabilität in der Körpermitte
- Ganzkörperspannung

Hauptmuskulatur

Rectus abdominis, Iliopsoas, Rectus femoris

Unterstützende Muskulatur

Alle haltenden Muskeln (Ganzkörperspannung)

Ausführung

Die Ausgangsposition ist ähnlich wie beim Radfahren: Rückenlage, Beine und Oberkörper sind leicht angehoben. Allerdings sind die Arme mit den Handflächen nach unten neben dem Körper gestreckt und liegen nicht auf dem Boden auf.

Richten Sie allein durch Bauchmuskelkraft mit möglichst geradem Rücken den Oberkörper auf und ziehen Sie dabei die Knie in Richtung Brust. Die Arme parallel zu den Unterschenkeln strecken.

Langsam wieder in die Ausgangsposition absenken, aber Kopf, Arme und Beine nicht ablegen.

Den Nabel während der gesamten Übung in Richtung Wirbelsäule ziehen und den unteren Rücken auf den Boden drücken. Den Rücken so lang wie möglich machen.

Zu beachten

Finger und Zehen bleiben bei dieser Übung die ganze Zeit gestreckt.

Zu vermeiden

Den Rücken nicht krümmen.

Tipps

Hervorragende Ganzkörperübung, besonders für alle Laufsportler.

Schräger V-up

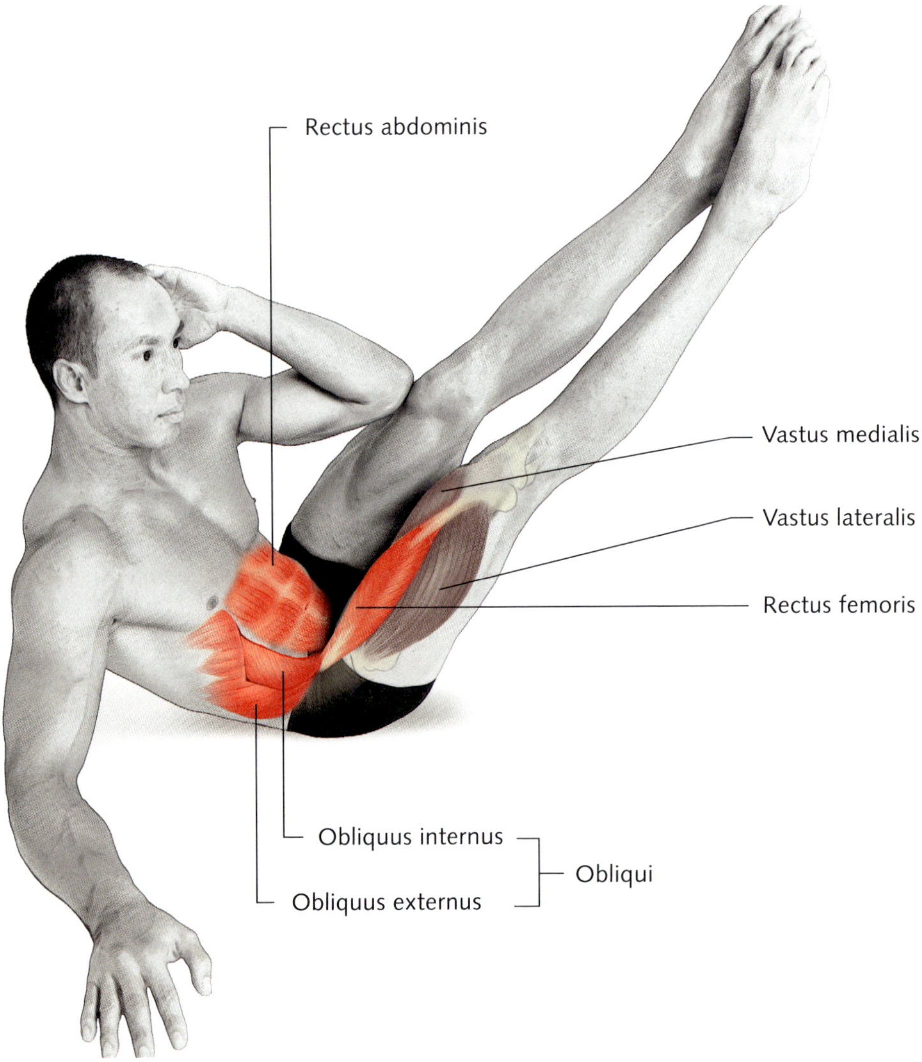

Übungsziele

- Kräftigung der Bauch- und Hüftmuskulatur
- Kräftigung von Beinen und Schultergürtel
- Stabilität in der Körpermitte

Hauptmuskulatur

Obliquus externus und internus, Iliopsoas, Rectus femoris, Rectus abdominis

Unterstützende Muskulatur

Vastus lateralis, intermedius, medialis (restlicher Quadrizeps)

Ausführung

Ausgangsposition ist die Seitenlage. Der untere Arm ist auf Schulterhöhe nach vorn gestreckt, die Handfläche ruht auf dem Boden. Die Hand des oberen Arms hinter das Ohr legen. Der Ellbogen zeigt zur Decke. Die gestreckten Beine liegen nicht auf dem Boden auf.

Heben Sie die geschlossenen Beine und den Oberkörper gleichzeitig seitlich an, bis sich das obere Bein und der obere Ellbogen berühren. Langsam wieder absenken, ohne die Füße abzulegen.

Zu beachten

Die Kraft soll vornehmlich aus dem Bauch kommen, nicht aus dem stützenden Arm.

Zu vermeiden

Nicht mit den Beinen Schwung holen, sondern kontrolliert anheben.

Beintwist

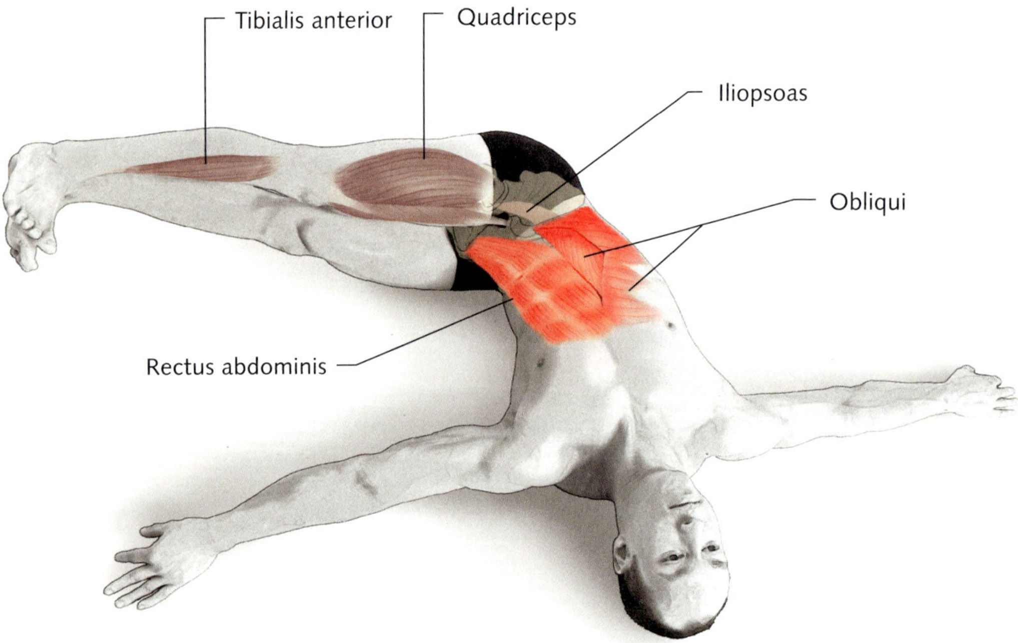
Tibialis anterior
Quadriceps
Iliopsoas
Obliqui
Rectus abdominis

Übungsziele

- Kräftigung der Bauch- und Hüftmuskulatur
- Stabilität in der Körpermitte

Hauptmuskulatur

Rectus abdominis, Obliqui, Intercostalis

Unterstützende Muskulatur

Iliopsoas, Quadrizeps, Tibialis anterior

Ausführung

In der Ausgangsposition liegen Sie auf dem Rücken. Die Arme sind nach beiden Seiten ausgestreckt, die Handflächen ruhen auf dem Boden.

Heben Sie die gestreckten Beine rechtwinklig über die Hüfte. Kopf anheben und die Beine im rechten Winkel zur Seite absenken, ohne sie abzulegen, wieder anheben und zur anderen Seite absenken.

So trainieren Sie gezielter

Erst einmal Kraft aufbauen (Stufe 2): die Knie bei der Übung rechtwinklig beugen.

Zu beachten

Führen Sie den Beintwist nur bis zu dem Punkt durch, an dem Sie das Absenken und Anheben noch kontrolliert bewältigen können.

Tipps

Achten Sie bei dieser Übung darauf, sie in erster Linie mithilfe der Bauchmuskeln durchzuführen, weniger durch Gegendruck von Armen und Schultern. Der Rücken wäre sonst völlig überbeansprucht und würde vermutlich mit heftigen Rückenschmerzen oder gar einem Hexenschuss reagieren.

Klappmesser

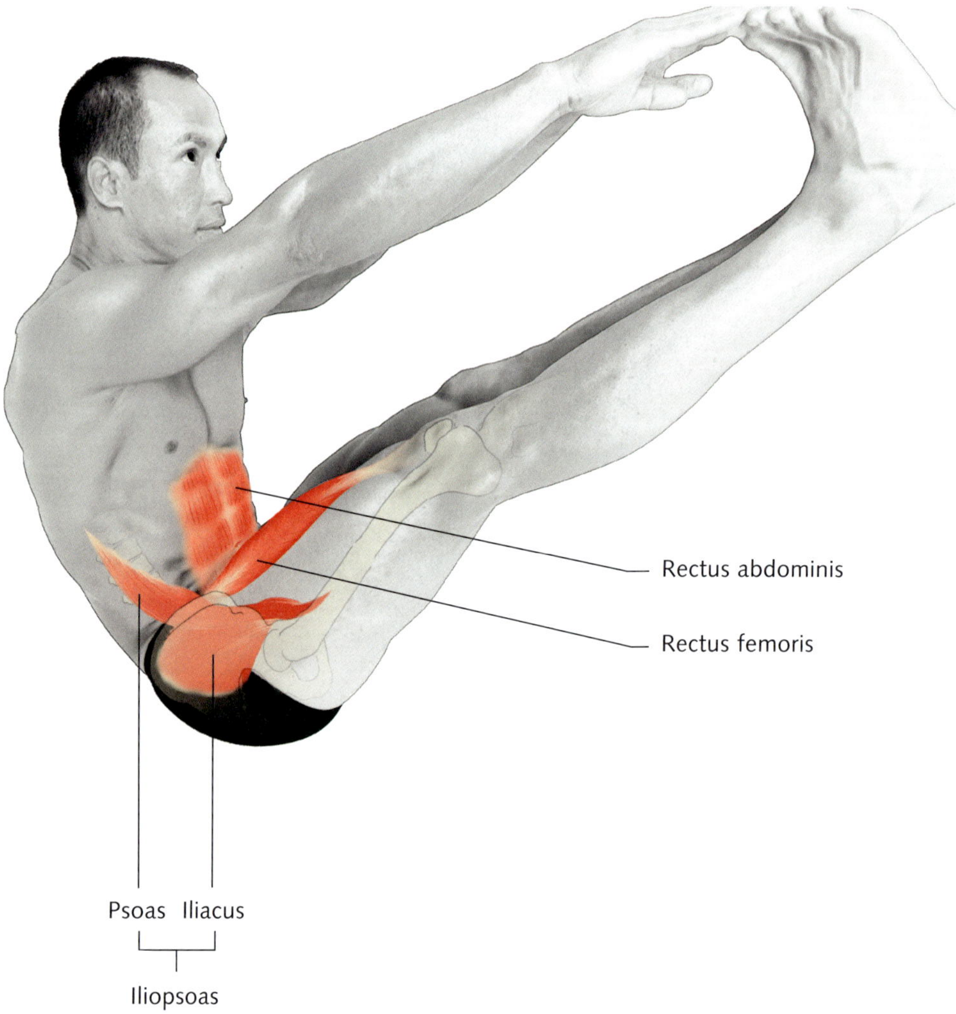

Übungsziele

- Kräftigung der Bauch- und Hüftmuskulatur
- Stabilität in der Körpermitte
- Koordination

Hauptmuskulatur

Rectus abdominis, Iliopsoas, Rectus femoris

Nebenmuskulatur

Nackenmuskeln, Haltemuskulatur

Ausführung

Ausgangsposition ist die Rückenlage mit gestreckten Beinen, wobei die Beine etwa zwei Handbreit angehoben sind. Die Arme weisen senkrecht nach oben, der Kopf ist leicht angehoben. Nabel zur Wirbelsäule ziehen, Bauchmuskeln anspannen und den Rücken möglichst lang strecken.

Heben Sie langsam die gestreckten Beine und den Oberkörper an, bis Ihre Finger die Fußspitzen berühren. Die Füße sollten sich oberhalb des Kopfes befinden. In die Ausgangsposition zurückkehren und möglichst oft wiederholen.

Zu beachten

Die Übung wird langsam durchgeführt, nicht auf Tempo.

Zu vermeiden

Beine, Arme, Schultern und Kopf nicht ablegen, sie bleiben die ganze Zeit leicht angehoben.

Tipps

Unabdingbare Voraussetzung für das allseits (un)beliebte, anstrengende Klappmesser ist eine starke Bauchmuskulatur.

Schwimmer

● ○ ○ ○ bis ● ● ○ ○

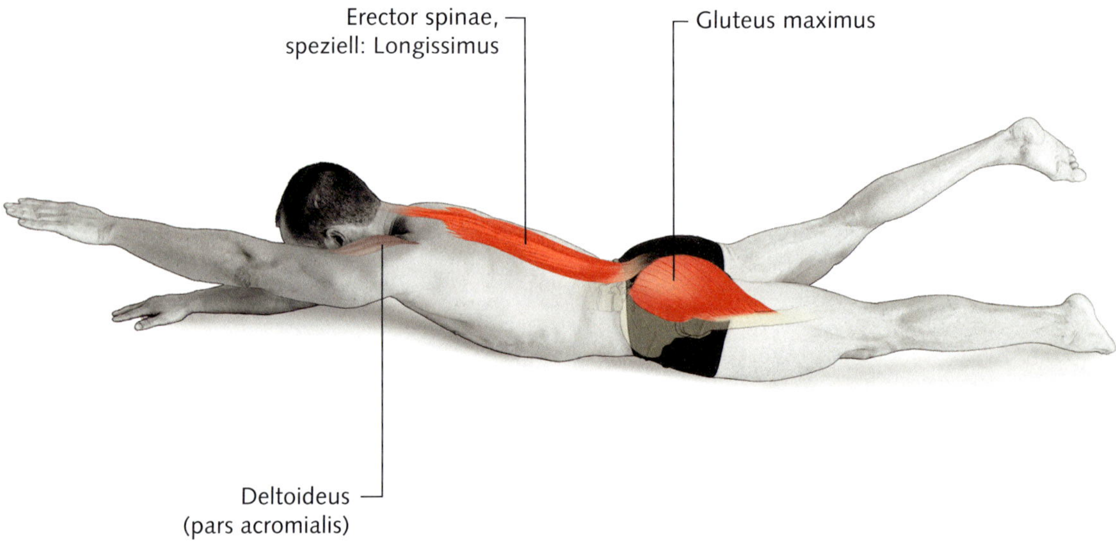

Übungsziele

- Kräftigung der Rücken- und Gesäßmuskulatur
- Stabilität in der Körpermitte
- Aufwärmübung für schwierigere Übungen in Bauchlage

Hauptmuskulatur

Gluteus maximus, Longissimus, Erector spinae

Unterstützende Muskulatur

Nacken, Deltoideus (pars acromialis)

Ausführung

Ausgangsposition ist die Bauchlage mit gestreckten Beinen und Füßen. Die Arme sind nach vorne gestreckt.

Heben Sie das rechte Bein und den linken Arm so hoch wie möglich. Drei Sekunden halten, dann Arm und Bein wechseln.

So trainieren Sie gezielter

Zur Abwechslung dürfen Sie die Übung auch gern im schnellen Wechsel durchführen (»Schnelle Schwimmer«).

Tipps

Der Schwimmer kräftigt insbesondere den seitlich liegenden Langmuskel *(Longissimus)*, dessen Fasern an Darmbein, Rippen und Schädelbasis ansetzen. Er gehört zu den Rückenstreckern *(Erector spinae)*.

Superman

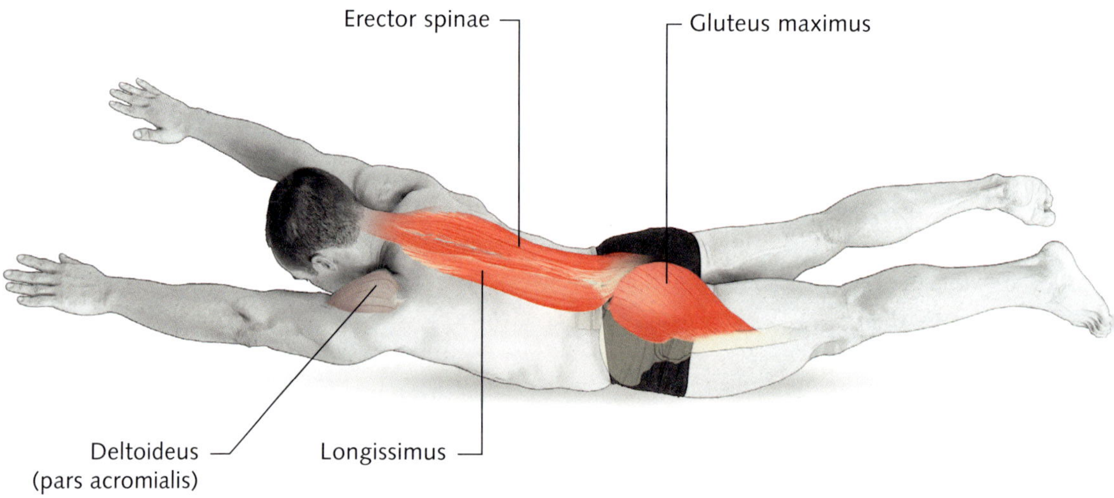

Übungsziele

- Ganzkörperübung
- Kräftigung der Rücken- und Gesäßmuskulatur
- Stabilität in der Körpermitte

Hauptmuskulatur

Gluteus maximus, Erector spinae

Unterstützende Muskulatur

Deltoideus (pars acromialis), ischiocrurale Gruppe

Ausführung

Ausgangsposition ist die Bauchlage mit gestreckten Beinen und Füßen. Die Arme sind nach vorne gestreckt, der Kopf ist angehoben.

Heben Sie die gestreckten Arme, die Brust und die Beine ab der Hüfte so hoch wie möglich an, den Oberkörper aber nicht höher als die Beine. Drei Sekunden halten, dann wiederholen.

So trainieren Sie gezielter

Zu langweilig? Dann halten Sie die Arme doch neben den Körper, entweder eng anliegend oder nach beiden Seiten gestreckt oder nach hinten gestreckt und angehoben. Die Daumen zeigen dabei zur Decke. So stärken Sie immer wieder unterschiedliche Anteile von Schulter, Brust und Rücken.

Zu beachten

Auf dieser Abbildung ist der Longissimus gut sichtbar. Dieser längste Muskel des Körpers zieht sich vom Darmbein bis zum Schädel und ist ein wichtiger Rückenstrecker.

Zu vermeiden

Die Arme nicht zwischendurch ablegen. Sie bleiben die ganze Zeit angehoben.

Tipps

Durch Variationen beim Superman können Sie in Ruhe persönliche Schwachpunkte ermitteln, an denen Sie gezielter arbeiten sollten.

Rückenheber

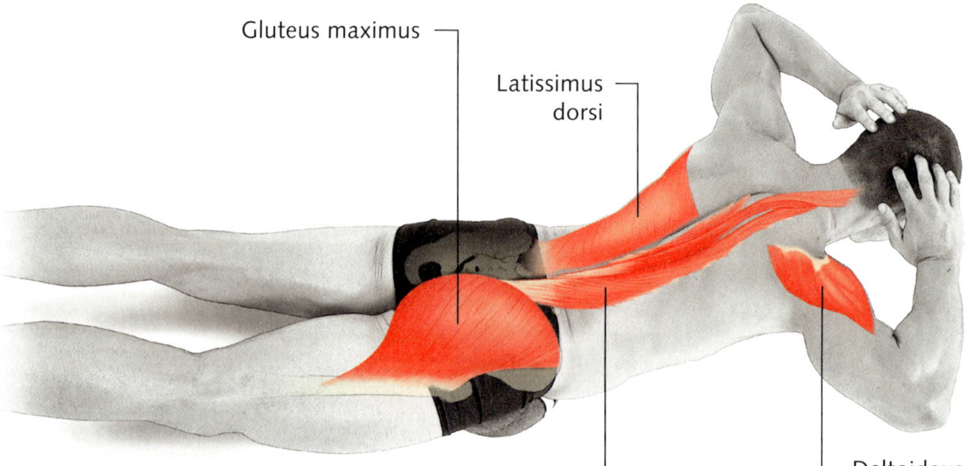

Übungsziele
- Ganzkörperübung
- Kräftigung der Rücken- und Gesäßmuskulatur
- Stabilität in der Körpermitte

Hauptmuskulatur
Gluteus maximus, Erector spinae (besonders Longissimus), Latissimus, Deltoideus

Unterstützende Muskulatur
Nacken, unterer Rücken, Quadrizeps, ischiocrurale Gruppe (zur Stabilisierung)

Ausführung
Platzieren Sie in Bauchlage ein gefaltetes Handtuch unter die Hüften. Drücken Sie mit gestreckten Beinen beide Fußsohlen gegen eine Wand oder einen Schrank. Die Knie berühren nicht den Boden. Beide Hände liegen auf dem Hinterkopf, die Ellbogen weisen zur Seite.

Gesäß- und Rückenmuskeln anspannen und den Oberkörper möglichst hoch anheben, ohne dass sich die Fußspitzen vom Boden lösen. Am höchsten Punkt zur Decke blicken, dann langsam wieder absenken.

Zu beachten
Konzentrieren Sie sich auf eine saubere, bewusste Ausführung.

Zu vermeiden
- Nicht auf Tempo üben! Langsam ausgeführt, ist der Rückenheber effektiver.
- Die Knie nicht ablegen.

Planke

● ● ○ ○ bis ● ● ● ○

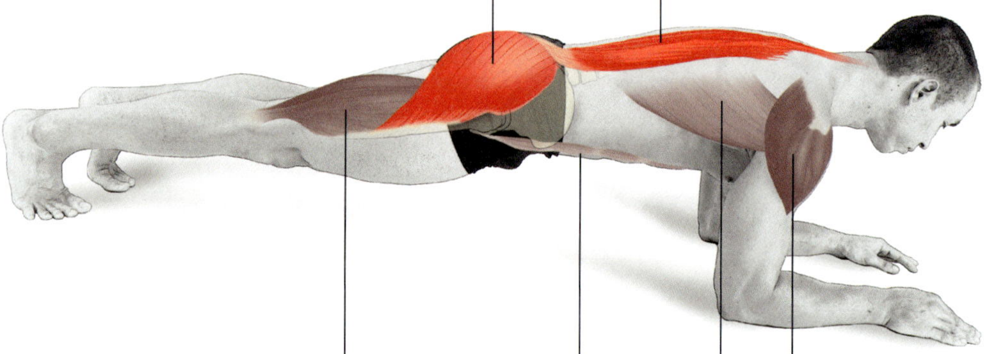

Übungsziele

- statische Ganzkörperübung für die Haltemuskulatur
- Kräftigung der Schulter-, Rücken- und Gesäßmuskulatur
- Dehnung der Hüftbeuger
- Stabilität in der Körpermitte

Hauptmuskulatur

Gluteus maximus, Longissimus, Erector spinae

Unterstützende Muskulatur

Deltoideus, ischiocrurale Gruppe, Rectus abdominis, Latissimus dorsi

Ausführung

Gehen Sie in den Unterarmstütz: Mit gestreckten Beinen stützen Sie sich nur auf Ellbogen, Unterarme und Zehenspitzen. Stabilisieren Sie diese Position, indem Sie die Hände ineinanderlegen. Die Füße stehen dicht nebeneinander.

Bauch, Rücken, Beine und Gesäß sind angespannt, halten Sie Kopf und Hüfte in Verlängerung der Wirbelsäule. Diese Position im Optimalfall zwei Minuten halten. Nach einer halben Minute Pause wiederholen.

So trainieren Sie gezielter

Mehr Kraft für Schultern, Brust und Trizeps: Halten Sie die Ausgangsposition eines Liegestützes mit gestreckten Armen möglichst lange. Achten Sie dabei auf die Ganzkörperspannung. Kopf, Nacken, Rücken, Hüfte und Beine sind bretthart!

Mehr Kraft, Kondition und Gleichgewicht: aus der Liegestützposition auf halbe Höhe absenken, sodass die Ellbogen rechtwinklig gebeugt sind, und halten.

Zu beachten

Legen Sie im Ellbogenstütz ein Handtuch oder eine Decke unter, um Schleimbeutel und Nervenstränge am Ellbogen zu schützen.

Zu vermeiden

Hüfte und Gesäß weder absenken noch nach oben strecken.

Tipps

Die Planke (auch unter dem Namen »Das Brett« bekannt) ist eine ausgezeichnete Ganzkörperübung, welche vom Nacken bis zu den Zehen die gesamte Haltemuskulatur kräftigt. Nutzen Sie den Latissimus, um die Schultern an den Körper zu ziehen und den Rücken so schmal und lang wie möglich zu machen.

Planke diagonal

● ● ● ○ bis ● ● ● ●

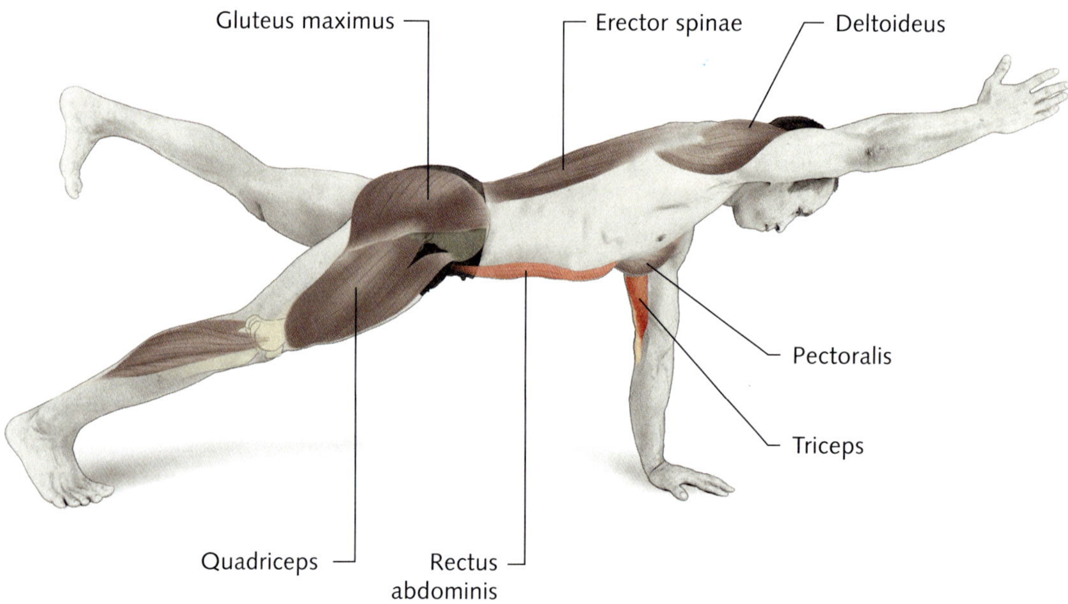

Übungsziele

- Kräftigung und Dehnung für Schultern, Rumpf, Hüfte und Beine
- Stabilität in der Körpermitte
- Ganzkörperspannung aufbauen

Hauptmuskulatur

Trizeps, Rectus abdominis

Unterstützende Muskulatur

Deltoideus, Obliqui, Erector spinae (Longissimus, Iliocostalis), Pectoralis, Trizeps, Quadrizeps, Gluteus maximus

Ausführung

Ausgangsposition ist der klassische Liegestütz mit gestreckten Armen. Heben Sie gegengleich das rechte Bein und den linken Arm bzw. das linke Bein und den rechten Arm. Zehen und Finger der angehobenen Gliedmaßen sind gestreckt. Der Kopf bleibt in Verlängerung der Wirbelsäule.

Möglichst lange halten, dann die Seite wechseln.

So trainieren Sie gezielter

Mehr Kraft für Schultern und Arme (Stufe 4): Machen Sie in der aktiven Position einen einarmigen Liegestütz.

Mehr Fingerkraft und Balance (Stufe 4): Stützen Sie sich nur auf Fingerspitzen und Zehen.

Zu beachten

Strecken Sie sich in der aktiven Position, aber halten Sie Schultern, Rücken und Hüfte gerade und in der Waage.

Zu vermeiden

Den Kopf nicht anheben und das Kinn nicht an die Brust ziehen. Der Nacken bleibt gerade.

Tipps

Einsteiger können die Übung im Vierfüßlerstand auf Händen und Knien durchführen. Achten Sie auch hier darauf, sich in Schultern und Hüfte nicht zu verdrehen (Stufe 1).

Liegestützsprung

● ● ○ ○ bis ● ● ● ○

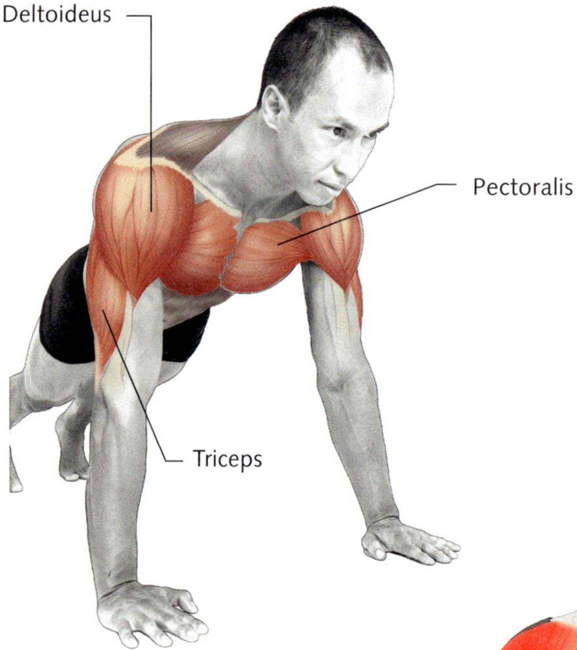

Phase I

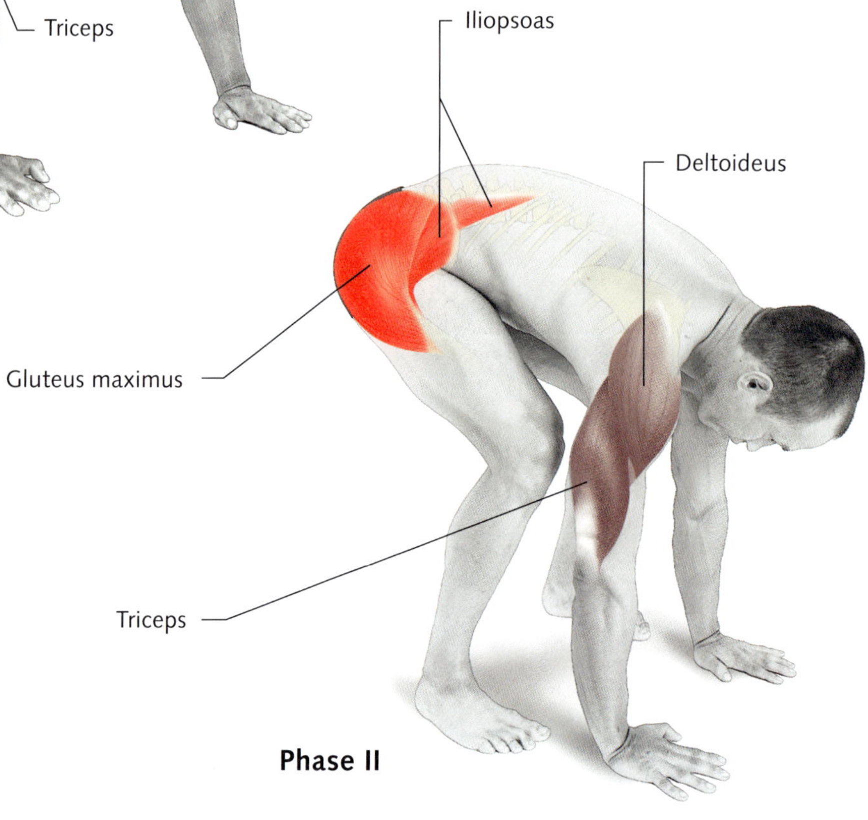

Phase II

Übungsziele

- Ganzkörperübung für Arme, Schultern, Rumpf, Hüfte und Beine
- Stabilität in der Körpermitte
- Verbesserung von Kondition, Beweglichkeit, Koordination und Sprungkraft

Hauptmuskulatur

- **Phase I (Liegestütz):** Pectoralis, Trizeps, Deltoideus, Gluteus maximus
- **Phase II (Hocksprung):** Iliopsoas, Gluteus maximus, Quadrizeps, Triceps surae

Unterstützende Muskulatur

- **Phase I (Liegestütz):** Quadrizeps, Triceps surae, Rectus abdominis
- **Phase II (Hocksprung):** Pectoralis, Trizeps, Deltoideus

Ausführung

Die Ausgangsposition ist der schulterbreite Stand.

Hocken Sie sich schwungvoll hin und setzen Sie beide Hände schulterbreit auf dem Boden auf. Jetzt mit beiden Füßen nach hinten in die Liegestützposition springen. Sofort wieder nach vorne springen und aufrichten (Stufe 2).

So trainieren Sie gezielter

Mehr Armkraft, Sprungkraft und Dehnung (Stufe 3): Wiederholen Sie die Bewegung, aber diesmal machen Sie einen tiefen Liegestütz, sobald Sie in der entsprechenden Position sind. Danach mit beiden Füßen zu den Händen springen, aufrichten, dabei die Arme hochreißen und schwungvoll in die Luft springen. Die komplette Abfolge wiederholen.

Zu beachten

Vorher gut aufwärmen und möglichst viele schnelle Wiederholungen absolvieren.

Tipps

Bei der Armee heißt diese Übung Burpee, weil sie zu Beginn des Zweiten Weltkriegs von dem Arzt Royal H. Burpee als Fitnesstest für Rekruten entwickelt wurde, um ohne großen Aufwand Beweglichkeit, Kraft und Koordination einstufen zu können. Sie zählt zu den härtesten Konditionsübungen – hier fließt der Schweiß in Strömen.

Liegestützsprung mit Grätsche

● ● ● ○ bis ● ● ● ●

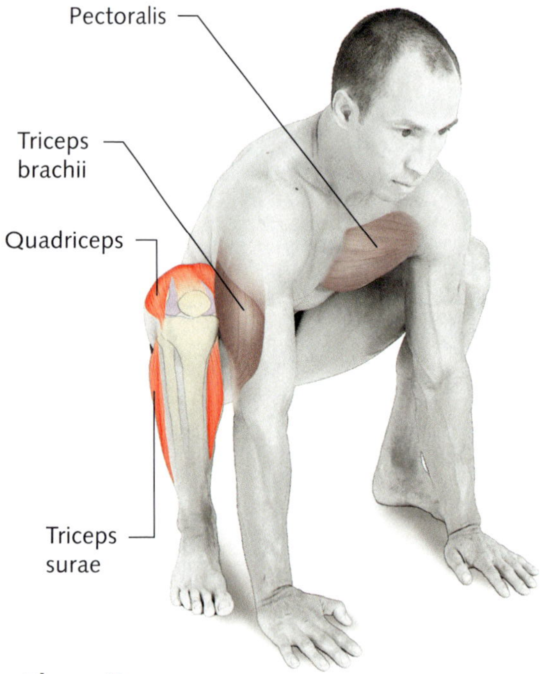

Phase II

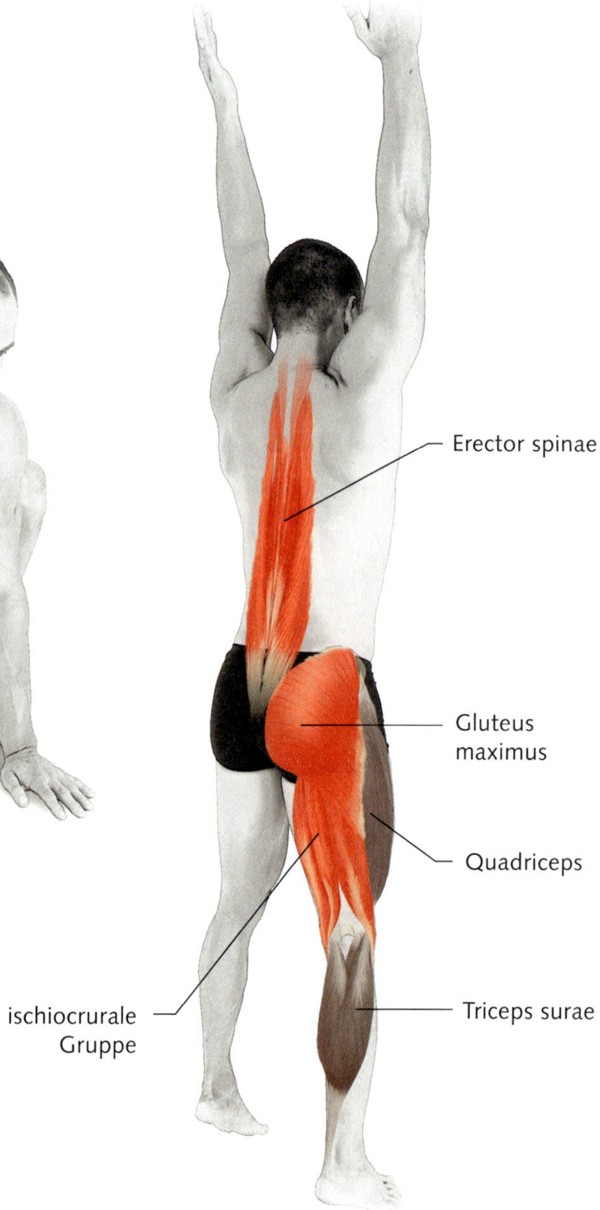

Phase III

Übungsziele

- Ganzkörperübung für Arme, Schultern, Rumpf, Hüfte und Beine
- Stabilität in der Körpermitte
- Verbesserung von Kondition, Beweglichkeit, Koordination und Sprungkraft

Hauptmuskulatur

- **Phase I (Liegestütz):** Pectoralis, Trizeps, Deltoideus, Gluteus maximus
- **Phase II (Hocksprung):** Iliopsoas, Gluteus maximus, Quadrizeps, Triceps surae
- **Phase III (Sprung in die Luft):** Rückenstrecker, Hüftstrecker, Beinstrecker

Unterstützende Muskulatur

- **Phase I (Liegestütz):** Quadrizeps, Triceps surae, Rectus abdominis, Gluteus medius und minimus
- **Phase II (Hocksprung):** Pectoralis, Trizeps, Deltoideus
- **Phase III (Sprung in die Luft):** Quadrizeps, Triceps surae

Ausführung

Ausgangsposition ist der schulterbreite Stand. Hocken Sie sich schwungvoll hin und setzen Sie beide Hände schulterbreit auf dem Boden auf. Mit beiden Füßen nach hinten in die Liegestützposition springen, einen tiefen Liegestütz anschließen.

Nach Abschluss in Liegestützposition bleiben, in eine breite Grätsche springen, die Beine mit einem Sprung schließen (wieder Liegestützposition). Ohne lange Pause mit beiden Füßen wieder nach vorne zu den Händen springen (Hockstellung) und in die Höhe schnellen.

Sobald die Füße den Boden berühren, die Hüfte nach hinten schieben, Hände auf den Boden setzen und mit der nächsten Wiederholung beginnen.

So trainieren Sie gezielter

Mehr Kraft (Stufe 4): in der abgesenkten Liegestützposition in die Grätsche springen.

Zu beachten

Vorher gut aufwärmen und möglichst viele schnelle Wiederholungen absolvieren.

Zu vermeiden

Nicht mogeln! In der Liegestützposition auch bei schneller Durchführung nicht ins Hohlkreuz sacken lassen und nicht das Gesäß hochstrecken.

Tipps

In Abbildung 1 ist gut zu erkennen, was Arme und Schultern zu leisten haben (Trizeps, Pectoralis). Die Sprungkraft stammt von Iliopsoas (hier verdeckt), Glutei, Quadrizeps und Unterschenkeln (Triceps surae).

Wer vor Kraft oder Glück zu platzen droht, darf auch wie im Liegestützsprung beim Hochkommen in die Luft springen (Abbildung 2).

Nackenkraft

● ○ ○ ○ bis ● ● ● ○

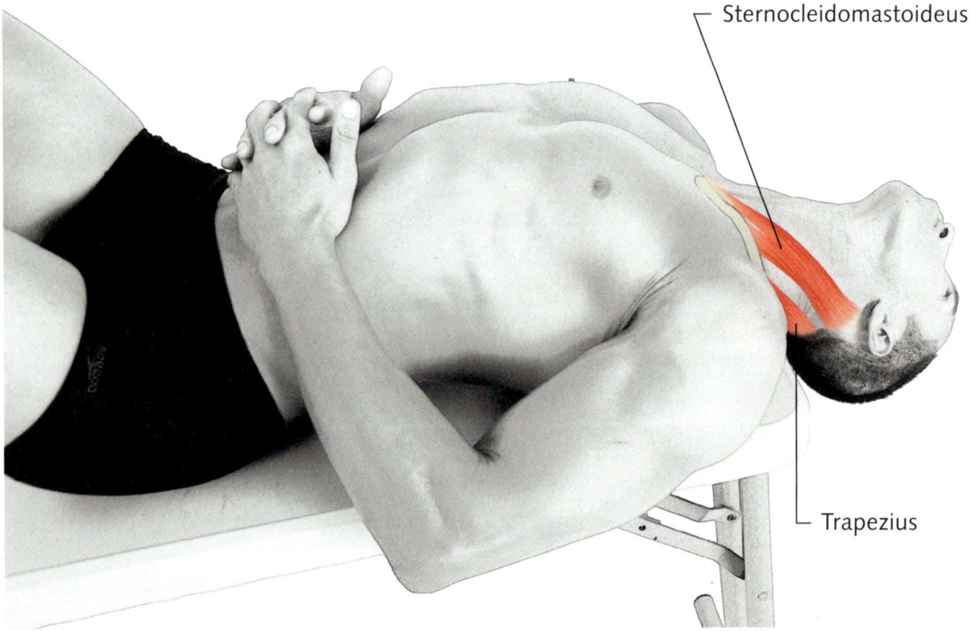

Übungsziele

- Kräftigung der Nackenmuskulatur
- Abrundung des Brust-, Schulter- und Rückentrainings

Hauptmuskulatur

Sternocleidomastoideus

Unterstützende Muskulatur

Trapezius (pars descendens), Levator scapulae

Ausführung

In der Ausgangsposition liegen Sie rücklings auf einer erhöhten ebenen Fläche, sodass der Kopf über die Kante hinausragt.

Fangen Sie an zu nicken. Danach neigen Sie den Kopf abwechselnd zu beiden Schultern. Zum Schluss drehen Sie den Kopf nach rechts und links, sodass Sie zur Seite blicken können.

Anschließend legen Sie sich auf den Bauch, verschränken die Finger hinter dem Kopf und üben mit den Händen Druck aus, während Sie den Kopf auf und ab bewegen.

So trainieren Sie gezielter

Mehr Kraft: Legen Sie in der Bauchlage ein Gewicht auf den Nacken.

Zu beachten

In der Bauchlage sollen die Hände dem Nacken Widerstand leisten, ihn aber nicht herunterdrücken.

Zu vermeiden

Nicht verkrampfen.

HOOYA!

Wer im Studio trainiert, ist häufig an einem gut definierten Oberkörper mit mickrig dünnem Hals zu erkennen. Echte Sportler haben praktisch nie eine derart verkümmerte Nackenmuskulatur, weil diese für die Halswirbelsäule und Bewegungen im Sport von elementarer Bedeutung ist. Führen Sie diese Übungen dreimal pro Woche durch, damit Ihr Nacken nie das schwächste Glied in der Bewegungskette ist.

13 Trainingsaufbau, Methodik und Intensität

Wie Sie inzwischen wissen, bin ich kein Verfechter von Ausdauertraining. Beim Trainieren mit dem eigenen Körpergewicht werden Kraft und Ausdauer entsprechend der natürlichen Bewegungsabläufe und aktuellen Belastung gleichermaßen geschult. In den Erholungsphasen zwischen den Trainingseinheiten kann der Körper die beanspruchten Muskelfasern in Ruhe reparieren und kräftiger wieder aufbauen.

Mein Trainingskonzept beruht auf sechs Grundpfeilern:

- Kontinuität und Regelmäßigkeit
- steigender Belastung
- Regeneration
- steigendem Schwierigkeitsgrad
- Abwechslung
- Berücksichtigung individueller Voraussetzungen

Kontinuität und Regelmäßigkeit

Dank der Ganzkörperübungen werden die wichtigsten Muskelgruppen im Körper dreimal pro Woche trainiert. Über Monate, Jahre und Jahrzehnte. Wenn Sie doch einmal wegen Krankheit oder Verletzungen ausfallen, fangen Sie auf einem einfacheren Niveau wieder an, sobald Sie sich auskuriert haben und der Arzt grünes Licht gibt. Regelmäßiges, gut dosiertes Training tut dem Körper auf diversen Ebenen so gut, dass einem etwas fehlt, wenn es eine Weile nicht möglich ist.

Steigende Belastung

Muskelzuwachs erreichen Sie nur mit allmählich ansteigender Belastung. Bei zahlreichen Übungen habe ich Steigerungsmöglichkeiten angegeben. Gehen Sie auf eine nächsthöhere Stufe über, sobald die aktuelle Übung keine Herausforderung mehr darstellt. Konzentrieren Sie sich dabei nicht nur auf Ihre Schokoladenseite, sondern auch auf die Muskelgruppen, die Ihnen mehr Schwierigkeiten machen, damit das Zusammenspiel stimmt.

Regeneration

Anfänger sollten alle zwei Tage trainieren. Später muss die Art der Belastung stärker variieren, weil die Muskeln mehr Zeit zum Regenerieren benötigen. Die Regenerationsfähigkeit des Körpers unterliegt dem Einfluss von Alter, Genen, Schlaf, Ernährung, Stress und Leistungsstand. Sie ist somit individuell verschieden und veränderlich (siehe auch »Berücksichtigung individueller Voraussetzungen«).

Ausbleibende Fortschritte, chronische Müdigkeit, ein ansteigender Ruhepuls oder häufige Verletzungen könnten ein Anzeichen für Überforderung sein. Schrauben Sie in diesem Fall Ihr Trainingspensum zurück. Wer auf seinen Körper achtet, kann dessen Signale bald selbst gut deuten.

Steigender Schwierigkeitsgrad

Der Schwierigkeitsgrad der Ausführung steigt mit zunehmendem Trainingslevel. Das schult neben der Koordination auch die Beweglichkeit, die durch allmähliches Dehnen der Haltemuskulatur und ständige Beanspruchung der Bewegungsmuskulatur langsam zunimmt. Vor jeder neuen Stufe müssen Sie die vorherige Variante auch bei der letzten Wiederholung noch in perfekter Form ausführen können, ohne zu mogeln, egal, wie sehr Sie körperlich am Ende sind.

Abwechslung

Unter Abwechslung verstehe ich, dass Intensität und Umfang der Übungen variieren und das Trainingskonzept schrittweise angepasst wird. So erhalten Sie immer neue Anreize für den Kraftzuwachs und vermeiden ein routinemäßiges Abspulen von Übungen, die keine große Herausforderung mehr darstellen. Bei Abwechslung geht es also nicht darum, mal diese, mal jene Übung durchzuführen. Vielmehr verändern Sie durch bewusstes Variieren Schwierigkeit und Intensität, damit Sie weiterhin Fortschritte machen.

Berücksichtigung individueller Voraussetzungen

Beobachten Sie Ihre körperliche Leistungsfähigkeit und überlegen Sie, welche Muskelgruppen bei anderen sportlichen Aktivitäten stark gefordert oder auch unterfordert sind. Wer bisher vornehmlich an Geräten gearbeitet hat, sollte dennoch mit einfachen Stufen beginnen, denn bei meinem Konzept sind mehr Muskelgruppen beteiligt, die kräftemäßig aufeinander abgestimmt werden müssen.

HOOYA!

Je weiter Sie im Training mit dem eigenen Körpergewicht fortschreiten, desto wichtiger wird es, immer ALLES zu geben, insbesondere bei Zirkeltraining und Hochintensitätstraining. In der bequemen Komfortzone machen Sie nicht die Fortschritte, zu denen Sie eigentlich fähig wären. Führen Sie die letzte Wiederholung, die richtig schwerfällt, bis zum Ende korrekt durch. Danach können Sie eine leichtere Variante anhängen, mit der Sie doch noch ein paar Wiederholungen schaffen, bis wirklich gar nichts mehr geht.

Ein Indianer kennt keinen Schmerz

Stimmt nicht. Die Indianer waren lediglich darauf geschult, Schmerzen stoisch zu ertragen, weil das eigene Leben oder das Leben des Stammes davon abhängen konnte. Wer seinen Körper eigenverantwortlich fit halten will, muss lernen, »gute« von »schlechten« Schmerzen zu unterscheiden.

Der klassische Muskelkater nach sportlicher Betätigung beruht auf Mikrorissen in den Muskelfasern und auf der Freisetzung von Milchsäure – dieser Schmerz ist erwünscht. Er zeigt, dass die Muskeln gerade regenerieren und wachsen. Wenn Sie nach dem Training keinerlei Muskelkater verspüren, sollten Sie Intensität oder Schwierigkeitsstufe erhöhen. Dennoch muss nicht jeder Workout 100-prozentig verlaufen. Mal intensiver und mal weniger intensiv zu trainieren erleichtert die aktive Regeneration.

Ein stechender, scharfer Schmerz, aber auch Probleme mit Gelenken, Knochen, Sehnen und Bändern sind Warnsignale. Reagieren Sie mit der **PECH-Regel**:

- **Pause** (sofort!)
- **Eis** (zum Kühlen einer akuten Verletzung oder Schwellung)
- **Compression** (Bandagieren, insbesondere bei Muskel- und Gelenkbeschwerden, um frühzeitig die Schwellung einzudämmen)
- **Hochlagern** (bei Gliedmaßen, ebenfalls zum Abschwellen)

Danach sollten Verletzungen ärztlich abgeklärt werden. Auf jeden Fall muss ein angeschlagener Körperbereich vollständig ausheilen können und darf danach erst schrittweise wieder aufgebaut werden, da sonst die Gefahr besteht, dass diese Region zum chronischen Schwachpunkt wird.

Trainieren Sie, wenn möglich, mit anderen Übungen weiter – mit dem unverletzten Arm oder dem unverletzten Bein. Bei Problemen mit den Gelenken sollten Sie zumindest passende Core-Übungen durchführen, mit denen Sie die Leistungsfähigkeit von Bauch- und Rückenmuskulatur erhalten.

Methodik

Die Bücher *Fit ohne Geräte* und *Fit ohne Geräte für Frauen*, aber auch meine DVDs mit den Workouts enthalten detaillierte Trainingspläne für verschiedene Schwierigkeitsgrade, bei denen alle Muskelgruppen gezielt und aufeinander abgestimmt gekräftigt werden – einschließlich der passenden, bereits beschriebenen Aufwärm- und Dehnübungen. Diese Workoutvorschläge wiederhole ich an dieser Stelle nicht, denn mit den Informationen aus diesem Buch können Sie Ihr eigenes Programm erstellen.

Anfänger beginnen mit einer Schulung der muskulären Ausdauer über Stufenintervalle, um dann einen gezielten Kraftaufbau über Intervallsätze anzuschließen, ehe sie – nach mindestens vierwöchiger Vorbereitungsphase – mit Supersätzen, Zirkelintervallen und Hochintensitätssätzen zu anspruchsvollem Ganzkörpertraining übergehen.

I) Stufenintervall: Die Übung wird erst einmal, dann zweimal, dann dreimal, dann viermal durchgeführt, jeweils mit einer kurzen Pause dazwischen. Danach geht es mit dreimal, zweimal, einmal wieder rückwärts. Ein Stufenintervallsatz dauert insgesamt 7 Minuten, 30 Sekunden. Die Erholungspausen zwischen den Wiederholungen sollen jeweils so lang sein wie die Trainingsphase davor.

II) Intervallsatz: Machen Sie pro Übung drei Sätze von je drei Minuten Dauer und mit jeweils sechs bis zwölf Wiederholungen. Wenn einer der drei Intervallsätze Sie nicht nach spätestens zwölf Wiederholungen an Ihre Grenze führt, brauchen Sie eine schwerere Variante oder eine andere Übung. Beim abwechselnden Training verschiedener Körperseiten, zum Beispiel beim seitlichen Ausfallschritt, beginnen Sie immer mit der schwächeren Seite.

III) Supersatz: Hier dauert jeder Satz vier Minuten, aber es werden zwei Übungen unmittelbar nacheinander durchgeführt, die zusammen den Supersatz bilden. Die erste – sehr schwierige – Übung (eine bis fünf Wiederholungen) wird mit schneller Hauptbewegung und langsamer, kontrollierter Gegenbewegung durchgeführt; die zweite – leichtere – Übung eines Paares (sechs bis zwölf Wiederholungen) so schnell, wie sie gerade noch korrekt durchführbar ist. Drei einander ergänzende Übungspaare mit je zwei Supersätzen ergeben ein 24-Minuten-Training – mit Aufwärmen und Abwärmen reicht das als Tagespensum vollkommen aus.

IV) Zirkelintervall: Absolvieren Sie in 20 Minuten so viele Sätze und Wiederholungen wie möglich.

V) Hochintensitätssatz: Sie trainieren vier Minuten lang in acht Sätzen von je 20 Sekunden Dauer und 10 Sekunden Pause. Das Tempo sollte so hoch wie möglich sein, und Sie sollten in jedem Hochintensitätssatz die gleiche Anzahl Wiederholungen schaffen.

Periodisierung

Periodisierung bedeutet ein angemessenes Verhältnis von **Trainingsvolumen** (Sätze x Wiederholungen) zu **Trainingsintensität** (Schwierigkeitsgrad, Intervallform). Erfahrene Sportler mit ausreichender Körperbeherrschung können sich ihr individuelles Programm durchaus anhand der in diesem Buch erläuterten Übungen selbst so zusammenstellen, wie sie es gerade benötigen.

Empfehlenswert ist es, in der Regel eher mehr Wiederholungen bei normaler Belastung durchzuführen und zeitweise intensivere Trainingsblöcke mit weniger Wiederholungen, aber höherer Intensität einzuschieben. Bei solchen Blöcken gibt es unterschiedliche Varianten:

A. Trainingsblock für muskuläre Ausdauer: 12 bis 20 Wiederholungen (= hohes Volumen) bei eher geringer Intensität. Am besten durch Stufenintervalle zu erreichen.

B. Trainingsblock für mehr Kraft: mittleres Volumen und mittlere Intensität. Jeder Satz besteht aus sechs bis zwölf Wiederholungen.

C. Trainingsblock für mehr Leistung: wenige Wiederholungen (= geringes Volumen) bei hoher Intensität. Ein Satz besteht aus einer bis fünf Wiederholungen.

Bei der **linearen Periodisierung** erfolgt die Steigerung von A bis C, indem man zunehmend die Anzahl der Wiederholungen pro Satz und auch der Sätze insgesamt zurückschraubt, aber gleichzeitig Schwierigkeitsgrad und Kraftaufwand erhöht, also die Intensität. Dieses Vorgehen eignet sich insbesondere für Untrainierte oder für Wiedereinsteiger nach längerer Trainingspause; es verbessert die Bewegungsausführung, ermöglicht rasche Fortschritte und beugt Verletzungen und Überlastungen vor.

Fortgeschrittene in gutem Trainingszustand kommen meist besser mit der **täglich wechselnden Periodisierung** zurecht, die zugleich verhindert, dass bestimmte, schon gut entwickelte Muskelgruppen wieder nachlassen. Hierbei trainiert man von Anfang an fünfmal pro Woche mit A-Blöcken, die abwechselnd Kraft und Ausdauer verlangen, führt am fünften Tag ein hochintensives Zirkeltraining durch und variiert jede Woche den Trainingsschwerpunkt.

HOOYA!

Periodisierung schützt vor Verletzungen und führt zu rascheren Fortschritten. Kraft, Leistung, Tempo, muskuläre Ausdauer und die Leistungsfähigkeit von Herz und Kreislauf profitieren von mehr Sätzen und Wiederholungen, zunehmender Intensität und einem klugen Wechsel zwischen Trainingsphase und Regenerationspause. Gleichgewicht, Koordination und Beweglichkeit werden insbesondere durch den zunehmenden Schwierigkeitsgrad der Übungen und die diversen Varianten geschult.

Individueller Trainingsplan

Wählen Sie aus jedem Übungsteil eine Übung aus, die Ihrem aktuellen Trainingsstand entspricht. Sie trainieren

- alle zwei Tage oder dreimal pro Woche.

Das Übungsziel ist

- drei Sätze mit jeweils zehn Wiederholungen.

Sobald Sie auf dem aktuellen Schwierigkeitsgrad alle Wiederholungen sauber und kontrolliert durchführen können, dürfen Sie einen höheren Schwierigkeitsgrad angehen, eine Variante wählen, die andere Muskelteile anspricht, oder eine neue Übung ausprobieren.

Detailliertere Trainingsprogramme für verschiedene Stufen und Ansprüche wurden bereits in *Fit ohne Geräte* und *Fit ohne Geräte für Frauen* veröffentlicht und sollen an dieser Stelle nicht wiederholt werden.

Die Informationen in »Fit ohne Geräte – Anatomie« sollen Sportler und körperlich aktive Menschen in die Lage versetzen, sich ihr persönliches Krafttraining gezielt für die eigenen Ansprüche zusammenzustellen, damit Sie sich weder über- noch unterfordern. Es ist Ihr Körper, und Sie entscheiden selbst, was Ihnen guttut!

Autoreninfo

Mark Lauren hat als zertifizierter Militärausbilder knapp 1000 amerikanische Elitesoldaten auf die extremen Anforderungen für ihre Spezialeinheiten vorbereitet. Zu den Einsätzen, an deren Planung er beteiligt war, zählen Such- und Rettungsmissionen, Luftunterstützung, Aufklärung und Überwachung sowie die Einnahme von Luftlandeplätzen. Oberstes Ziel dabei war, die Soldaten auch unter ungünstigen Trainingsbedingungen für den jederzeit möglichen Kampfeinsatz körperlich in Bestform zu halten. Das von ihm entwickelte Training mit dem eigenen Körpergewicht konnte die Verletzungsgefahr und die Abbruchquote um 40 Prozent senken. Mark ist außerdem Triathlet und Meister im Thaiboxen. In der Bestseller-Reihe *Fit ohne Geräte* macht er sein Trainingskonzept der breiten Öffentlichkeit zugänglich.

Anhang

Übungsübersicht

Brust und Schultergürtel 36–99

Bizeps und Unterarme 100–117

Muskelübersicht

An dieser Stelle finden Sie eine Auflistung der im Buch dargestellten Muskeln mit deutscher und lateinischer Bezeichnung und einem kurzen Hinweis auf ihre Hauptaufgabe.

Brust- und Schultergürtel

Breiter Rückenmuskel (M. latissimus dorsi): zieht den erhobenen Arm nach hinten unten und dreht ihn nach innen. Aktiv beim Klimmzug, aber auch beim beidseitigen Abstützen. Gehört, funktionell betrachtet, zur Schultermuskulatur, da er an zahlreichen Armbewegungen beteiligt ist.

Deltamuskel (M. deltoideus mit pars clavicularis, pars acromialis, pars spinalis): hebt die Arme, stabilisiert die Schulter.

Dreiköpfiger Oberarmmuskel (M. triceps brachii): siehe Arme. Der Trizeps ist an Übungen für Brust- und Schultergürtel zwar maßgeblich beteiligt, zählt aber zur Armmuskulatur.

Großer Brustmuskel (M. pectoralis major): zieht den Arm an den Körper, nach innen und unten; zieht die Schultern nach vorn. Unterstützt die Einatmung.

Großer Rundmuskel (M. teres major): unterstützt den Latissimus.

Kleiner Brustmuskel (M. pectoralis minor): zieht die Schulter nach unten und das Schulterblatt in Richtung Brust. Unterstützt die Einatmung.

Kleiner und großer Rautenmuskel (Ms. rhomboideus minor und major): fixieren das Schulterblatt und ziehen es aufwärts zur Wirbelsäule hin.

Schulterblattheber (M. levator scapulae): zieht den erhobenen Arm zurück.

Trapez- oder Kapuzenmuskel (M. trapezius): zieht die Schulterblätter an unterschiedlichen Punkten zusammen und unterstützt das Heben und Abspreizen des Arms. Gegenspieler des großen Brustmuskels. Stabilisiert die Schulter.

Vorderer Sägemuskel (M. serratus anterior): fixiert das Schulterblatt, stabilisiert besonders bei Druckübungen das Schultergelenk.

Rotatorenmanschette: setzt sich aus den nachfolgenden vier Muskeln zusammen, die den Oberarmkopf wie eine Manschette umschließen, aus unterschiedlichen Richtungen in die Schulterpfanne ziehen und unter der Enge des Schulterblatts hindurchlaufen. An nahezu allen Armbewegungen aktiv sowie stabilisierend beteiligt.

Kleiner Rundmuskel (M. teres minor): Teil der Rotatorenmanschette. Führt den Arm an den Körper heran und unterstützt die Außenrotation.

Obergrätenmuskel (M. supraspinatus): Teil der Rotatorenmanschette. Hebt den Arm und spreizt ihn ab.

Untergrätenmuskel (M. infraspinatus): Teil der Rotatorenmanschette. Dreht den Arm nach außen, spreizt ihn ab (oberer Anteil) und führt ihn wieder an den Körper (unterer Anteil).

Unterschulterblattmuskel (M. subscapularis): Teil der Rotatorenmanschette. Dreht den Arm nach innen und zieht den erhobenen Arm zum Körper zurück.

Arme

Armbeuger (M. brachialis): beugt den Arm im Ellbogengelenk. Kurzer, kräftiger Muskel, der vom Bizeps weitgehend überdeckt wird.

Dreiköpfiger Oberarmmuskel (M. triceps brachii): verbindet Schulterblatt und Oberarmknochen auf der Armrückseite mit dem Ellbogen. Streckt den Arm im Ellbogengelenk, führt ihn nach hinten und an den Körper heran. Einziger Armstrecker!

Handstrecker/Extensoren (M. extensor digitorum und andere): verlaufen auf der Handrückenseite (Armaußenseite); strecken Hand und Finger.

Handbeuger/Flexoren (M. flexor digitorum und andere): verlaufen auf der Handflächenseite (Arminnenseite); beugen Hand und Finger, teilweise auch das Ellbogengelenk.

Oberarmspeichenmuskel (M. brachioradialis): beugt und dreht den Arm im Ellbogengelenk.

Pronatoren (M. pronator teres und andere): drehen die Handflächen nach außen.

Supinatoren (Biceps brachii, M. supinator und andere): drehen die Handflächen nach innen.

Zweiköpfiger Oberarmmuskel (M. biceps brachii): setzt an zwei Punkten auf der oberen Seite des Schultergelenks an (daher der Name), endet unterhalb des Ellbogengelenks. An diversen Armbewegungen wie Anheben oder auch Innenrotation beteiligt.

Gesäß

Abduktoren (M. gluteus medius, M. gluteus minimus, M. piriformis, M. tensor fasciae latae): spreizen das Bein nach außen ab. Stabilisieren das Hüftgelenk.

Adduktoren oder Schenkelanzieher (diverse Beinmuskeln zwischen Becken und Oberschenkelinnenseite, darunter M. adductor brevis, M. adductor longus, M. adductor magnus, M. gracilis, M. pectineus): ziehen das Bein nach innen. Zumeist zugleich Hüftbeuger.

Außenrotatoren (M. piriformis, M. obturator externus und internus, M. gemellus superior, M. gemellus inferior, M. adductor longus, M. adductor brevis, M. sartorius): drehen das Bein auswärts. Stabilisieren das Hüftgelenk.

Großer Gesäßmuskel (M. gluteus maximus): streckt das Hüftgelenk.

Innenrotatoren (M. adductor magnus, M. gluteus medius, M. gluteus minimus, M. gracilis, M. pectineus, M. tensor fasciae latae): drehen das Bein einwärts.

Lenden-Darmbein-Muskel (M. iliopsoas): verknüpft Rücken und Oberschenkel (M. psoas) sowie Becken und Oberschenkel (M. iliacus). Stärkster Hüftbeuger.

Beine

Dreiköpfiger Unterschenkelmuskel (M. triceps surae mit M. gastrocnemius und M. soleus): senkt den Fuß und drückt ihn beim Gehen vom Boden ab. Mündet mit beiden Anteilen in der Achillessehne. Stärkster Heber des Fußinnenrands (Supinator).

Fußaußenrandheber (Pronatoren, zum Beispiel M. peroneus longus): unterstützen das aktive Senken des Fußes und die Spannung des Fußgewölbes.

Ischiocrurale Gruppe (Beugemuskulatur des Oberschenkels mit M. biceps femoris, M. semitendinosus und M. semimembranosus): beugen das Knie; strecken gemeinsam mit bestimmten Adduktoren das Bein in der Hüfte. Stabilisieren den Unterschenkel.

Schenkelbindenspanner (M. tensor fasciae latae): spreizt das Bein in der Hüfte ab. Stabilisiert den Oberschenkel.

Schlanker Muskel (M. gracilis): Adduktor der Hüfte und Kniebeuger.

Schneidermuskel (M. sartorius): beugt das Bein in der Hüfte, dreht es auswärts und spreizt es dabei ab (zusammen mit Außenrotatoren und Abduktoren der Hüfte). Beugt das Knie.

Vierköpfiger Oberschenkelmuskel (M. quadrizeps mit den Anteilen M. rectus femoris, M. vastus intermedius, M. vastus lateralis, M. vastus medialis): streckt das Bein im Knie, verbindet Hüfte, Oberschenkelknochen und Kniegelenk (insbesondere Kniescheibe). Der Rectus femoris beugt im Hüftgelenk.

Vorderer Schienbeinmuskel (M. tibialis anterior): beim Gehen ständig aktiv.

Zehenbeuger (Flexoren, zum Beispiel M. triceps surae, M. tibialis posterior, M. flexor digitorum longus): beugen die Zehen.

Zehenstrecker (Extensoren, zum Beispiel M. extensor hallucis longus): ziehen den Fuß und die Zehen an.

Rumpf/Core

Breiter Rückenmuskel (M. latissimus dorsi): gehört, funktionell betrachtet, zur Schultermuskulatur, da er an zahlreichen Armbewegungen beteiligt ist.

Gerader Bauchmuskel (M. rectus abdominis): beugt den Rumpf vor.

Großer Kopfwender (M. sternocleidomastoideus): bewegt und hält den Kopf, entlastet die Rückenstrecker, daher hier aufgeführt.

Querer Bauchmuskel (M. transversus abdominis): an keiner Bewegung beteiligt. Umspannt seitlich die Taille.

Rückenstrecker (M. erector spinae mit M. iliocostalis, M. longissimus, M. spinalis, M. splenius, M. multifidus und anderen Teilsträngen): strecken, stabilisieren und bewegen Kopf und Wirbelsäule (Seitneigung, Rotation).

Schräge Bauchmuskulatur (M. obliquus externus, M. obliquus internus): beugt den Rumpf vor und zur Seite.

Zwerchfell (Diaphragma): eine Muskelplatte zwischen Bauchraum und Brustraum. Wichtiger Atemmuskel.

Phasische und tonische Muskulatur

Bewegungsmuskulatur (phasische Muskulatur)

Diese Muskeln ermöglichen dem Körper gezielte Bewegungen. Sie bedürfen regelmäßigen Trainings, weil sie sonst relativ zügig Kraft verlieren. Nach krankheits- oder verletzungsbedingten Pausen (oder wenn der innere Schweinehund eine Weile die Oberhand hatte) beginnt man beim Training wieder auf einer niedrigeren Stufe.

Gerade Bauchmuskulatur (M. rectus abdominis)

Gesäßmuskulatur mit großem, mittlerem und kleinem Gesäßmuskel (M. gluteus maximus, M. gluteus medius, M. gluteus minimus)

Hand- und Fingerstrecker (Extensoren)

Innerer Oberschenkelmuskel (M. vastus medialis)

Dreiköpfiger Oberarmmuskel (M. triceps brachii)

Rautenmuskel (M. rhomboideus)

Rückenstrecker im Bereich der Brustwirbelsäule (M. erector spinae)

Schräge Bauchmuskulatur (M. obliquus interior, M. obliquus exterior)

Trapezmuskel, quer verlaufender und aufsteigender Teil (M. trapezius transversus, M. trapezius ascendens)

Vorderer Sägemuskel (M. serratus anterior)

Vorderer Schienbeinmuskel (M. tibialis anterior)

Wadenbeinmuskeln (M. peronei)

Haltemuskulatur (tonische Muskulatur)

Diese Muskeln dienen in erster Linie dazu, den Körper in jeder Lebenslage zu stabilisieren und zu halten. Weil sie ständig gefordert sind, sind sie vielfach stärker – also auch straffer – als die entsprechende Bewegungsmuskulatur und bedürfen der sorgfältigen Dehnung, um Bewegungsspielräume zu erweitern und Verspannungen entgegenzuwirken.

Adduktoren (M. adductor brevis, M. adductor longus, M. adductor magnus, M. gracilis, M. pectineus und andere)

Dreiköpfiger Unterschenkelmuskel und Achillessehne (M. triceps surae)

Gerader und äußerer Oberschenkelmuskel (M. rectus femoris, M. vastus lateralis)

Großer und kleiner Brustmuskel (M. pectoralis major, M. pectoralis minor)

Ischiocrurale Gruppe (Beugemuskulatur des Oberschenkels mit M. biceps femoris, M. semitendinosus und M. semimembranosus)

Lenden-Darmbein-Muskel (M. iliopsoas)

Rückenstrecker im Bereich der Hals- und Lendenwirbelsäule (M. erector spinae)

Schulterblattheber (M. levator scapulae)

Trapezmuskel, absteigender Teil (M. trapezius descendens)

Wadenbeinmuskulatur (M. peroneus longus, M. peroneus brevis)

Zweiköpfiger Oberarmmuskel (M. biceps brachii, Flexoren)

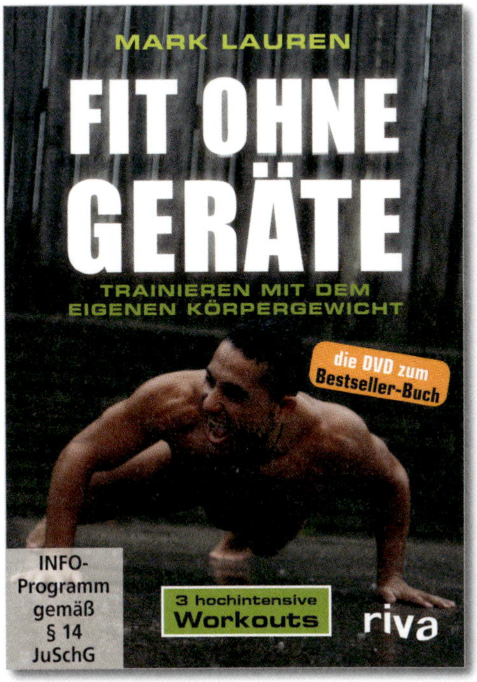

16,99 € (D)
ISBN 978-3-86883-241-9

Mark Lauren

Fit ohne Geräte

Trainieren mit dem eigenen Körpergewicht

Mit seinem erfolgreichen Fitnesskonzept Fit ohne Geräte hat Mark Lauren einen riesigen Trend ausgelöst: das Bodyweight-Training. Diese Trainingsform kommt ohne Hilfsmittel aus und nutzt nur das eigene Körpergewicht als Widerstand, baut aber effizienter Muskulatur auf als Gewichtheben und verbrennt mehr Fett als Aerobic. Auf dieser DVD präsentiert der Sportausbilder der U.S. Special Operations drei hochintensive Bodyweight- Workouts mit vielen verschiedenen Übungen.

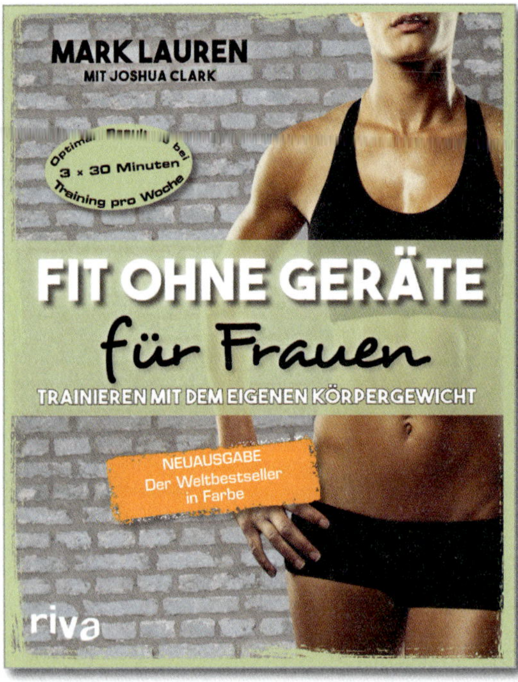

Auch als **E-Book** erhältlich

176 Seiten
19,99 € (D) | 20,60 € (A)
ISBN 978-3-7423-0855-9

Mark Lauren
Joshua Clark

Fit ohne Geräte für Frauen

Trainieren mit dem eigenen Körpergewicht

Mit seinem Buch *Fit ohne Geräte* hat der Fitnessexperte Mark Lauren eindrucksvoll bewiesen, dass wir keinerlei neumodisches Trainingsequipment benötigen, um in kürzester Zeit topfit zu werden. Die Übungen sind auf kleinstem Raum durchführbar und erfordern ein Minimum an Zeit – eine Fitnessformel, die für den modernen Arbeitsmenschen ideal ist. Für dieses Buch hat der Autor das Konzept an die besonderen Bedürfnisse und Trainingsziele von Frauen angepasst. Im Unterschied zu den Männern wünschen sie sich meist keine großen Muskeln, sondern straffe Arme, schlanke Schenkel und einen flachen Bauch. Mit Laurens Workouts lässt sich all das schnell und einfach erreichen.

riva

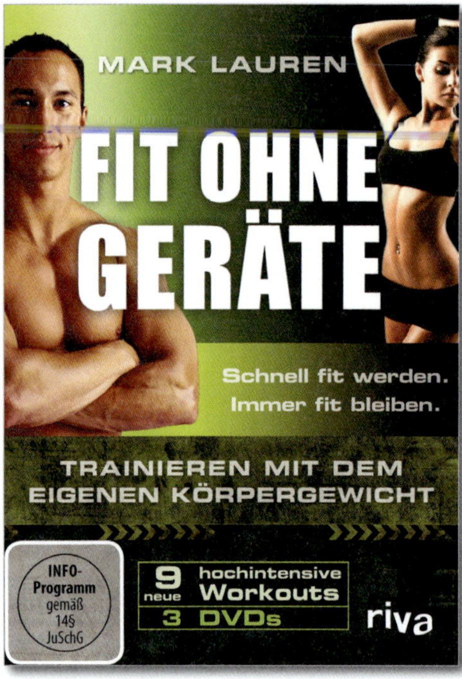

24,99 € (D)
ISBN 978-3-86883-342-3

Mark Lauren

Fit ohne Geräte

Trainieren mit dem eigenen Körpergewicht – 9 neue hochintensive Workouts – 3 DVDs

Für dieses DVD-Set hat Mark Lauren neun Ganzkörperworkouts entwickelt, die ohne jegliche Ausrüstung nur mit dem eigenen Körpergewicht ausgeführt werden können. Die DVDs sind nach ihrem Schwierigkeitsgrad eingeteilt: Jeweils drei Workouts richten sich an Einsteiger, Geübte und gut Trainierte und dauern zwischen 12 und 26 Minuten. Der Trainierende arbeitet sich langsam von der einfachsten bis zur schwierigsten DVD vor, wobei Intensität und Umfang der Übungen kontinuierlich zunehmen. So bleibt er stets im richtigen Maße gefordert, vermeidet Verletzungen und erlangt mit minimalem Aufwand die beste Form seines Lebens.

riva

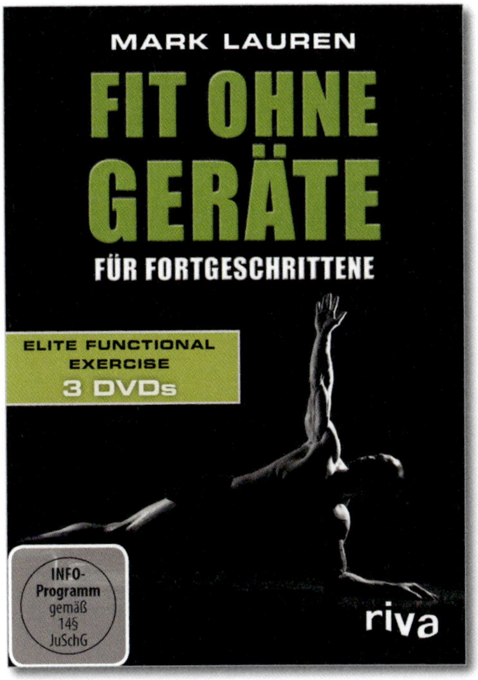

24,99 € (D)
ISBN 978-3-86883-407-9

Mark Lauren

Fit ohne Geräte für Fortgeschrittene

Elite Funktional Excercise
3 DVDs

Allzu oft macht Fitnesstraining die Menschen lediglich besser im Fitnesstraining, hat aber kaum spürbare Auswirkungen auf die Leistung in anderen Bereichen des Lebens. Es gibt allerdings eine trainierbare Fitnesskomponente, die sich enorm positiv auf jede alltägliche und sportliche Aktivität auswirkt: nämlich die Fähigkeit, den Körper in der richtigen Haltung zu stabilisieren, während er sich bewegt und Kräfte aus allen Bewegungsebenen auf ihn einwirken. Diese Fähigkeit gezielt zu entwickeln ist das Ziel von Mark Laurens Elite Functional Training (EFX), einem Konzept des Bodyweight-Trainings für fortgeschrittene Anwender. Dieses 3-DVD-Set bietet 27 völlig neue Übungen in drei verschiedenen Workouts, die an verschiedenen Tagen der Woche mit Pausentagen dazwischen ausgeführt werden sollten.

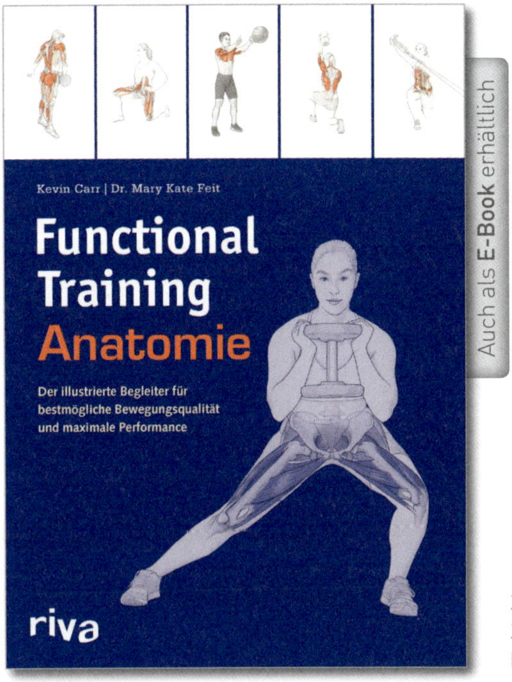

208 Seiten
22,00 € (D) | 22,70 € (A)
ISBN 978-3-7423-1863-3

Kevin Carr
Dr. Mary Kate Feit

Functional-Training-Anatomie

Der illustrierte Begleiter für bestmögliche Bewegungsqualität und maximale Performance

Sie möchten noch leistungsfähiger und erfolgreicher in Ihrer Sportart werden? Dann ist Functional Training genau das Richtige für Sie, um das volle Potenzial Ihrer Fähigkeiten zu entfalten. Die über 40 Übungen, die die Functional-Training-Experten Kevin Carr und Mary Kate Feit zusammengestellt haben, verbessern Ausdauer, Stabilität, Mobilität, Schnell- und Maximalkraft. Anhand anatomischer Illustrationen kann man auf den ersten Blick sehen, welche Muskeln bei der jeweiligen Übung beansprucht werden. Praxisnah und verständlich zeigen die Autoren die korrekte Ausführung und wie sich bestimmte Bewegungsmuster auf die Anforderungen unterschiedlicher Sportarten übertragen lassen. Spezielle Workoutpläne ergänzen das Functional Training optimal. So kann noch effizienter und zielgerichteter die sportliche Leistung verbessert werden!

riva